CHIMIE, PHYSIQUE
MÉCANIQUE ET MÉTALLURGIE
DENTAIRES

MANUEL DU CHIRURGIEN-DENTISTE

Rédigé conformément aux nouveaux programmes de 1909 pour les examens de chirurgien-dentiste, par le D^r Ch. Godon, Directeur de l'Ecole dentaire de Paris, avec la collaboration de MM. les docteurs L. Frey, Friteau, Lemerle, Marié, Marié, Masson, M. Roy, E. Sauvez, Villain, Wicart, de MM. Lemierre, Cousin, P. Martinier et Serres. 1900-1910, 11 vol. in-18 de 300 p., avec fig. Chaque vol. cart...................... 3 »

Chimie, Physique, Métallurgie et Mécanique dentaires, par Cousin et Serres, 1911, 1 vol. in-18, 300 pages, avec fig. cart...................... 3 »

Notions générales d'Anatomie, d'Histologie et de Physiologie, par le Dr Marié. 1900, 1 vol. in-18, cart......... 3 »

Notions générales de Pathologie, par le Dr Marié, 1900, 1 vol. in-18 de 300 p., avec fig., cart...................... 3 »

Anatomie et Physiologie de la bouche et des dents, par les Drs Sauvez, Wicart et Lemerle, 2e édition. 1905, 1 vol. in-18 de 300 p., avec fig., cart...................... 3 »

Pathologie de la bouche et des dents, par les Drs L. Frey et G. Lemerle, 3e édition. 1910, 1 vol. in-18 de 320 p., avec fig., cart...................... 3 »

Thérapeutique de la bouche et des dents, par le Dr M. Roy, 3e édition. 1910. 1 vol. in-18 de 300 p., cart..... 3 »

Clinique des maladies de la bouche et des dents, par les D^{rs} Ch. Godon et Friteau, 2e édition. 1905, 1 vol. in-18, cart...................... 3 »

Dentisterie opératoire, par le D^r Ch. Godon et Lemierre, H. Masson, 3e édition. 1911, 1 vol. in-18, avec fig., cart..... 3 »

Clinique de Prothèse, par P. Martinier, *3e édition.* 1911, 1 vol. in-18 de 300 pages, avec 50 fig., cart............... 3 »

Orthodontie par le Dr Villain. 1911, 1 vol. in-18 de 300 pages et fig., cart...................... 3 »

Clinique de Prothèse chirurgicale et restauratrice des maxillaires, par P. Martinier et G. Lemerle. 1911, 1 vol. in-18 de 300 pages, avec fig., cart...................... 3 »

GODON. **L'Ecole dentaire,** 1901, 1 vol. in-8°, 366 pages... 3 »

GRUNWALD et LAURENS. **Atlas-Manuel des maladies de la bouche.** 1903, 1 vol. in-16, avec 41 pl. col., relié... 14 »

HAMONAIDE. **Examens des chirurgiens-dentistes.** Anatomie, physiologie, pathologie et thérapeutiques dentaires. Programmes et questionnaires. 1903, 2e édition in-18, 132 pag.. 1 50

LEFERT (P.). **La Pratique des maladies de la bouche et des dents** dans les hôpitaux de Paris. 1896, 1 vol. in-18. 3 »

PREISWERK et CHOMPRET. **Atlas-Manuel des maladies des dents.** *Edition française,* par le Dr Chompret, dentiste des hôpitaux de Paris, 1905, 1 vol. in-16 de 366 pag., avec 44 pl. coloriées et 163 fig., relié maroquin souple, tête dorée. 18 »

— **Atlas-Manuel de Prothèse dentaire et buccale.** *Edition française* par le Dr Chompret, dentiste des hôpitaux de Paris. 1907, 1 vol. in-16 de 500 pages, avec figures et planches coloriées, relié maroquin souple, tête dorée......... ...... 18 »

MANUEL DU CHIRURGIEN-DENTISTE
Publié sous la direction du Dr Ch. GODON
DIRECTEUR DE L'ÉCOLE DENTAIRE DE PARIS

CHIMIE, PHYSIQUE
MÉCANIQUE ET MÉTALLURGIE
DENTAIRES

D'APRÈS LE PROGRAMME DU DÉCRET DU 11 JANVIER 1909
POUR LE STAGE DENTAIRE

PAR

COUSIN ET SERRES

PROFESSEURS A L'ÉCOLE DENTAIRE DE PARIS

Avec 45 figures dans le texte

PARIS
LIBRAIRIE J.-B. BAILLIÈRE ET FILS
19, RUE HAUTEFEUILLE, 19

1911

PRÉFACE

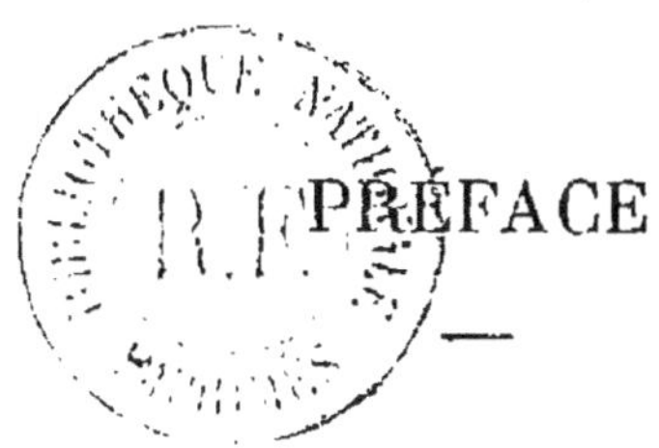

Nous présentons au public professionnel la troisième édition du Manuel du chirurgien-dentiste. Nous nous félicitons du succès qu'ont obtenu les deux premières éditions.

Le Manuel du Chirurgien-dentiste, qui comprend les principales matières des examens de chirurgien-dentiste et dont les auteurs avaient été choisis parmi nos collaborateurs du Corps Enseignant de l'Ecole Dentaire de Paris, se composait d'abord, d'après le plan adopté en 1895, de 5 volumes. L'accueil qui leur fut fait nous engagea bientôt à y ajouter deux nouveaux volumes, puis, au moment de publier la deuxième édition, deux autres encore par le dédoublement du volume consacré à la clinique de chirurgie dentaire et à la dentisterie opératoire et de celui qui était consacré à la clinique de prothèse, ce qui porta la collection à neuf volumes.

Mais, depuis cette époque, des modifications importantes ont été introduites dans le régime des études odontologiques et des examens pour l'obtention du diplôme de chirurgien-dentiste créé par la loi du 30 novembre 1892. Aux trois années d'études exigées par les décrets de 1893 et 1894, le décret du 11 janvier 1909 est venu ajouter deux années de stage préliminaire comprenant tout un programme scientifique nouveau, sur la physique, la chimie, la mécanique et la métallurgie appliquées à l'art dentaire, ainsi que des travaux pratiques complémentaires, dont la plus grande partie sont consacrés à la prothèse du laboratoire.

Cette réforme des études odontologiques nous a engagé à compléter cette collection en y ajoutant trois autres volumes consacrés aux nouvelles matières des examens et à porter ainsi cette collection à 12 volumes.

Ce manuel forme maintenant une collection complète d'ouvrages spéciaux contenant pour l'étudiant en chirurgie dentaire toutes les matières qui font actuellement partie du plan d'études des écoles dentaires et du programme des examens institués par la Faculté de Médecine, en conformité de la loi du 30 novembre 1892 et des décrets complémentaires de 1893, de 1894, et du 11 janvier 1909.

Ils constituent également pour les praticiens une série d'aides-mémoire leur permettant, comme nous le disions dans la préface de la première édition, de retrouver sous une forme claire et précise les matières qu'ils ont apprises au cours de leurs études et les travaux intéressants parus dans les revues scientifiques et professionnelles et nous paraissant constituer un progrès dans la science ou dans la pratique de la dentisterie.

Le mouvement progressif qui s'est produit dans les diverses branches de la science odontologique depuis la fondation des écoles dentaires n'a cessé de s'accentuer non seulement en France, mais encore dans les pays étrangers.

Les écoles, les sociétés et les publications professionnelles se sont multipliées. Les congrès dentaires nationaux, les réunions internationales, qui se tien-

nent chaque année, marquent autant d'étapes nouvelles dans la voie du progrès des études et de la
science odontologiques.

De sorte que de nombreuses et intéressantes modifications ont dû être apportées à chaque volume par
suite des communications scientifiques et des démons-
trations pratiques faites à ces réunions qui nous ont
fait connaître et apprécier des méthodes et des procédés nouveaux modifiant et même transformant
parfois notre technique sur certains points.

Ils devaient prendre place dans notre Manuel pour
que l'élève et le praticien pussent être au courant des
progrès les plus récents de la dentisterie moderne.

On verra que nous nous sommes efforcé de donner
satisfaction à ces légitimes desiderata par les nombreux emprunts faits aux ouvrages et aux publications
des auteurs français et étrangers parus dans ces dernières années, par l'augmentation du nombre des
pages et des figures de chaque volume.

Nous espérons que nos lecteurs apprécieront ces
efforts et que cette 3e édition du Manuel du Chirurgien-Dentiste rencontrera le même succès qui a
accueilli les deux premières.

D^r Ch. GODON.

ABRÉVIATIONS

DE LA PARTIE CHIMIQUE

—

P. A. — Poids atomique.
P. M. — Poids moléculaire.
D. — Densité.
P. F. — Point de fusion.
P. E. — Point d'ébullition.
Etym. — Etymologie.
Syn. — Synonymie.
Hist. — Historique.
PRÉP. — Préparation.
PROP. PHYS. — Propriétés physiques.
PROP. CHIM. — Propriétés chimiques.
COMP. — Composition.
CONST. — Constitution.
Déf. — Définition.
Réac. — Réactions.
Anal. — Analyse.
Dos. — Dosage.
Etat nat. — Etat naturel.
App. — Applications.

CHIMIE, PHYSIQUE
MÉCANIQUE ET MÉTALLURGIE
DENTAIRES

LIVRE PREMIER
CHIMIE

PREMIÈRE PARTIE
GÉNÉRALITÉS. LOIS FONDAMENTALES

CHAPITRE PREMIER
PHÉNOMÈNES PHYSIQUES ET PHÉNOMÈNES CHIMIQUES

Lorsqu'on étudie les modifications que peuvent subir les corps sous l'influence d'un autre corps ou des agents extérieurs, chaleur, lumière, électricité, on observe deux sortes de phénomènes.

Dans un premier cas les corps acquièrent quelques propriétés nouvelles qui disparaissent plus ou moins rapidement avec la cause qui leur a donné naissance, sans que les propriétés essentielles du corps soient modifiées en quoi que ce soit : c'est le cas par exemple pour une barre de fer chauffée qui se dilate, augmente de volume sans qu'il y ait une modification importante dans ses propriétés; après refroidissement la barre reprend son volume primitif; elle s'est simplement dilatée sous l'influence de la chaleur : c'est là un *phénomène physique*.

Abandonnons à l'air humide un morceau de fer : au bout de peu de temps, nous verrons le métal se recouvrir d'une couche ocreuse, terne, ne présentant plus aucune des propriétés caractéristiques du fer. Si l'expérience est continuée pendant un temps suffisant la masse métallique est transformée intégralement en rouille ou oxyde de fer. Un élément de l'air, l'oxygène, s'est fixé sur le fer et il en résulte un oxyde différent par l'ensemble de ses propriétés du corps primitif : l'oxydation est un *phénomène chimique*.

L'étude des phénomènes physiques fait l'objet de la physique; l'étude des phénomènes qui altèrent profondément la nature des corps constitue la chimie.

Corps simples. Corps composés. — L'étude des substances variées qui constituent l'écorce du globe ou de l'atmosphère qui l'entoure a montré que tous les corps pouvaient être divisés en deux grandes catégories : les *corps simples* et les *corps composés*. Un exemple fera ressortir cette différence : dans une cornue introduisons un peu d'oxyde rouge de mercure et chauffons cet oxyde à une température convenable, nous verrons bientôt se dégager un gaz que nous pourrons recueillir au moyen d'un dispositif convenable (voir fig. 3, page 27); en étudiant les propriétés de ce gaz nous verrons que c'est de l'oxygène. D'autre part le haut de la cornue se tapisse de gouttelettes brillantes, d'un éclat métallique, et si nous recueillons ce corps nous verrons qu'il est constitué par du mercure. Nous avons ici un corps composé qui, sous l'influence de la chaleur, a été décomposé en ses deux éléments, mercure et oxygène.

Les éléments que nous avons isolés : mercure et oxygène, sont indécomposables quels que soient les procédés employés en d'autres corps plus simples : ils constituent ce qu'on appelle des *corps simples* ou *éléments*. L'immense majorité des corps connus est formée de corps composés ; on connaît actuellement environ 80 corps simples.

Analyse. Synthèse. — On peut déterminer la nature des éléments qui constituent un corps simple au moyen de deux opérations tout à fait différentes : *l'analyse* et *la synthèse*.

Analyser un corps c'est le décomposer en ses éléments ; dans l'opération que nous venons de faire subir à l'oxyde rouge de mercure, nous avons fait l'analyse de ce composé.

La synthèse est l'opération inverse de l'analyse : dans un récipient introduisons du mercure et de l'oxygène, fermons ce récipient et chauffons-le un temps suffisant à une température convenable : nous verrons bientôt la surface du mercure se couvrir de petites parcelles rouges d'oxyde de mercure ; nous aurons ainsi obtenu l'oxyde de mercure en partant de ses éléments : mercure et oxygène, c'est-à-dire que nous aurons fait la synthèse de l'oxyde de mercure.

L'analyse comporte deux sortes d'opérations :

1° L'*analyse qualitative*, qui se propose de déterminer la nature des éléments qui constituent un corps ;

2° L'*analyse quantitative*, qui a pour but de déterminer les proportions relatives de ces éléments soit en poids, soit en volume.

CHAPITRE II
PROPRIÉTÉS DES CORPS

Les différentes propriétés des corps peuvent être divisées en deux catégories : propriétés physiques et propriétés chimiques.

1° Propriétés physiques.

On désigne sous le nom de propriétés physiques des corps les qualités naturelles que présentent ces corps ou encore les propriétés qu'ils possèdent quand on fait réagir les agents physiques dans des conditions telles que ces agents ne soient pas susceptibles de provoquer des phénomènes de décomposition.

Nous énumérerons rapidement ces propriétés dont l'étude ressort plus particulièrement de la physique.

On désigne sous le nom de *propriétés organoleptiques* celles des propriétés physiques par lesquelles les corps agissent directement sur nos sens : la couleur, l'odeur, la saveur. Nous commencerons l'étude des propriétés de chaque corps par l'étude de ses caractères organoleptiques ; nous mentionnerons ensuite la valeur de certaines constantes physiques, densité, etc., puis enfin nous arriverons à l'étude des propriétés dues à l'action des agents physiques, spécialement à l'action de la chaleur.

On sait que les corps peuvent se présenter sous trois états : solide, liquide, gazeux. Une même substance peut affecter les trois états ; nous citerons le cas de l'eau qui est connue sous la forme de glace, d'eau liquide et de vapeur d'eau, suivant la température à laquelle elle est soumise.

Passage d'un corps de l'état solide
à l'état liquide.

Fusion. — Le passage d'un corps de l'état solide à l'état liquide constitue le phénomène de la fusion quand ce passage a lieu sous l'influence de la chaleur. La fusion d'un corps se fait à une température fixe qu'on appelle point de fusion ou température de fusion. C'est une donnée très importante que nous mentionnerons quand il y a lieu.

Dissolution. — Le passage d'un corps de l'état solide à l'état liquide peut encore être réalisé par le moyen de la solution de ce corps dans un liquide approprié : c'est ainsi que le sucre, le sel marin se dissolvent dans l'eau, l'iode se dissout dans l'alcool, etc.

Nous indiquerons à propos de chaque substance les dissolvants les plus importants. La solubilité d'un corps dans un dissolvant augmente le plus souvent avec la température.

Le coefficient de solubilité ou solubilité d'un corps est le poids de ce corps qui, à une température déterminée, se dissout dans 100 parties du dissolvant. Une solution saturée est une solution contenant le maximum du corps à dissoudre, toujours pour une température déterminée.

Solidification. Corps amorphes,
corps cristallisés.

La solidification est le phénomène inverse de la fusion. La température de solidification est généralement la même que celle de la fusion.

On peut également obtenir la solidification d'un corps par l'évaporation partielle ou totale de ses dissolutions.

Les corps solides, en passant de l'état liquide à l'état solide, peuvent se présenter sous deux états.

I. *Corps cristallisés.* — La plupart des corps, en passant de l'état liquide à l'état solide, prennent des formes géométriques régulières, terminées par des faces planes et parallèles deux à deux : ces formes constituent ce qu'on appelle des *cristaux*. On obtient des cristaux plus nets par le refroidissement lent des corps amenés à l'état de fusion, ou par l'évaporation lente des solutions. Certains corps peuvent encore cristalliser par sublimation, c'est-à-dire par le refroidissement de ce corps volatilisé (iode, camphre).

Les formes cristallines sont innombrables : elles peuvent être ramenées à un certain nombre de formes géométriques simples, par une série de modifications faites sur les arêtes ou sur les angles de ces solides de structure simple. Ces formes primitives sont au nombre de six, qui constituent ce qu'on a désigné sous le nom de systèmes cristallins. Les systèmes cristallins sont :

1° Le système cubique, dérivé du cube ;

2° Le système quadratique ayant pour point de départ le prisme droit à base carrée ;

3° Le système orthorhombique, dérivé du prisme droit à base rhombe ;

4° Le système rhomboédrique, dérivé du rhomboèdre ;

5° Le système clinorhombique, dérivé du prisme oblique à base rhombe ;

6° Le système triclinique ou clinoèdrique, dérivé du prisme oblique à base parallélogramme.

Certains corps peuvent cristalliser dans deux systèmes suivant les conditions de cristallisation : on les désigne sous le nom de corps dimorphes (soufre, carbonate de calcium).

II. *Corps amorphes.* — Certaines substances ne

peuvent être obtenues cristallisées, le verre, les résines par exemple : on les désigne sous le nom de corps amorphes. Dans certains cas, des corps amorphes peuvent prendre avec le temps une structure cristalline, l'anhydride arsénieux vitreux se transforme peu à peu en une masse cristallisée.

Passage de l'état solide ou de l'état liquide à l'état gazeux.

Suivant le cas envisagé, ces phénomènes portent des noms différents.

Evaporation. — La plupart des corps liquides et quelques corps solides, quand on les place dans une atmosphère indéfinie, finissent par disparaître sous forme de vapeurs : c'est le phénomène de l'évaporation.

Sublimation. — Certains corps solides (iode, camphre, etc.), quand on les chauffe, passent directement de l'état solide à l'état gazeux. La sublimation est souvent employée comme moyen de purification.

Ebullition. — L'ébullition est une évaporation rapide et tumultueuse qu'on obtient en portant les corps liquides à une température convenable et déterminée pour chaque corps : cette température est désignée sous le nom de *point d'ébullition ;* le point d'ébullition dépend essentiellement de la pression à laquelle sont soumis le liquide et sa vapeur ; si la pression augmente, la température d'ébullition est plus élevée et inversement si la pression diminue. On appelle généralement point d'ébullition d'un corps cette température prise à la pression normale 760 mm.

Passage de l'état gazeux à l'état liquide : liquéfaction.

C'est le phénomène inverse de la vaporisation. La

liquéfaction se fait d'habitude en refroidissant les vapeurs du corps, ou encore par une augmentation de pression. Pour certains gaz difficiles à liquéfier, on combine le refroidissement avec l'augmentation de pression. Actuellement, tous les gaz, même l'hydrogène, ont pu être liquéfiés et solidifiés.

2° Phénomènes chimiques. Combinaisons.

On désigne sous le nom de phénomènes chimiques les phénomènes résultant de l'action des corps les uns sur les autres, quand il en résulte des dérivés ayant des propriétés différentes de celles des corps primitifs : on dit alors que les corps sont entrés en combinaison.

Il suffit dans certains cas du simple contact de deux corps pour obtenir leurs combinaisons ou des réactions chimiques, mais le plus souvent on doit employer des agents extérieurs parmi lesquels les plus importants sont la chaleur et l'électricité ; dans certains cas une compression brusque peut amener la combinaison de deux corps (hydrogène et oxygène comprimés brusquement), dans d'autres cas la lumière est nécessaire (le chlore et l'hydrogène, qui ne s'unissent pas dans l'obscurité, se combinent avec explosion à la lumière solaire) ; le contact d'un corps poreux peut aussi entraîner l'union de deux corps (oxygène et hydrogène en présence de mousse de platine).

En général, quand deux ou plusieurs corps sont placés dans des conditions telles qu'ils peuvent se combiner, on observe pendant la combinaison un dégagement de chaleur accompagné quelquefois de phénomènes lumineux, dans les combustions par exemple. Le dégagement de chaleur est souvent considérable (union de l'oxygène et de l'hydrogène, du chlore et de l'hydrogène à la lumière solaire). Les combinaisons qui s'effectuent avec dégagement de chaleur sont appelées *combinaisons exothermiques*. Pour décomposer ces combinaisons, il faut leur restituer par une énergie étrangère la chaleur dégagée pendant la combinaison.

Dans certains cas, l'union de deux corps se fait au contraire avec absorption de chaleur (*combinaisons endothermiques*). Ces sortes de combinaisons se décomposent avec dégagement de chaleur et ce dégagement de chaleur active la décomposition de sorte que celle-ci peut devenir explosive. Les corps explosifs (chlorure d'azote, nitroglycérine, etc.) sont des composés endothermiques.

CHAPITRE III

LOIS NUMÉRIQUES DES ACTIONS CHIMIQUES

Les combinaisons chimiques sont soumises à un certain nombre de lois se rapportant les unes aux poids des substances entrant en réaction, les autres aux volumes des corps amenés à l'état gazeux.

1° Lois des combinaisons en poids.

1° Le poids d'un composé est égal à la somme des poids des composants. Cette loi est due à Lavoisier ; elle est connue également sous le nom de loi des poids ou de la conservation de la matière. On peut également l'énoncer ainsi : le poids d'un corps composé est égal à la somme des poids des corps composants ou la somme des poids des produits provenant de la décomposition d'un corps est égal au poids de ce corps.

1.

2º Loi des proportions définies ou loi de Proust : *Deux corps, pour former un même composé, se combinent toujours dans le même rapport, c'est-à-dire dans des proportions invariables.*

3º Loi des proportions multiples ou loi de Dalton. *Lorsque deux corps se combinent en diverses proportions, il existe toujours un rapport simple entre les diverses quantités de l'un des corps qui s'unissent avec un même poids de l'autre.*

Ex. : L'azote forme avec l'oxygène 6 combinaisons, dans lesquels nous avons

	Azote	Oxygène	
Protoxyde d'azote	28 gr.	16 gr.	$= 16 \times 1$
Bioxyde d'azote	28	32	$= 16 \times 2$
Anhydride azoteux	28	48	$= 16 \times 3$
Peroxyde d'azote	28	64	$= 16 \times 4$
Anhydride azotique	28	80	$= 16 \times 5$
Anhydride perazotique	28	96	$= 16 \times 6$

2º Lois des combinaisons en volume ou lois de Gay-Lussac.

1º Quand deux gaz se combinent, il y a toujours un rapport simple entre les volumes des gaz qui se combinent ;

2º Le volume du composé, considéré à l'état gazeux, est toujours en rapport simple avec les volumes des gaz composants ;

3º Quand les gaz se combinent à volumes égaux, le volume du composé pris à l'état gazeux est la somme des volumes des composants ;

4º Quand les volumes qui se combinent sont inégaux, il y a contraction, mais le volume du composé pris à l'état gazeux est toujours en rapport simple avec le volume des composants.

A l'appui de ces lois nous citerons les exemples suivants : 1 vol. de chlore se combinant avec 1 vol.

d'hydrogène donne deux volumes de gaz chlorhydrique ; 1 vol. d'oxygène se combinant avec deux vol. d'hydrogène donne deux vol. de vapeur d'eau.

Théorie atomique. Atomes. Molécules.

Voyons maintenant les considérations théoriques que nous pouvons tirer des lois des combinaisons.

La matière n'est pas divisible à l'infini : à la suite de certaines considérations physiques, on admet que la matière est formée de particules extrêmement petites, isolées les unes des autres et qui ont reçu le nom de *molécules* : la molécule est donc la plus petite quantité d'un corps pouvant exister à l'état libre. Mais une molécule elle-même est un corps composé ; une molécule d'eau, par exemple, est formée d'oxygène et d'hydrogène. On admet que la molécule est formée d'un certain nombre d'*atomes*, l'atome étant la plus petite quantité d'un corps simple susceptible d'entrer dans une combinaison. D'après ces considérations, les lois des combinaisons en poids s'interprètent facilement : on suppose que l'*atome* de chaque corps simple possède un poids particulier, caractéristique de cet élément et qui est appelé *poids atomique*. On rapporte tous les poids atomiques à celui de l'hydrogène pris comme unité.

Le *poids moléculaire* d'un corps est la somme du poids des atomes entrant dans ce corps : l'eau par exemple étant formée de deux atomes d'hydrogène (P. at. $= 1$) et de 1 atome d'oxygène (P. at. $= 16$), le poids moléculaire de l'eau sera $2 + 16 = 18$: c'est la 1re loi ; la 2e loi signifie que, dans une même combinaison, il entre toujours même nombre d'atomes de chacun des constituants et la 3e loi peut être énoncée ainsi : quand deux corps se combinent pour former plusieurs dérivés, un atome de l'un des composants s'unit à 1, 2, 3 — atomes de l'autre constituant.

Si l'on prend pour unité de volume le volume de l'atome d'hydrogène, l'analyse des composés gazeux qui a conduit aux lois de Gay-Lussac nous montre qu'on peut considérer les molécules de tous les corps gazeux comme occupant un volume égal à 2. Les poids moléculaires sont donc les poids des corps simples ou composés gazeux qui occupent le même volume que 2 d'hydrogène. Les poids de volumes égaux de différents gaz sont entre eux comme les densités de ces gaz, c'est-à-dire que les poids moléculaires des gaz sont proportionnels aux densités de ces gaz : la détermination des poids moléculaires des corps gazeux ou amenés à l'état gazeux revient donc à la détermination de la densité de vapeur par rapport à l'hydrogène. En général, le poids moléculaire d'un corps simple est le double de son poids atomique, c'est-à-dire que la molécule de la plupart des corps simples est formée de deux atomes.

Fonctions chimiques. Acides. Bases. Sels.

On dit que des corps ont même fonction chimique, quand ils ont des propriétés analogues.

Ex. : Certains corps, comme le soufre, le phosphore, brûlant au contact de l'air, donnent des composés oxygénés appelés *anhydrides*, qui, en s'unissant à l'eau, forment des *acides*, c'est-à-dire des corps à saveur piquante et rougissant la teinture de tournesol bleue.

D'autres corps, tels que le potassium, le calcium, donnent des oxydes qui, en s'unissant à l'eau, forment des corps capables de neutraliser les acides et ramenant au bleu la teinture de tournesol rougie par les acides : on les désigne sous le nom de *bases*.

Quand on neutralise exactement un acide par une base on obtient un corps neutre appelé *sel.*

CHAPITRE IV
CLASSIFICATION DES CORPS SIMPLES.
NOMENCLATURE

Les corps simples peuvent être divisés en deux grandes classes : les métalloïdes et les métaux.

Métalloïdes. — Ils n'ont pas généralement l'éclat métallique ; ils sont mauvais conducteurs de la chaleur et de l'électricité ; en se combinant à l'oxygène, ils donnent soit des oxydes indifférents, n'agissant pas sur le tournesol, soit des oxydes acides, jamais d'oxydes basiques.

Métaux. — Ils sont caractérisés par un éclat particulier appelé éclat métallique ; la plupart sont bons conducteurs de la chaleur et de l'électricité ; ils forment avec l'oxygène au moins un oxyde basique.

Nomenclature parlée.

On désigne sous le nom de nomenclature l'ensemble des règles adoptées pour nommer les corps : elle est due à Lavoisier.

Corps simples. — On a dans beaucoup de cas conservé les anciens noms (fer, zinc, cuivre, etc.); pour d'autres corps on a voulu rappeler une propriété caractéristique : oxygène de Όξύς (acide), γεννάω (j'engendre, etc.).

Corps composés. — La nomenclature est différente selon qu'il s'agit d'un corps oxygéné ou non.

Corps oxygénés. — **Anhydrides.** — Quand un métalloïde forme un seul anhydride, on fait suivre le nom du métalloïde de ique : Ex. : carbone, anhydride carbonique : s'il y en a deux, le moins oxygéné est terminé par eux, le plus oxygéné par ique ; ex. : anhydride sulfureux, anhydride sulfurique.

Acides. — Comme pour les anhydrides, acide sulfureux, acide sulfurique ; dans le cas où il y a des acides intermédiaires, hypo ou per, suivant qu'il y a plus ou moins d'oxygène : par exemple le chlore donne les acides hypochloreux, chloreux, chlorique, perchlorique.

Oxydes indifférents et basiques. — On fait suivre simplement le mot oxyde du corps simple qui le forme — oxyde de carbone, oxyde de fer ; s'il y a plusieurs oxydes, on utilise les préfixes proto, sesqui, bi, suivant que les poids d'oxygène pour un même poids de métal sont entre eux comme 1, 2/3, 2.

Sels. — On considère les sels comme provenant de la substitution d'un métal à l'hydrogène dans les acides : aux acides en eux correspondent des sels en ites (acide sulfureux — sulfites) ; aux acides en ique correspondent des sels en ates (acide sulfurique — sulfates). On ajoute ensuite le nom du métal. Sulfate de potassium, de fer.

Corps non oxygénés. — Quand deux corps (l'oxygène exclus) se combinent, le composé est désigné en nommant d'abord le plus électro négatif (celui qui, dans la décomposition du composé par un courant électrique, irait au pôle +), suivi de ure, puis le plus électro-positif. Chlorure de potassium. Sulfure de carbone.

Exceptions. — Certains métalloïdes, en se combinant à l'hydrogène, donnent des corps de réaction acide : on les désigne par le nom du métalloïde suivi de hydrique (acides chlorhydrique, sulfhydrique).

Nomenclature écrite. — Notations symboliques.

Berzélius a complété la nomenclature de Lavoisier en donnant un moyen de représenter par des symboles les corps simples ou composés. On obtient ainsi ce qu'on a appelé la formule d'un corps, et ces formules permettent de représenter d'une manière très simple, en employant des égalités appelées équations chimiques, les réactions auxquelles sont soumis les corps.

Corps simples. — Le symbole d'un corps simple est représenté d'habitude par la première lettre du nom de ce corps.

Ex. : O, oxygène ; S, soufre ; pour quelques noms, on a adopté les désignations latines (K de kalium pour le potassium, etc.). Quand plusieurs corps simples commencent par la même lettre, on emploie deux lettres. Ex. : Az — azote ; Ag — argent ; As — Arsenic.

Corps composés. — On écrit les uns à la suite des autres les différents éléments entrant dans la composition du corps en commençant d'habitude par les éléments électro-positifs, et en mettant en exposant le nombre d'atomes de chaque élément. Ex. : Eau : H^2O (2at. d'H, 1. at. d'O) — $Fe^2 Cl^6$ (2at. de fer, 6 de chlore), $KAzO^3$, azotate de potassium.

Equations. — Pour exprimer une équation chimique, on écrit dans le 1er terme l'ensemble des corps qui réagissent les uns sur les autres et dans le second terme les produits de la réaction. Ex. : l'égalité ou équation :

$$Zn + H^2SO^4 = ZnSO^4 + 2H.$$
$$65 \quad\quad 98 \quad\quad 161 \quad\quad 2$$

veut dire qu'un atome de zinc réagit sur 1 molécule

d'acide sulfurique en donnant naissance à 1 mol. de sulfate de zinc et 2 atomes d'hydrogène. En considérant les poids atomiques ou moléculaires des corps en réaction, ces équations permettent de calculer le poids d'un corps formé étant donné les poids des corps réagissant. Nous voyons par exemple que 65 gr. de zinc réagissent sur 98 gr. d'acide sulfurique pour former 161 gr. de sulfate de zinc, tandis qu'il se dégage 2 gr. d'hydrogène.

Atomicité. Valence. — On appelle atomicité ou valence d'un élément le nombre maximum d'atomes d'hydrogène qu'un atome de ce corps est susceptible de fixer. Le chlore Cl est un élément monoatomique parce qu'un atome ne fixe qu'un atome d'hydrogène pour former le gaz chlorhydrique HCl : le carbone est tétratomique parce que 1 atome de C fixe au maximum 4 atomes d'H.

Radicaux. — On donne le nom de radicaux à des groupes d'éléments qui jouent dans les réactions le même rôle qu'un corps simple. Les radicaux possèdent comme les éléments une atomicité déterminée ; le cyanogène, par exemple, CAz, est monoatomique, SO^2 (sulfuryle) est diatomique. La désignation de radical s'applique également à des groupes d'éléments qui n'ont pas été isolés jusqu'ici. Ex. : oxhydryle OH, méthyle CH^3; nous en verrons de nombreux exemples en chimie organique.

Allotropie. — L'allotropie est la propriété que possèdent différents corps simples de se présenter sous plusieurs formes avec des propriétés physiques ou chimiques différentes. Ex. : phosphore blanc, phosphore rouge ; variétés de carbone, etc.

Isomérie. — L'isomérie est la propriété que possèdent certains corps d'offrir exactement la même composition chimique en possédant des propriétés physiques et chimiques différentes. Nous en verrons des exemples en chimie organique.

Décompositions chimiques. Dissociation.

Un grand nombre de corps composés se décomposent quand on les soumet à l'action de la chaleur : cette décomposition peut se faire de deux façons différentes.

1° Décomposition sans limite. — Dans certains cas, les éléments formés ne sont pas susceptibles de se recombiner à la température où se fait la décomposition, de sorte qu'à une température convenable la décomposition est complète : c'est le cas pour les substances endothermiques, c'est-à-dire dégageant de la chaleur pendant leur décomposition et pour certaines substances absorbant de la chaleur pour se décomposer.

2° Décomposition limitée. Dissociation. — Pour d'autres substances, au contraire, les produits de décomposition peuvent se recombiner à la température où se fait la décomposition, de sorte que celle-ci est limitée par l'action inverse.

C'est le cas, par exemple, pour l'eau qui, à température élevée, est décomposée en oxygène et hydrogène ; mais à la même température les gaz se recombinent de sorte que la décomposition est limitée. On désigne ces décompositions sous le nom de dissociation.

La tension de dissociation d'un composé est la tension maxima que prennent pour une température donnée les produits de décomposition en présence du composé. Cette tension croît d'habitude avec la température.

DEUXIÈME PARTIE

MÉTALLOIDES

Classification des métalloïdes.

On a divisé les métalloïdes en plusieurs familles, d'après leur atomicité ou valence, celle-ci étant mesurée par le nombre d'atomes d'hydrogène capables de s'unir à un atome du métalloïde.

Nous les diviserons en quatre familles :

1° *Les métalloïdes monovalents*, qui s'unissent à un atome d'hydrogène pour former des corps doués de propriétés fortement acides et appelés hydracides. Cette famille comprend le fluor, le chlore, le brome et l'iode.

2° *Métalloïdes divalents*. — Ils s'unissent à deux atomes d'hydrogène pour donner des corps possédant aussi des propriétés acides, surtout pour les trois derniers. Cette famille comprend l'oxygène, le soufre, le sélénium et le tellure.

3° *Métalloïdes trivalents*. — On les divise en deux classes : 1° azote, phosphore, arsenic, antimoine, qui s'unissent à 3 atomes d'hydrogène pour donner des hydrures à propriétés basiques marquées surtout dans l'ammoniac AzH^3 et l'hydrogène phosphoré PH^3 ; 2ᵉ classe : le bore, qui se distingue nettement des précédents.

4° *Métalloïdes tétravalents*, carbone et silicium, qui donnent des tétrahydrures, CH^4, SiH^4.

Nous commencerons l'étude des métalloïdes par l'hydrogène, qui possède des propriétés tout à fait spéciales et qui, par quelques-unes de ses propriétés physiques (conductibilité de la chaleur et de l'électricité), peut être rapproché des métaux.

HYDROGÈNE (H) p. a $= 1$; p. m. $= 2$.

Etymologie. — De υδωρ, eau, et γενναω, j'engendre.

Historique. — Découvert par Cavendisch en 1766.

Etat naturel. — Il a été trouvé dans les émanations gazeuses des volcans, à l'état de traces dans l'air, dans les gaz de l'estomac et de l'intestin : il existe dans le soleil et dans les nébuleuses.

PRÉPARATION. — On peut obtenir l'hydrogène :

1° Dans l'électrolyse de l'eau ;

2° En décomposant l'eau par certains métaux : l'oxygène se fixe sur le métal et l'hydrogène est mis en liberté. Cette décomposition de l'eau se fait à froid en présence de certains métaux (alcalins) : avec le potassium par exemple. On a

$$H^2O + K = KOH + H$$

D'autres métaux, le fer, par exemple, ne décomposent l'eau qu'à la température du rouge.

3° On prépare généralement l'hydrogène en décomposant à froid certains acides (sulfurique ou chlorhydrique) dilués, par des métaux (zinc, étain). On emploie le plus souvent le zinc et l'acide sulfurique dilué.

$$Zn + SO^4H^2 = ZnSO^4 + 2H.$$

L'opération se fait dans un flacon à deux tubulures contenant du zinc coupé et sur lequel on verse l'acide sulfurique dilué ($SO^4 H^2$ 1 vol.; H^2O 8 à 10 vol.). On recueille le gaz sur la cuve à eau (fig. 1).

Quand on veut obtenir le gaz pur on se fait passer dans une solution de permanganate de potassium additionnée d'acide sulfurique qui détruit les hydrogènes arsénié et phosphoré dus à la présence de l'arsenic et du phosphore dans le zinc du commerce.

Prop. physiques. — Gaz incolore, inodore, insipide. C'est le plus léger de tous les corps : d. = 0,0694. Poids du litre 0,0694 × 1 g. 293 = 0 gr. 0898; c'est pourquoi on l'emploie pour gonfler les aérostats.

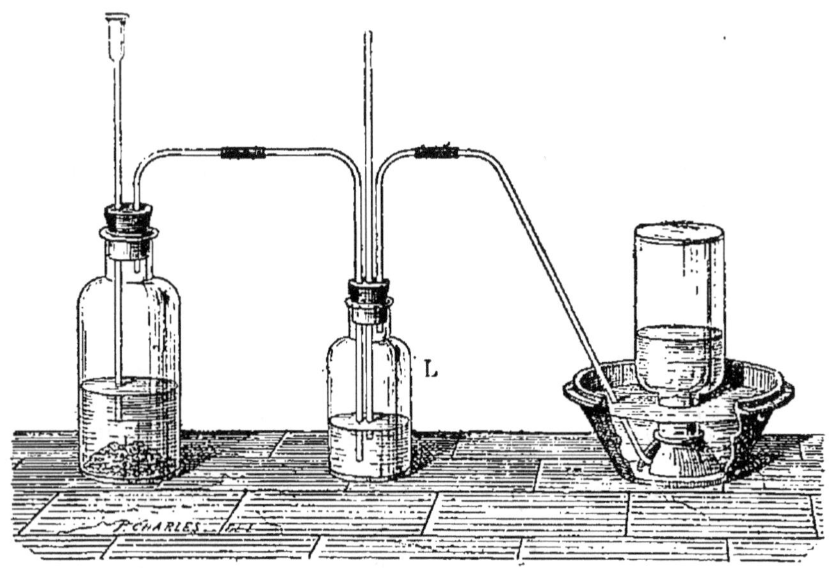

Fig. 1.— Préparation de l'hydrogène.

Il est très peu soluble dans l'eau. Il se liquéfie et se solidifie à des températures extrêmement basses. p. e. = — 243°. En vertu de sa légèreté, il traverse facilement les membranes et les substances poreuses.

Prop. chimiques. — Il est extrêmement avide d'oxygène, avec lequel il se combine pour former de l'eau

$$2H + O = H^2O$$

Un mélange d'hydrogène et d'oxygène ou d'air en proportion convenable détone avec une très grande violence sous l'influence de la chaleur ou de l'étincelle électrique. La combinaison des deux gaz se fait avec un très grand dégagement de chaleur (chalumeau oxhydrique).

L'hydrogène est un réducteur puissant, c'est-à-dire qu'il enlève l'oxygène aux corps qui en contiennent pour former de l'eau (réduction des oxydes métalliques).

Il se combine avec beaucoup de corps simples, soit métalloïdes (chlore, brome, soufre, carbone, etc.), soit métaux (potassium, sodium, calcium, etc.).

Applications. — L'hydrogène est employé pour gonfler les ballons, ou pour obtenir au moyen du chalumeau oxhydrique de très hautes températures (fusion du platine, soudure autogène), etc.

Il n'est pas délétère et agit comme asphyxiant par privation d'oxygène.

1re FAMILLE. — MÉTALLOIDES MONOVALENTS

FLUOR. — CHLORE. — BROME. — IODE.

FLUOR (Fl). P. A. $= 19$; P. M. $= 38$.

Etat nat. — Combiné à certains métaux : le minerai le plus important est le spath fluor ou fluorure de calcium.

Le fluorure de calcium existe à l'état de traces dans les os, les dents, etc.

PRÉP. — Le fluor a été isolé par Moissan en 1886, dans l'électrolyse de l'acide fluorhydrique.

Acide fluorhydrique (HFl.)

L'acide fluorhydrique se prépare en traitant le spath fluor par l'acide sulfurique.

C'est un corps extrêmement dangereux et corrosif :

il est employé à l'état gazeux ou en solution dans la gravure sur verre.

La solution doit être conservée dans des vases en gutta-percha.

CHLORE (Cl).   p. a. = 35,5 ; p. m. = 71.

Etym. — *Histor.*, du grec χλωρός (jaune pâle). Découvert par Scheele en 1774.

Etat nat. — Il n'existe dans la nature que sous forme de chlorures (de sodium, de potassium). Les chlorures alcalins existent dans tous les organismes animaux et végétaux.

Prép. — Le chlore se prépare en partant du chlorure de sodium ou sel marin, qu'on trouve dans les eaux de la mer ou dans les mines de sel gemme. Le chlorure de sodium traité par l'acide sulfurique donne l'acide chlorhydrique ; celui-ci chauffé avec du bioxyde de manganèse donne le chlore.

$$4HCl + MnO^2 = MnCl^2 + 2H^2O + 2Cl.$$

On doit employer l'acide chlorhydrique concentré : si on veut avoir le gaz sec, on le fait passer dans l'acide sulfurique concentré et on le recueille par déplacement : la solution de chlore (eau de chlore) est obtenue en faisant passer le chlore dans des flacons contenant de l'eau distillée.

Prop. phys. — Gaz jaune verdâtre à odeur forte et suffocante, très irritant. — d. = 2,485 ; 1 litre à 0° et 760 mm. pèse 3 gr. 215.

Peu soluble dans l'eau, il se liquéfie facilement p. e. = — 35°5 ; p. f. — 102°.

Prop. chim. — Le chlore s'unit facilement à l'hydrogène avec grand dégagement de chaleur ; il décompose les dérivés hydrogénés, s'unit à l'hydrogène pour former l'acide chlorhydrique et met les autres éléments en liberté. En présence d'eau, H^2O, il met l'oxygène en liberté, c'est donc un oxydant ; en pré-

sence d'ammoniaque, AzH³, il met l'azote en liberté.
Il s'unit avec la plupart des métalloïdes ou des
métaux pour former des chlorures, il agit sur les
matières organiques en les détruisant.

Applic. — Le chlore est employé comme désinfectant et antiseptique. Dans l'industrie, on l'utilise
comme décolorant (blanchiement des toiles); on
emploie surtout pour cela les hypochlorites déco-
lorants.

ACIDE CHLORHYDRIQUE (HCl). P. M. = 36,5.

Syn. — Esprit de sel; Acide muriatique.

Etat nat. — Certaines rivières dans les régions
volcaniques contiennent une petite quantité d'acide
chlorhydrique. Il existe dans le suc gastrique.

PRÉP. — On obtient le gaz chlorhydrique en traitant à
chaud le chlorure de sodium par l'acide sulfurique

$$2\ NaCl + SO^4H^2 = SO^4Na^2 + 2\ HCl.$$

On recueille le gaz sur le mercure.

On utilise surtout dans l'industrie sous le nom d'acide
chlorhydrique la solution dans l'eau du gaz HCl.

L'acide pur doit être incolore et exempt de fer et d'arsenic.

PROP. PHYS. — Le gaz chlorhydrique HCl est incolore; il possède une odeur piquante et une saveur
très acide. Il est extrêmement soluble dans l'eau.

La solution, appelée acide chlorhydrique ou esprit
de sel, contient environ 400 gr. de gaz chlorhydrique par litre.

L'acide chlorhydrique attaque tous les métaux,
sauf l'or et le platine.

Caractères. — L'acide chlorhydrique donne,
comme les chlorures métalliques en solution, un précipité blanc avec la solution de nitrate d'argent; ce

précipité est insoluble dans l'acide azotique, très soluble dans l'ammoniaque.

Usages.— L'acide chlorhydrique est très employé dans l'industrie pour la fabrication du chlore, des chlorures métalliques, etc.

A l'état concentré, c'est un caustique puissant; on utilise en thérapeutique des solutions diluées de cet acide.

Composés oxygénés du chlore.

Les composés oxygénés du chlore sont assez nombreux : les seuls qui présentent de l'intérêt son l'*anhydride hypochloreux*, Cl^2O, auquel correspondent l'*acide hypochloreux*, ClOH, et les *hypochlorites*, l'*anhydride chlorique*, Cl^2O^5, inconnu, mais auquel correspondent l'*acide chlorique*, ClO^3H, et les *chlorates*.

Par eux-mêmes les composés oxygénés du chlore n'ont pas d'applications.

BROME (Br.) P. A. $= 80$, P. M $= 160$

Etym. — *Hist.* : du grec βρωμος (mauvaise odeur). Découvert par Balard en 1826.

Etat nat.— Le brome existe à l'état de bromure en petite quantité dans les eaux de la mer, dans certaines sources salées ou eaux minérales. On le retire surtout des gisements de Stassfurt (dépôts salins laissés par d'anciennes mers) et des cendres de varech.

Pʀᴇ́ᴘ. — On traite par un courant de chlore les eaux mères des cendres de varech ou des dépôts de Stassfurt, riches en sels de potassium : le brome des bromures, mis en liberté, distille puis, est condensé.

Pʀᴏᴘ. ᴘʜʏs. — Liquide rouge foncé, d'odeur irritante, émettant des vapeurs dangereuses. Le brome doit être manipulé avec les plus grandes précautions.

Il bout à 63° et se solidifie à — 7°. — Sa densité est 3,18.

PROP. CHIM. — Absolument analogues à celles du chlore, mais moins vives.

Caractères. — Au brome correspondent l'acide bromhydrique, HBr, et les bromures : on caractérise

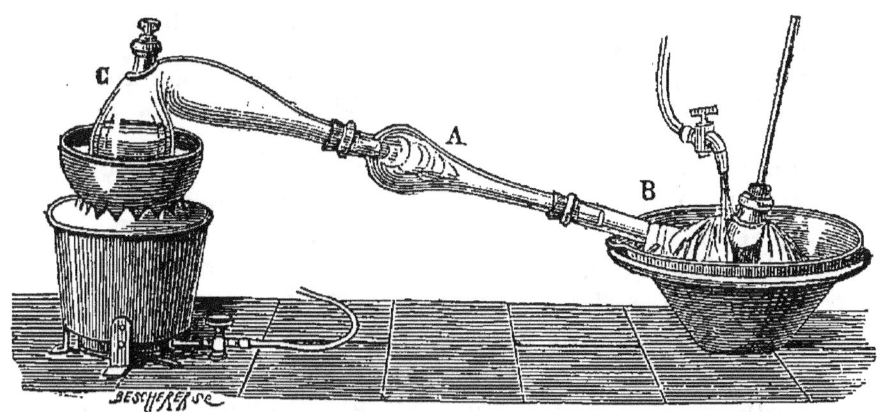

Fig. 2. — Distillation du brome.

les bromures comme les chlorures au moyen du nitrate d'argent (précipité blanc, insoluble dans l'acide azotique, peu soluble dans l'ammoniaque). Un bromure traité par l'eau de chlore donne, par suite de la mise en liberté du brome, une solution jaune : le brome peut être isolé par l'éther ou le sulfure de carbone.

Usages. — Le brome est employé surtout pour la fabrication des bromures :

IODE (I). P. A. = 127 ; P. M. = 254.

Etym. — *Hist.*: ιωδης (violet). Découvert par Courtois en 1811.

Etat nat. — L'iode se trouve à l'état d'iodures dans les eaux de la mer et dans quelques eaux minérales,

en très petite quantité. A l'état de traces dans l'air
et dans quelques parties de l'organisme (glande thy-
roïde).

On le retire des cendres de varech et des eaux
mères de la préparation du salpêtre du Chili (azotate
de sodium).

Prép. — Pour obtenir l'iode, on distille un, iodure avec
du bioxyde de manganèse et de l'acide sulfurique, ou on
traite les liquides contenant des iodures par un courant de
chlore. L'iode est purifié par sublimation.

Prop. phys. — Corps solide, à éclat brillant, à odeur
forte; il fond à 113° et émet des vapeurs violettes,
d'où son nom; il bout vers 200°. Il est à peine
soluble dans l'eau, soluble dans une solution d'iodure
de potassium. Il se dissout dans la plupart des dissolvants organiques en donnant des solutions de couleur variable avec le dissolvant, brunes avec l'alcool
(teinture d'iode) et l'éther, violettes avec le chloroforme et le sulfure de carbone. Sa densité est 3, 18.

Prop. chim. — Analogues à celles du chlore ou du
brome, mais moins énergiques.

Caractères. — A l'iode correspondent des iodures.
Ceux-ci sont caractérisés par addition d'eau de chlore
qui met l'iode en liberté. L'iode peut être isolé au
moyen du sulfure de carbone, qui se colore en violet,
ou par l'empois d'amidon, qui prend au contact de
l'iode une belle coloration bleue.

App. — L'iode libre est utilisé en médecine comme
caustique, révulsif (teinture d'iode, coton iodé) ou
altérant. Il sert surtout à la fabrication des iodures.

2ᵉ FAMILLE. — MÉTALLOIDES DIATOMIQUES OU BIVALENTS

CETTE CLASSE RENFERME L'OXYGÈNE, LE SOUFRE, LE SÉLÉNIUM ET LE TELLURE.

OXYGÈNE (O). P. A. $= 16$; P. M. $= 32$.

Etym. — *Hist.* : Ὀξύς (acide) et γεννάω (j'engendre); découvert par Priestley en 1774.

Etat nat. — L'oxygène est extrêmement répandu dans la nature : à l'état libre, il constitue 1/5 de l'atmosphère ; combiné à l'hydrogène, il forme l'eau. Il existe dans tous les tissus animaux et végétaux, dans les roches, les minéraux.

PRÉP. — On obtient l'oxygène :
1º En décomposant l'eau par la pile : l'hydrogène se

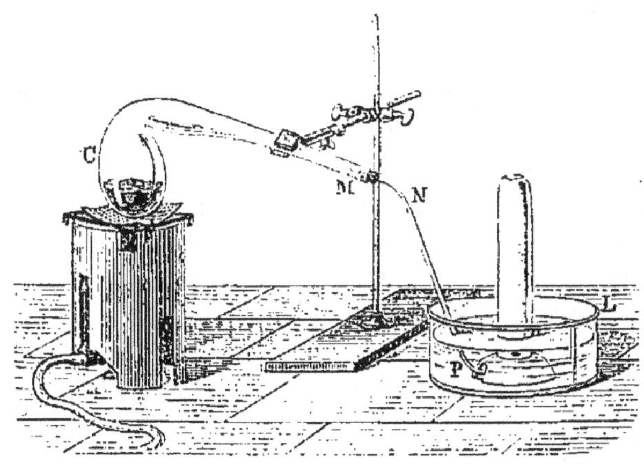

Fig. 3. — Préparation de l'oxygène par le chlorate de potassium.

rend au pôle négatif ; l'oxygène est recueilli au pôle positif. C'est un mode de préparation industrielle.
2º Dans la décomposition par la chaleur de certains oxydes ou sels oxygénés. On utilise le bioxyde de man-

ganèse, le chlorate de potassium et, le plus souvent, un mélange de bioxyde de manganèse et de chlorate de potassium, le bioxyde de baryum, etc.

3° Dans l'industrie on prépare maintenant de l'oxygène presque pur au moyen de l'air liquide.

L'oxygène est livré au commerce dans des cylindres ou récipients qui contiennent le gaz sous pression.

PROP. PHYS.— Gaz incolore, inodore, insipide ; $D =$ 1,1052 ; un litre pèse 1 gr. 429. Très peu soluble dans l'eau. Il est liquéfié à — 181° et se solidifie à — 200°.

PROP. CHIM. — Il peut se combiner pour ainsi dire à tous les corps, à l'exception du fluor et de l'argon. Les combinaisons se font d'habitude sous l'influence de la chaleur avec grand dégagement de chaleur et de lumière, d'où le nom de *combustions* donné aux *oxydations*. Le magnésium, le fer, le soufre se combinent à l'oxygène avec un grand éclat.

L'oxygène réalise également des oxydations ou combustions lentes qui se font sans dégagement de chaleur ou de lumière sensible (rouille du fer, oxydation lente des substances organiques). La plus importante de ces combustions lentes est la respiration : l'oxygène absorbé arrive au poumon, puis est transporté dans l'économie où s'établissent des combustions ou oxydations d'où résulte un dégagement de chaleur (chaleur animale). Lavoisier, 1777.

Caractères. — On reconnaît l'oxygène pur en ce que une allumette présentant quelques points en ignition se rallume au contact de ce gaz.

Usages. — En outre de son rôle physiologique, le gaz oxygène est utilisé contre les asphyxies, la dyspnée et les maladies des organes de la respiration. Pour cet usage il doit être sensiblement pur et principalement ne pas contenir d'oxyde de carbone ou d'anhydride carbonique.

Ozone. — L'ozone est une variété d'oxygène caractérisée par une activité beaucoup plus grande au point de vue chimique. L'ozone existe en très petite quantité dans l'atmosphère, surtout à la campagne. On l'obtient surtout en soumettant l'oxygène à une série de décharges obscures (effluve électrique). L'ozone n'est pas connu à l'état pur, mais sous forme de mélange avec l'air ; l'air ozonisé possède une odeur spéciale et irritante.

L'ozone est de l'oxygène condensé : il paraît jouer un rôle très important comme antiseptique. On l'utilise dans l'industrie comme désinfectant, décolorant et oxydant.

Composés de l'oxygène avec l'hydrogène.

Ces composés sont au nombre de deux : l'eau ou protoxyde d'hydrogène, H^2O, et l'eau oxygénée ou bioxyde d'hydrogène, H^2O^2.

EAU (H^2O). p. m. $= 18$.

Composition. — L'eau est un composé d'oxygène et d'hydrogène ; sa véritable nature fut établie par Lavoisier et Meusnier en 1783. La composition de l'eau a été établie, soit par l'analyse, c'est-à-dire en décomposant l'eau en ses éléments, soit par la synthèse, c'est-à-dire en formant de l'eau en partant de l'oxygène et de l'hydrogène. Il résulte de ces recherches que la vapeur d'eau est formée en volumes de 2 vol. d'hydrogène et de 1 vol. d'oxygène condensés en deux volumes ; en poids 9 gr. d'eau contiennent 1 gr. d'hydrogène et 8 gr. d'oxygène.

2.

PROP. PHYS. — L'eau pure (eau distillée) est un liquide incolore, inodore, sans saveur. Elle se solidifie à 0° pour se transformer en glace ; elle bout à 100° sous la pression de 760 mm. de mercure. L'eau liquide présente un maximum de densité ($D = 1$) à $+ 4°$: la densité de la glace est inférieure à celle de l'eau, car l'eau, en se solidifiant, augmente le volume.

PROP. CHIM. — L'eau est décomposée en ses éléments (H et O) par le courant électrique ; sous l'action d'une température élevée, elle est partiellement décomposée (dissociée) en ses éléments.

L'eau se fixe sur un grand nombre de corps pour former des dérivés très stables dans certains cas (anhydrides transformés en acides, etc.), moins stables dans d'autres cas (hydrates de sels).

Eaux naturelles. — L'eau dans la nature ne se trouve jamais à l'état pur : elle contient toujours en dissolution un certain nombre de corps (gaz et solides). Les gaz qu'on trouve en dissolution dans l'eau sont l'oxygène, l'azote mêlé d'argon et l'acide carbonique. Dans les gaz extraits des eaux courantes, la proportion d'oxygène par rapport à l'azote est beaucoup plus forte que dans l'air (1 vol. d'O pour 2 vol. d'Az dans l'eau, au lieu de 1 vol. d'O pour 4 vol. d'Az dans l'air).

Les substances solides sont extrêmement variables: dans les eaux potables on trouve des petites quantités de sulfate de calcium, de bicarbonate de calcium, de chlorures. Une eau potable doit être fraîche, sans odeur, de saveur légère ; elle doit dissoudre le savon et ne pas prendre d'odeur ou de saveur désagréable si on la conserve quelque temps. Elle doit surtout être exempte de substances organiques et ne pas contenir de germes dangereux.

L'examen d'une eau au point de vue de ses qualités alimentaires doit être fait par les méthodes chimiques et bactériologiques.

Eaux minérales.— On désigne sous le nom d'eaux minérales des eaux contenant une proportion plus ou moins forte de certaines substances minérales et qui sont utilisées en thérapeutique. Suivant la nature des principes dissous, on divise les eaux minérales en eaux gazeuses contenant un excès d'anhydride carbonique : eaux alcalines contenant du bicarbonate de sodium (Vichy, Vals) : purgatives contenant du sulfate de sodium ou de magnésium (Sedlitz, Pullna): chlorurées contenant du chlorure de sodium mélangé le plus souvent d'autres sels (eau de mer, de Carlsbad, Plombières, etc.) : ferrugineuses renfermant différents composés du fer (Spa, Orezza) : sulfureuses contenant du sulfure de sodium, du sulfure de calcium ou de l'hydrogène sulfuré (Barèges, Aix-les-Bains, etc.).

EAU OXYGÉNÉE (H_2O_2). p. m. = 34.

Hist. — Découverte par Thénard en 1818.

Prép. — On obtient une solution d'eau oxygénée en traitant le bioxyde de baryum, BaO_2, par l'acide chlorhydrique.

$$BaO_2 + 2HCl = BaCl_2 + H_2O_2.$$

Dans l'industrie on remplace HCl par d'autres acides tels que les acides fluorhydrique, sulfurique, phosphorique, formant des sels de baryum insolubles; on filtre et on a la solution d'eau oxygénée. On a pu obtenir l'eau oxygénée pure H_2O_2 en partant de ses solutions.

Prop. phys. — L'eau oxygénée pure est un liquide incolore, de saveur métallique. D = 1,452 ; elle se solidifie par le froid et fond à — 2°. Sous l'action de la chaleur elle se décompose en oxygène et eau. Elle se mélange à l'eau en toutes proportions.

Prop. chim. — L'eau oxygénée est remarquable par la facilité avec laquelle elle est décomposée en oxygène et eau : c'est donc un oxydant très actif et à ce titre elle constitue un antiseptique et un décolorant très employé.

Emplois. — On utilise en thérapeutique les solutions de H_2O_2 comme antiseptique ; dans l'industrie, pour décolorer la soie, la laine, l'ivoire et les cheveux.

Essai. — L'eau oxygénée utilisée en thérapeutique ne doit posséder qu'une acidité extrêmement faible et juste suffisante pour empêcher la décomposition.

La valeur commerciale d'une solution d'eau oxygénée dépend de son titre, c'est-à-dire du nombre de litres d'oxygène actif que peut dégager 1 litre de cette solution. Le titrage se fait au moyen d'une solution de permanganate de potassium contenant 3 gr. 16 MnO_4K par litre.
On prend 1 cmc. d'eau oxygénée, on dilue à 50 cmc. avec de l'eau distillée, 1 cmc. de SO_4H_2 pur et on ajoute au moyen d'une burette la solution de permanganate jusqu'à coloration rose. Le nombre de cent. cubes de solution de MnO_4K dépend de la proportion de H_2O_2 contenue dans le liquide essayé. Pour le titre 12 exigé par le Codex, il faut 21 cmc. 5, solution de MnO_4K.

L'eau oxygénée habituelle titre de 10 à 12 vol. ; on emploie également des eaux oxygénées plus concentrées. Le perhydrol est au titre 100.

SOUFRE (S). p. a. $= 32$; p. m. $= 64$.

État nat. — On trouve le soufre à l'état natif dans certaines régions volcaniques (Sicile, Calabre) : à l'état de combinaison dans les sulfures et les sulfates naturels, dans l'organisme.

Extraction. — On sépare le soufre natif de la terre ou des impuretés qui le souillent, soit par fusion (méthode des *calkeroni*), soit par distillation. Le soufre brut est purifié par une distillation : les vapeurs de soufre arrivent dans de grandes chambres où elles se condensent sous forme de poudre (fleur de soufre) ou de soufre fondu suivant la température des parois. Le soufre fondu est coulé dans des moules cylindriques, d'où le nom de soufre en canon. Quand on veut avoir du soufre pur on lave plusieurs fois à l'eau chaude la fleur de soufre, ce qui a pour but d'enlever les produits acides formés pendant la sublimation : on a ainsi la fleur de soufre lavée.

PROP. PHYS. — Le soufre ordinaire est un corps solide, cassant, de couleur jaune citron, sans odeur ni saveur, mauvais conducteur de la chaleur et de l'électricité. Il fond vers 120° en donnant un liquide huileux; à 220° le liquide devient visqueux, puis redevient fluide vers 250°. Il bout vers 447°. Le soufre ordinaire est soluble dans le sulfure de carbone.

C'est un corps remarquable par la variété des états sous lesquels on le rencontre : c'est ainsi qu'on connaît du soufre cristallisé et du soufre amorphe. Le soufre cristallisé peut exister sous deux états : soufre prismatique, clinorrhombique, quand il cristallise par fusion ; soufre octaédrique, orthorhombique, par évaporation de sa solution dans le sulfure de carbone. On obtient différentes variétés de soufre amorphe en refroidissant brusquement les vapeurs de soufre ou du soufre fondu chauffé vers 250°. Dans ce dernier cas le soufre est pendant quelque temps mou et élastique à la température ordinaire (soufre mou).

PROP. CHIM. — Le soufre brûle au contact de l'air en donnant l'anhydride sulfureux, SO_2, gaz à odeur suffocante. Ses propriétés chimiques le rapprochent de l'oxygène : il peut se combiner à la plupart des métalloïdes ou des métaux.

Usages. — Le soufre sert dans l'industrie à la préparation d'un grand nombre de dérivés, acide sulfureux, sulfures métalliques, sulfure de carbone, etc.; on l'utilise en nature pour la fabrication des allumettes, de la poudre de chasse. En thérapeutique, on l'emploie dans le traitement de certaines maladies de peau et à l'intérieur comme laxatif.

HYDROGÈNE SULFURÉ (H^2S). P. M. = 34.

Syn. Hist. — Acide sulfhydrique. Découvert par Rouelle en 1793.

État nat. — On trouve de l'hydrogène sulfuré dans les gaz volcaniques, dans certaines eaux minérales, dans les gaz de l'intestin.

PRÉP. — On prépare le plus souvent l'acide sulfhydrique en traitant le sulfure de fer par l'acide chlorhydrique dilué ; il est alors mélangé d'hydrogène, ce qui n'offre pas d'inconvénient quand on l'utilise comme réactif ou pour la préparation des sulfures.

Le gaz pur se prépare en traitant le sulfure d'antimoine, Sb^2S^3 par l'acide chlorhydrique concentré et chaud.

PROP. PHYS. — Gaz incolore, à odeur infecte d'œufs pourris, soluble dans l'eau. D. = 1,1912. P. E. = — 73°, P. F. = — 85°.

PROP. CHIM. — Brûle au contact de l'air en donnant de l'eau et de l'anhydride sulfureux. En présence de l'air humide et d'un corps poreux, il est oxydé avec formation d'acide sulfurique. La solution dans l'eau est facilement oxydable.

Il donne avec les solutions d'un grand nombre de sels métalliques des précipités de sulfures, d'où son emploi en chimie analytique.

Caractères. — Il est caractérisé par son odeur et parce qu'il noircit le papier à l'acétate de plomb.

PROP. PHYSIOL. — C'est un poison violent et dont l'emploi demande les plus grandes précautions.

Composés oxygénés du soufre.

Le soufre forme avec l'oxygène trois composés :

l'anhydride sulfureux SO^2 auquel correspond *l'acide sulfureux* SO^3H^2, *l'anhydride sulfurique* SO^3 qui, en fixant H^2O, donne *l'acide sulfurique* SO^4H^2 et *l'anhydride persulfurique* S^2O^7.

De plus on connaît plusieurs acides oxygénés du soufre : le seul qui ait de l'intérêt est *l'acide hyposulfureux* $S^2O^3H^2$.

Acide hyposulfureux.

Inconnu à l'état libre : à l'acide hyposulfureux correspondent les hyposulfites, dont le plus important est le sel de sodium. (V. page 69.)

ANHYDRIDE SULFUREUX (SO^2). P. M. $= 64$; ACIDE SULFUREUX (SO^3H^2).

Etat nat. — Les gaz volcaniques contiennent du gaz sulfureux.

Prép. — On prépare le gaz sulfureux par la combustion à l'air du soufre ou de la pyrite (bisulfure de fer) :

$$2FeS^2 + 11O = Fe^2O^3 + 4SO^2$$

Ces préparations sont plutôt industrielles.

Dans les laboratoires on l'obtient en chauffant l'acide sulfurique concentré avec certains métaux (cuivre, argent, mercure). On peut encore réduire l'acide sulfurique par le soufre ou par le charbon.

Prop. phys. — Gaz incolore, à odeur suffocante. $D = 2,264$. Il est très soluble dans l'eau. Facile à liquéfier. P. E. $= - 8^o$; P. F. $= - 75^o$.

Prop. chim. — C'est un gaz incombustible. Il est facilement oxydable et réduit les corps riches en oxygène (acide azotique, acide chromique, permanganate de potassium).

Avec l'oxygène sec il donne l'anhydride sulfurique en présence d'un corps poreux (mousse de platine).

Sa solution est très altérable. Il enlève l'oxygène à certaines matières colorantes, d'où ses applications pour le blanchiment de la laine, de la soie, des éponges.

La solution de gaz sulfureux est acide et contient l'acide sulfureux inconnu à l'état libre, mais auquel correspondent les sulfites, sels très souvent utilisés.

Applic. — Il est utilisé dans l'industrie surtout pour la préparation de l'acide sulfurique : on l'emploie encore comme décolorant, comme désinfectant ou pour la préparation des sulfites. (Voir sels de sodium.)

ANHYDRIDE SULFURIQUE (SO^3). p. m. $= 80$; ACIDE SULFURIQUE (SO^4H^2). p. m. $= 98$.

L'anhydride sulfurique peut être obtenu de deux façons différentes :

1° Par distillation de l'acide sulfurique fumant, $S^2O^7H^2$ qui peut être considéré comme étant une dissolution d'anhydride SO^3 dans l'acide ordinaire SO^4H^2 ;

2° En faisant passer un mélange d'anhydride sulfureux SO^2 et d'oxygène sur de la mousse de platine ou de l'amiante platinée chauffées à une température convenable. Ce procédé est maintenant industriel : l'anhydride au contact de l'eau donne l'acide SO^4H^2.

Prop. — Longs cristaux blancs soyeux, volatils vers 35° ; extrêmement avides d'eau.

Préparation de l'acide sulfurique. — On a préparé exclusivement pendant longtemps et on prépare encore actuellement d'énormes quantités d'acide sulfurique par le procédé des chambres de plomb. Ce procédé consiste essentiellement à fixer sur l'anhydride sulfureux l'oxygène de l'air en présence de vapeur d'eau pour obtenir l'acide sulfurique

$$SO^2 + O + H^2O = SO^4H^2.$$

Le gaz sulfureux est préparé par la calcination à l'air de la pyrite de fer, quelquefois par combustion du soufre. L'oxygène de l'air est fixé au moyen des dérivés oxygénés de l'azote : le gaz sulfureux est d'abord mis en présence

d'acide azotique AzO^3H. qui est réduit avec formation de
dérivés moins oxygénés, surtout de bioxyde d'azote AzO :
ce dernier fixe l'oxygène de l'air en présence d'eau pour
donner l'acide azoteux AzO^2H et l'acide azotique AzO^3H, qui
réagissent à nouveau sur le gaz sulfureux. Les dérivés
nitreux ne servent donc que d'intermédiaires pour la fixation de l'oxygène. Ces opérations se font dans trois grandes chambres doublées de plomb dans lesquelles arrivent
SO^2, les dérivés nitreux, de l'air et de la vapeur d'eau.

L'acide sulfurique sortant des chambres est concentré,
d'abord par évaporation de l'eau, puis par distillation de
l'eau dans des alambics de platine. L'acide sulfurique
reste dans la chaudière de l'alambic.

PURIFICATION. — L'acide du commerce peut contenir des
dérivés de l'arsenic, du sulfate de plomb, des dérivés
nitreux. Pour le purifier on précipite l'arsenic par un courant d'hydrogène sulfuré, on le chauffe avec du sulfate
d'ammonium, ce qui détruit les dérivés nitreux, puis finalement on le distille.

PROP. PHYS. — Liquide incolore quand il est pur,
de consistance huileuse. Il bout à 338° et se solidifie
à — 34°. $D = 1,842$.

PROP. CHIM. — C'est un acide très énergique qui
dissout un grand nombre de métaux ou s'unit aux
bases pour former des sulfates. Il possède pour l'eau
une avidité extrême et son mélange à l'eau, qui dégage
une grande quantité de chaleur, ne doit être fait
qu'avec de grandes précautions : on doit verser peu
à peu l'acide dans l'eau en agitant constamment. Il
carbonise les tissus végétaux et animaux en leur enlevant l'eau de constitution. C'est un corps caustique
et qui ne doit être manié qu'avec de grandes précautions.

Caractères. — Une solution d'acide sulfurique ou
d'un sulfate donne avec le chlorure de baryum un
précipité blanc insoluble dans les acides chlorhydrique ou azotique dilués.

Applic. — Elles sont extrêmement nombreuses,

et très importantes : fabrication de l'acide azotique, de l'acide chlorhydrique, des superphosphates, etc.

Acide persulfurique. Persulfates.

A l'acide persulfurique SO^4H peu important correspondent des persulfates qu'on obtient dans l'électrolyse des solutions de sulfates : ceux de sodium, d'ammonium sont employés comme oxydants, en photographie, etc.

3e FAMILLE : MÉTALLOIDES TRIATOMI- QUES OU TRIVALENTS

On peut les diviser en deux classes : d'une part L'AZOTE, LE PHOSPHORE, L'ARSENIC ET L'ANTIMOINE, qui constituent une classe naturelle; d'autre part le BORE.

1re classe : AZOTE (Az). P. A. $= 14$; P. M. $= 28$.

Etym.— *Hist.* — de et α privatif et ζωη (vie). Découvert par Rutherfort en 1772 : retiré de l'air par Lavoisier en 1777.

Etat nat. — Existe dans l'air, dont il constitue les 4/5 en volume environ, et combiné dans un grand nombre de dérivés ou de tissus animaux et végétaux. En 1894 Lord Rayleigh et Ramsay ont montré que l'azote retiré de l'air était mélangé d'autres gaz inertes comme l'azote : le plus important de ces gaz est l'argon ; les autres gaz retirés jusqu'ici de l'air sont l'hélium, le néon, le crypton et le xénon : ils sont tous remarquables par leur inertie chimique.

PRÉPARATION DE L'AZOTE AU MOYEN DE L'AIR. AZOTE MÉLANGÉ D'ARGON. — Quand, au moyen d'une substance facilement oxydable, on retire l'oxygène de l'air, il reste l'azotemé-

langé à l'argon et aux autres gaz : on emploie pour cela
le phosphore à froid ou à chaud, la tournure de cuivre à
chaud, etc. Cet azote a une densité un peu plus forte que
celle de l'azote tout à fait pur parce que l'argon a une densité supérieure à celle de l'azote.

PRÉPARATION DE L'AZOTE PUR.— On obtient l'azote tout à fait
pur dans diverses réactions chimiques : décomposition de
l'azotite d'ammonium, action de l'hypobromite de sodium
sur les sels d'ammonium, etc.

PROP. PHYS. — Gaz incolore, inodore, insipide.
$D = 0,967$, 1 litre pèse 1 gr. 250; très peu soluble
dans l'eau : difficile à liquéfier et à solidifier P. E. =
— 193°, P. F. = — 204°.

PROP. CHIM. — N'entre que difficilement en combinaison : cependant il peut s'unir au carbone, au bore,
au magnésium sous l'influence de la chaleur ou des
étincelles électriques. Il est impropre à la respiration, mais n'est pas toxique.

AIR ATMOSPHÉRIQUE

COMP. — La véritable nature de l'air a été démon-
trée en 1775 par Lavoisier. L'air est un mélange contenant de l'oxygène, de l'azote, de l'argon et une très
petite quantité d'autres gaz analogues à l'argon. La
composition exacte de l'air a été déterminée par un
grand nombre de savants : 100 volumes d'air contiennent 21 vol. d'oxygène, 78,06 vol. d'azote et 0,94 vol.
d'argon mélangé d'une trace d'hélium, de néon, de
crypton et de xénon.

Cette composition se retrouve constante dans l'air
quelle que soit la provenance. De plus, l'air contient
toujours une quantité à peu près constante de gaz
carbonique, 3 dix-millièmes environ, une quantité
de vapeur d'eau variable avec l'état hygrométrique,
des traces impondérables d'autres substances (hydrogène, ammoniaque, etc.), des débris animaux ou végé-

taux et des organismes tels que spores, bactéries, levures.

En résumé l'air doit être envisagé comme étant un simple mélange et non une combinaison d'oxygène et d'azote, car le rapport des volumes des deux gaz n'est pas en rapport simple ; de plus le mélange dans les proportions constituant l'air de l'oxygène et de l'azote ne donne ni dégagement de chaleur ni la contraction de volume qui accompagneraient la combinaison des deux gaz.

PROP. PHYS. — L'air est incolore sous une petite épaisseur, bleu sous une très grande. Sa densité par rapport à l'eau est 1/773, par rapport aux autres gaz elle a été prise comme unité. Un litre d'air à 0° et à la pression 760 mm. de mercure pèse 1 gr.293. L'air a été liquéfié par Cailletet en 1884 : l'air liquéfié est un liquide mobile, de couleur bleuâtre, bouillant à —192°. On prépare maintenant dans l'industrie de grandes quantités d'air liquide, utilisé surtout pour la préparation de l'oxygène ou de l'azote.

GAZ AMMONIAC (AzH^3). P. M. = 17.

Hist. — Découvert par Kunckel en 1672. Analysé par Priestley, puis par Berthollet.

Etat nat. — Existe à l'état de traces dans l'air surtout après les orages et sous forme d'azotate d'ammonium. On trouve des dérivés de l'ammoniaque dans les urines, dans la plupart des liquides animaux ou végétaux.

PRÉP. — On obtient le gaz ammoniac dans les laboratoires en chauffant la chaux vive avec du chlorure d'ammonium : on recueille sur le mercure.

Ce gaz est extrêmement soluble dans l'eau et sa solution est connue sous le nom d'ammoniaque ou d'alcali volatil.

Dans les laboratoires on l'obtient en faisant passer le gaz ammoniac dans une série de flacons contenant de l'eau distillée. Dans l'industrie, on part des urines putréfiées contenant du carbonate d'ammonium formé au dépens de l'urée, des eaux vannes des vidanges ou des eaux de lavage, riches en sels ammoniacaux, du gaz d'éclairage.

PROP. PHYS. — Le gaz ammoniac est incolore, d'une odeur pénétrante et très irritante. D. = 0,589, extrèmement soluble dans l'eau. Il a été liquéfié P. E. = —40° : l'ammoniac liquide est utilisé dans plusieurs machines réfrigérantes, car la transformation de AzH^3 liquide en AzH^3 gazeux absorbe une grande quantité de chaleur.

PROP. CHIM. — La solution de ce gaz présente une forte réaction alcaline et sature les acides pour former des sels. Si nous comparons la formule d'un sel de potassium à celle d'un sel d'ammonium, les chlorures par exemple KCl et $Az\,H^3HCl$ ou AzH^4Cl, nous voyons que le radical AzH^4 ($AzH^3 + H$) joue absolument le même rôle que le potassium K. On a émis l'hypothèse que, dans les sels d'ammoniaque, il y avait un radical AzH^4 appelé ammonium, qui joue le rôle d'un métal.

L'ammonium n'a pas été isolé jusqu'ici.

Usages. — La solution d'ammoniaque est utilisée dans l'industrie pour le dégraissage, la fabrication des sels ammoniacaux. Sous le nom d'alcali volatil on l'emploie en médecine pour cautériser les piqûres de guêpe, etc. La solution officinale contient 20 p. 100 environ du gaz AzH^3.

Composés oxygénés de l'azote.

On connaît 5 composés oxygénés de l'azote importants : *le protoxyde d'azote*, Az^2O; *le bioxyde*, AzO;

l'anhydride azoteux, Az^2O^3 ; *le peroxyde d'azote*), AzO^2 ; et *l'anhydride azotique*, Az^2O^5 : aux anhydrides azoteux et azotique correspondent les *acides azoteux* AzO^2H, et *azotique*, AzO^3H.

PROTOXYDE D'AZOTE (Az^2O). P. M. = 44.

Hist. — Découvert par Priestley en 1772. Ses propriétés anesthésiques ont été découvertes par Davy en 1800 ; ce savant le désigna sous le nom de gaz hilarant.

PRÉP. — On prépare le protoxyde d'azote en chauffant dans une cornue l'azotate d'ammonium :

$$AzO^3\ AzH^4 = Az^2O + 2H^2O.$$

L'opération doit être faite à une température ne dépassant pas 250°, car la réaction vers 300° est différente et peut même devenir explosive.

PURIFICATION. — Le protoxyde d'azote employé comme anesthésique doit être pur ; dans ce but, on fait passer le gaz dans une solution de potasse, puis dans une solution de sulfate ferreux qui absorbe le bioxyde d'azote : il est bon de plus de le maintenir assez longtemps au contact de l'eau.

PROP. PHYS. — Gaz incoloré, inodore, saveur sucrée, peu soluble dans l'eau. On peut le liquéfier par compression : il bout à — 87°.

Le protoxyde liquide est conservé pour les usages dentaires dans des bouteilles en fer forgé.

PROP. CHIM. — Il ne se combine pas à froid à l'oxygène, ce qui le différencie du bioxyde AzO. Les corps avides d'oxygène le décomposent et il active les combustions comme l'oxygène.

PROP. PHYSIOL. — Il est employé comme anesthésique dans l'art dentaire. (Voir Thérapeutique de la bouche et des dents, par le Dr Maurice Roy, page 226.)

Bioxyde d'azote. — On l'obtient en traitant le

cuivre par l'acide azotique étendu. C'est un gaz qui,
au contact de l'oxygène ou de l'air, fixe de l'oxygène
pour former le peroxyde de AzO^2 de couleur jaune
orangé.

Anhydride azoteux. Acide azoteux.—A l'acide
azoteux AzO^2H correspondent les azotites utilisés
(sels de sodium, de potassium) dans l'industrie des
matières colorantes.

Peroxyde d'azote. — Liquide jaunâtre mobile.
P.E. $= 22°$; donne des vapeurs rouges.

ACIDE AZOTIQUE (AzO^3H). P. M. $= 63$.

Syn. — Acide nitrique. Eau forte. Esprit de nitre.
Etat nat. — Sous forme d'azotates : de potassium
(salpêtre), de sodium (salpêtre du Chili).

Prép. — On prépare l'acide azotique en traitant un azotate par l'acide sulfurique. On emploie l'azotate de potassium et dans l'industrie l'azotate de sodium moins cher.

Cette opération se fait dans des appareils distillatoires
et l'acide azotique qui distille est condensé. Avec des produits secs, on obtient l'acide AzO^3H ; avec des produits
moins secs et de l'acide sulfurique contenant un peu d'eau,
on a un acide contenant une certaine quantité d'eau.

On distingue dans le commerce deux acides : 1° un acide très concentré fumant fortement à l'air, se colorant en
jaune à la lumière ; il a pour formule AzO^3H ; 2° un acide
plus dilué ayant une formule variant de $AzO^3H + 2H^2O$
à $AzO^3H + 3H^2O$. L'acide officinal contient 63,5 p. 100
AzO^3H.

Purification. — On obtient un acide pur en distillant
les acides du commerce sur une petite quantité d'azotate
de plomb et en chassant les vapeurs nitreuses par un courant d'anhydride carbonique.

Prop. phys. — *Acide fumant*, AzO^3H. Liquide incolore, fumant fortement à l'air, se colorant en jaune
à la lumière. Très caustique et très dangereux.
D $= 1,52$: il bout à 86°.

Acide ordinaire, $AzO^3H + 2H^2O$. Fume à peine au

contact de l'air, moins caustique que l'acide fumant :
$\text{D} = 1,39$ bout, vers 121°.

PROP. CHIM. — Les deux acides ont les mêmes propriétés, plus marquées dans AzO^3H. L'acide azotique
est un oxydant puissant qui attaque l'iode, le soufre,
le phosphore, le charbon ainsi que tous les métaux
sauf l'or et le platine.

Caractères — L'acide azotique ou un azotate
additionné d'acide sulfurique dégage des vapeurs
nitreuses au contact du cuivre : il décolore l'indigo
et colore en rouge orangé la brucine et la morphine.

Usages. — Il sert à la préparation des azotates,
pour la fabrication des explosifs (coton poudre, nitroglycérine, acide picrique), etc., dans la gravure à l'eau-
forte. En thérapeutique il est utilisé comme caustique.

Eau régale. — L'eau régale, qui est utilisée pour
dissoudre l'or et le platine, est un mélange de 1 vol.
acide azotique ordinaire avec 4 vol. d'acide chlorhydrique.

PHOSPHORE (P). P.A. = 31 ; P. M. = 124.

Hist. — Découvert par Brandt en 1670 dans l'urine ;
retiré des os par Gahn en 1769.

Etat nat. — Se trouve dans la nature sous forme
de phosphates ; en combinaison dans la plupart des
tissus animaux et végétaux.

PRÉP. — On retire le phosphore du phosphate tricalcique
qui existe dans les os. Les os sont d'abord calcinés pour
détruire la matière organique, puis la cendre d'os est traitée par l'acide sulfurique qui s'empare d'une partie de la
chaux, du phosphate tricalcique, et transforme ce dernier
en phosphate monocalcique soluble : la solution évaporée
est mélangée avec du charbon en poudre et chauffée dans
des cornues analogues à celles utilisées dans la fabrication
du gaz d'éclairage. L'acide phosphorique est réduit par le

charbon et le phosphore qui distille est condensé sous
l'eau. On le purifie en le faisant fondre sous l'eau et en le
filtrant sur une couche de charbon animal et au travers
d'une peau de chamois. Dans d'autres procédés on traite
les os par l'acide chlorhydrique qui dissout le phosphate
et le carbonate de calcium et laisse l'osséine, qui sera
transformée en gélatine. La solution chlorhydrique est
additionnée d'un lait de chaux qui précipite l'acide phosphorique sous forme insoluble.

PROP. PHYS. — Corps solide, blanc jaunâtre. D. =
1,83. Il fond à 44°,2 et bout à 278°. Il est insoluble dans
l'eau, et se dissout dans le sulfure de carbone et les
huiles.

PROP. CHIM. — Le phosphore est un corps extrêmement oxydable et très dangereux car il peut s'en-
flammer à une température peu élevée. Sa manipu-
lation demande les plus grandes précautions et doit
être faite sous l'eau. Il s'oxyde à la température ordinaire et cette oxydation lente est accompagnée de
la formation de lueurs visibles dans l'obscurité (phosphorescence). Il brûle vers 60° dans l'air en donnant
l'anhydride phosphorique P^2O^5. Il peut se combiner à
la plupart des métaux.

PROP. PHYSIOL. — Le phosphore blanc est un corps
extrêmement toxique, qui peut provoquer, même à
l'état de traces, des intoxications lentes caractérisées
par la nécrose des os. Son antidote est l'essence de
térébenthine.

Phosphore rouge.

Le phosphore rouge est une variété de phosphore
obtenue dans l'action prolongée d'une température
variant de 230 à 250° sur le phosphore blanc. Le phosphore rouge est insoluble dans le sulfure de carbone,
il ne s'enflamme que vers 260° et n'est pas toxique.

Usages. — Le phosphore blanc est employé surtout pour la fabrication des allumettes et pour la destruction des animaux nuisibles.

En thérapeutique, on l'utilise à dose très faible. Dans la fabrication des allumettes, on le remplace de plus en plus par le phosphore rouge, beaucoup moins dangereux.

Composés oxygénés du phosphore.

Le phosphore forme avec l'oxygène un certain nombre d'oxydes, qui en s'unissant à l'eau, donnent des acides. Le plus important est *l'Anhydride phosphorique* P^2O^5, auquel correspondent les acides *phosphoriques*.

Anhydride phosphorique. — Poudre blanche, extrêmement avide d'eau qu'on obtient en faisant brûler le phosphore au contact de l'air sec. Cet anhydride peut fixer 1, 2 ou 3 molécules d'eau pour former les acides métaphosphoriques $P^2O^3H^2O$ ou PO^3H, pyrophosphorique $P^2O^52H^2O$ ou $P^2O^7H^4$ et orthophosphorique ou acide phosphorique ordinaire $P^2O^5,3H^2O$ ou PO^4H^3. Ce dernier est le plus important.

ACIDE PHOSPHORIQUE (PO^4H^3).

PRÉP. — On l'obtient en traitant le phosphore rouge par l'acide azotique : il y a formation de vapeurs nitreuses et par concentration ou obtient PO^4H^3 qui cristallise.

PROP. — Cristaux blancs, solubles dans l'eau en toute proportion.

C'est un acide tribasique formant avec les métaux trois sortes de sels (phosphates monométalliques, di et trimétalliques).

Réactions. — Une solution d'acide phosphorique ou d'un phosphate alcalin additionnée d'ammoniaque, de chlorhydrate d'ammoniaque et de sulfate de magnésium donne un précipité blanc de phosphate ammoniaco-magnésien. Une solution de phosphate additionnée d'acide azotique et de molybdate d'ammonium donne un précipité jaune surtout à chaud.

Usages. — L'acide phosphorique est employé en médecine comme fortifiant : la solution officinale contient 50 p. 100 de PO^4H^3.

ARSENIC (As). p.a. $= 75$; p. m. $= 300$.

Etat nat. — On trouve quelquefois l'arsenic à l'état natif, le plus souvent sous forme de combinaisons : sulfures d'arsenic, arséniures ou arséniosulfures métalliques. Son minerai le plus important est le mispickel ou arséniosulfure de fer.

PRÉP.— On obtient l'arsenic en distillant à l'abri de l'air le mispickel FeAsS, qui est décomposé en arsenic qui distille et FeS.

PROP. — L'arsenic est un corps solide, gris de fer, doué de l'éclat métallique. Il ne s'altère pas comme le phosphore au contact de l'air et ne s'enflamme qu'au rouge. Il ressemble au phosphore par ses propriétés chimiques.

Composés oxygénés.

L'arsenic forme avec l'oxygène deux anhydrides, *l'anhydride arsénieux*, As^2O^3, auquel correspondent *l'acide arsénieux* et les *arsénites* et *l'anhydride arsénique* As^2O^5, qui forme *l'acide arsénique* et *les arséniates*.

ANHYDRIDE ARSÉNIEUX (As^2O^3).

PRÉP. — On obtient l'acide arsénieux en grillant le mispickel au contact de l'air : l'arsenic formé est oxydé et transformé en anhydride arsénieux, qui est recueilli dans un espace froid. On le purifie en le sublimant dans une cornue en fonte surmontée de cylindres en fonte dans lesquels le produit se condense.

Prop. phys. — Récemment préparé, l'anhydride arsénieux se présente sous forme d'une masse très dure, transparente (anhydride vitreux). Au bout de quelque temps la masse vitreuse devient opaque et se transforme en un corps semblable à la porcelaine : cette transformation est due à ce que l'anhydride vitreux amorphe a cristallisé peu à peu. L'acide vitreux est plus soluble dans l'eau, 1 pour 25, que l'acide cristallisé, 1 pour 80. L'anhydride arsénieux se volatilise au rouge sombre.

Prop. chim. — L'anhydride arsénieux est réduit par les corps avides d'oxygène comme le charbon avec formation d'arsenic. Les oxydants (chlore, acide azotique) le transforment en acide arsénique.

Prop. physiol. — C'est un corps extrêmement toxique même à faible dose; à l'état pur il est caustique et escharotique.

Caractères. — On reconnaît l'acide arsénieux en ce que, chauffé dans un petit tube fermé avec un peu de charbon, il donne un anneau métallique d'arsenic. Il se dissout dans les alcalis en formant des arsénites qui, traités par le sulfate de cuivre en solution, donnent un précipité vert pomme.

Usages. — A l'état pur ou mélangé avec des poudres inertes il est fréquemment utilisé comme caustique. A faible dose il est utilisé à l'intérieur dans les maladies de peau, la phtisie, etc. Quelques arsénites et arséniates sont utilisés en thérapeutique.

ANTIMOINE (Sb). p. a. = 120.

Etat nat. — On trouve dans la nature différents

composés d'antimoine (oxyde, sulfure, antimoniures):
on le retire surtout de la stibine ou sulfure d'antimoine Sb^2S^3.

Antimoine métallique. — Par ses propriétés physiques, l'antimoine ressemble aux métaux : c'est un
corps solide ,blanc d'argent, à éclat métallique, cassant; D. $= 6,7$. Par ses propriétés chimiques, il se
rapproche beaucoup de l'arsenic. Il entre dans la
formule de certains alliages (caractères d'imprimerie, etc.).

Parmi ses composés nous ne citerons que :

L'oxyde, Sb^2O^3, qui est analogue à l'anhydride arsénieux, mais moins toxique : il donne un hydrate
$SbOOH$.

L'acide antimonique, SbO^3H, auquel correspondent des antimoniates.

Le sulfure, Sb^2S^3 ; le sulfure naturel ou le sulfure préparé en faisant fondre un mélange de soufre
et d'antimoine est noir : le sulfure obtenu en traitant
par H^2S un sel d'antimoine dissous est rouge orangé.

Au sulfure d'antimoine se rattache le **Kermès,** qui
doit être considéré comme un mélange de sulfure
d'antimoine et de pyro-antimoniate de sodium.

Caractères des sels d'antimoine. — Les composés d'antimoine traités par un courant d'hydrogène
sulfuré donnent un précipité rouge de sulfure, caractéristique.

2ᵉ classe : BORE (B). P. A. $= 11$.

Etat nat. — On trouve le bore dans la nature,
sous forme d'acide borique, de borates de calcium, de
magnésium, de borates complexes.

Bore. — Le bore libre n'a pas d'intérêt : c'est une
poudre brune qu'on obtient en réduisant l'anhydride

borique par le magnésium. Le seul dérivé intéressant est l'acide borique.

ACIDE BORIQUE (BO^3H^3). p. m. = 62.

Etat nat. — PRÉP. — L'acide borique se trouve à l'état libre dans les eaux de certains lacs de Toscane : il est entraîné par la vapeur d'eau chaude sortant des crevasses du sol et se dissout dans l'eau de ces lacs. Ces solutions sont évaporées soit au soleil, soit en utilisant la chaleur naturelle des jets de vapeur (suffioni) et l'acide borique cristallise. Pour le purifier on le transforme en borax (borate de sodium) et celui-ci est décomposé par l'acide chlorhydrique : l'acide borique peu soluble se dépose. On obtient ainsi de grandes quantités d'acide borique en décomposant par l'acide sulfurique ou l'acide chlorhydrique les borates de calcium, de magnésium naturels.

PROP. — L'acide borique se présente en lamelles brillantes, peu solubles dans l'eau à froid (4 p. 100 à 20°) ; plus solubles dans l'eau bouillante, solubles dans l'alcool. L'acide borique BO^3H^3 ou B^2O^3, $3H^2O$ chauffé au rouge sombre, perd $3H^2O$ et laisse comme résidu l'anhydride borique B^2O^3 sous forme d'une masse incolore, vitreuse.

L'acide borique est un acide faible, qui est déplacé de ses combinaisons salines (borates) par les acides même les plus faibles.

Caractères. — La solution alcoolique d'acide borique ou un borate additionné d'acide sulfurique et d'alcool communique à ce liquide la propriété de brûler avec une flamme verte.

Usages. — L'acide borique est un antiseptique faible, mais qui n'est pas irritant et peu toxique. On l'emploie sous forme d'eau boriquée (de 2 à 4 p. 100) et de vaseline boriquée à 1 p. 10.

4e FAMILLE. — MÉTALLOÏDES TÉTRA-VALENTS

Ils sont au nombre de deux : le CARBONE et le SILICIUM.

CARBONE (C). P. A. $= 12$; P. M. Inconnu.

Le carbone est un corps remarquable par la variété des aspects sous lesquels il peut se présenter : on peut envisager ces variétés comme se rapportant à trois principales ; le carbone cristallisé dans le système cubique (*diamant*) ; le carbone se présentant sous forme de lamelles, gris d'acier, hexagonales (*graphite*) et le carbone amorphe (*noir de fumée*).

Toutes les variétés de carbone possèdent des propriétés communes que nous étudierons rapidement.

PROP. PHYS. — Tous les carbones sont solides et fixes, même aux températures du four électrique ; à des très hautes températures, tous se transforment en graphite. La densité est variable suivant le carbone envisagé ; il ne se dissout que dans quelques métaux en fusion, fer, argent, platine.

PROP. CHIM. — Dans des conditions convenables le carbone peut se combiner à la plupart des métalloïdes ou des métaux ; il brûle au contact d'un excès d'oxygène ou d'air pour donner l'anhydride carbonique CO_2 ; si la proportion d'oxygène est insuffisante il se forme en même temps de l'oxyde de carbone CO. Le charbon est un réducteur puissant et décompose à haute température les oxydes métalliques, les sels oxygénés, etc.

Les diverses variétés de carbone peuvent être divisées en carbones naturels et carbones artificiels.

Carbones naturels. — 1° *Diamant.* — C'est du carbone absolument pur, transparent et cristallisé. Le diamant est le plus dur de tous les corps, il les raye tous. Il est employé dans la joaillerie, pour couper le ver. Certains diamants colorés en noir par du charbon (carbonados, boorts) sont employés pour creuser des trous de mine dans les roches très dures; 2° *Graphite.* — Le graphite ou mine de plomb est moins pur que le diamant (1 à 2 p. 100 d'impuretés); on le trouve sous forme de paillettes ou de masses feuilletées et on l'utilise pour la fabrication des crayons, de creusets réfractaires, etc.

Certaines variétés naturelles de carbone, souvent très impures, sont utilisées comme combustibles.

Anthracites. Houilles. — Ces charbons proviennent de la décomposition lente de forêts de terrains très anciens.

Lignites. — Charbons de couleur noire provenant également de la décomposition des végétaux : le jais naturel est une variété de lignites.

Tourbe. — Variété de charbon très impure, provenant de la décomposition de végétaux croissant dans les marais. Les lignites et les tourbes sont employés comme combustibles.

Charbons artificiels. — Ils proviennent de la décomposition des charbons naturels ou de certaines matières organiques riches en carbone. Les principaux sont :

Noir de fumée. — Charbon presque pur, en poudre impalpable, provenant de la combustion incomplète des huiles, des essences : il est employé en peinture.

Charbon de bois. — Provient de la décomposition du bois des végétaux. On l'obtient soit par la combustion incomplète, soit par la distillation du bois, où il reste comme résidu. Le charbon de bois est utilisé comme combustible, pour la fabrication de la poudre. Il est remarquable par la propriété d'absorber les gaz ou les matières colorantes, d'où ses applications comme désinfectant, pour purifier les eaux, etc.

Noir animal. — Provient de la décomposition en vase clos des os : l'osséine, matière organique des os, se décompose en laissant un résidu de carbone mélangé à la cendre d'os. Le noir animal est utilisé comme décolorant dans la sucrerie et dans beaucoup d'industries.

Coke. Charbon des cornues. — Le coke est le résidu de la distillation de la houille. C'est un excellent combustible. Le charbon de cornue est du carbone presque pur qui incruste les cornues où est fabriqué le gaz d'éclairage.

Le carbone donne un nombre infini de combinaisons ; nous n'étudierons ici que les combinaisons oxygénées, sulfurées et le cyanogène.

Composés oxygénés du carbone.

Les deux plus importantes sont *l'oxyde de carbone* CO et *l'anhydride carbonique* CO^2.

OXYDE DE CARBONE (CO). p. m. = 28.

Prép. — Il y a formation d'oxyde de carbone dans la combustion incomplète du carbone, ou quand l'anhydride carbonique est porté au rouge en présence d'un excès de carbone ou d'un corps réducteur tel que le fer. Ces modes de formation sont utilisés dans l'industrie où l'oxyde de carbone joue un grand rôle comme combustible.

Dans les laboratoires on l'obtient en chauffant l'acide oxalique avec un déshydratant, l'acide sulfurique.

$$C^2O^4H^2 = CO + CO^2 + H^2O$$

On fait passer le mélange gazeux dans la lessive de potasse, qui retient CO^2.

Prop. phys. — Gaz incolore, inodore, insipide. d = 0,967. Il a été liquéfié et solidifié. p. e. = — 190° : il est peu soluble dans l'eau.

Prop. chim.— L'oxyde de carbone brûle au contact de l'oxygène ou de l'air pour former l'anhydride carbonique CO_2 : c'est un réducteur puissant qui joue un grand rôle dans la métallurgie.

Prop. physiol.— L'oxyde de carbone est un toxique extrêmement violent. Il déplace l'oxygène de sa combinaison avec l'hémoglobine du sang et il empêche par suite la fixation de l'oxygène sur l'hémoglobine. C'est un corps d'autant plus dangereux qu'il prend naissance dans une foule de circonstances telles que combustion du charbon dans un espace clos, foyers, poêles, fourneaux à tirage insuffisant et que rien souvent n'avertit de sa présence. Le gaz d'éclairage doit également ses propriétés toxiques à l'oxyde de carbone.

ANHYDRIDE CARBONIQUE (CO_2). p. m. = 44.

Hist. — Il a été découvert en 1648 par Van Helmont ; sa véritable nature a été fixée en 1776 par Lavoisier.

Etat nat. — Il existe à l'état libre dans l'air, en dissolution dans les eaux et sous forme de carbonates très nombreux.

Prép.— On obtient l'anhydride carbonique dans l'industrie :

1° Par la combustion complète du charbon;

2° Par la décomposition sous l'influence de la chaleur de certains carbonates (calcaires, bicarbonate de sodium);

3° Dans les laboratoires on le prépare en traitant par un acide les carbonates de calcium naturels (marbres, craie, etc.).

$$CO_3Ca + 2HCl = CO_2 + CaCl_2 + H_2O$$

Prop. phys. — Gaz incolore, d'une odeur piquante

de saveur acidule. $D = 1,529$, un litre pèse 1 gr. 977 : il est peu soluble dans l'eau, plus soluble sous pression (eau de Seltz artificielle).

Il a été liquéfié par Faraday P. E. $= - 79^o$; P. F. $= - 56^o7$. L'acide carbonique liquide est conservé dans des récipients en acier très résistant : il est très employé pour faire des mélanges réfrigérants, dans les pompes à bière, etc.

Prop. chim. — Il est réduit par le charbon au rouge, par le potassium.

A l'anhydride carbonique correspond l'acide carbonique CO^3H^2, inconnu à l'état libre, mais qui forme avec les métaux les carbonates et les bicarbonates.

Prop. physiol. — Il possède des propriétés toxiques mais très faibles : il est impropre à la respiration et provoque rapidement l'asphyxie.

Caractères.— Un courant de CO^2 passant dans de l'eau de chaux forme un précipité blanc de carbonate calcique. Les carbonates traités par un acide donnent un gaz qui trouble l'eau de chaux.

Sulfure de carbone (CS^2). P. M. $= 76$.

Prép. — On obtient le sulfure de carbone en faisant passer du soufre en vapeur sur du charbon porté au rouge : on condense CS^2 dans des appareils soigneusement refroidis.

Prop. — Liquide incolore, mobile, à odeur infecte surtout quand il est impur. $D = 1,293$; P. E. $= 45^o$. C'est un corps dangereux par son inflammabilité et, comme il est très volatil, on ne doit le manipuler que loin des sources de chaleur ou de lumière. Il brûle avec une flamme bleue en formant un mélange de $CO^2 + SO^2$.

Usages. — Il est employé dans l'industrie pour

la vulcanisation du caoutchouc, pour dissoudre les graisses et pour détruire le phylloxéra de la vigne.

Cyanogène (CAz). p. m. $= 52$ pour C^2Az^2.

Le cyanogène est un corps composé formé de carbone et d'azote, mais qui joue le rôle d'un corps simple. Par l'ensemble de ses propriétés il se rapproche du chlore.

Etym. Hist. Prop.—De κυανος (bleu), γεννάω (j'engendre) parce qu'il fait partie essentielle du bleu de Prusse : il a été découvert en 1814 par Gay-Lussac ; c'est le premier corps connu susceptible d'être envisagé comme étant un radical, c'est-à-dire un corps composé jouant le rôle d'un corps simple. Le cyanogène est un corps gazeux obtenu dans la décomposition par la chaleur du cyanure de mercure ; il est surtout intéressant par son dérivé hydrogéné, l'acide cyanhydrique, auquel correspondent les cyanures.

ACIDE CYANHYDRIQUE ($CAzH$). p.m. $= 27$.

Hist. — Etat nat. — Il a été découvert en 1782 par Scheele, qui le préparait en partant du bleu de Prusse, d'où le nom d'acide prussique qui lui fut d'abord donné. Il existe sous forme de dérivés complexes (glucosides) dans les feuilles et les semences d'un grand nombre de plantes (laurier-cerise, pêcher, semences de cerisier, prunier, etc.). Le kirsch lui doit son parfum.

Prép. — On obtient l'acide cyanhydrique en traitant le cyanure de mercure par l'acide chlorhydrique, ou le ferrocyanure de potassium par l'acide sulfurique : l'acide cyanhydrique, qui est extrêmement volatil, est desséché sur du chlorure de calcium, puis il est liquéfié dans un mélange réfrigérant.

Prop. — L'acide pur est un liquide incolore, mobile, à odeur d'amande amère, bouillant à 26°, très soluble dans l'eau et formant des solutions qui s'altèrent rapidement.

Prop. chim. — L'acide cyanhydrique est un acide analogue à l'acide chlorhydrique ; il attaque les métaux alcalins avec dégagement d'hydrogène ou s'unit aux bases pour former des cyanures.

Prop. physiol. — L'acide cyanhydrique est un toxique extrèmement violent : il amène une mort rapide, même à doses très faibles.

A dose très faible, il est utilisé en thérapeutique comme calmant et hypnotique. La solution officinale est à 1 p. 50 : on l'utilise à la dose de 0g,10 à 0g,50 par jour ; l'eau distillée de laurier cerise (1gr. par litre d'acide cyanhydrique) lui doit ses propriétés.

Réactions. — Une solution d'acide cyanhydrique ou d'un cyanure additionnée d'une petite quantité de potasse, de sulfate de protoxyde de fer et de perchlorure de fer, puis d'acide chlorhydrique, donne un précipité de bleu de Prusse.

SILICIUM (Si). p. a. = 28.

Le silicium est un métalloïde qui rappelle le carbone par un grand nombre de ses propriétés. On l'obtient en réduisant au rouge son oxyde, la silice SiO_2, soit par le magnésium, ce qui donne une poudre brune formée de silicium amorphe, soit en chauffant le fluosilicate de potassium avec l'aluminium qui dissout le silicium à chaud et l'abandonne en cristaux octaédriques, gris d'acier.

Le dérivé du silicium le plus important est la *silice* ou *anhydride silicique*, auquel correspondent *l'acide silicique* et *les silicates*.

SILICE (Si O²). p. m. = 60.

Etat nat. — La silice est extrêmement répandue dans la nature : cristallisée, elle constitue le quartz ou cristal de roche quand elle est pure et incolore, l'améthyste est un quartz violet; l'agate est de la silice colorée : l'opale est une silice hydratée. Les pierres meulières, le silex, le grès, les sables sont de la silice impure.

Les silicates sont également très répandus dans les roches et dans différents terrains.

Prép. — La silice forme avec les alcalis des silicates solubles dont la solution traitée par un acide donne une gelée formée d'un hydrate de silice : cet hydrate, lavé, desséché et calciné donne une, poudre blanche qui est la silice SiO^2.

Prop. chim. — La silice gélatineuse est insoluble dans l'eau; elle se dissout dans les lessives alcalines pour former des silicates solubles.

Le silicate de potasse qui est employé en chirurgie pour la fabrication de certains appareils s'obtient en calcinant du sable avec du carbonate de potassium et en dissolvant dans l'eau. On obtient un liquide visqueux appelé liqueur des cailloux.

Usages. — Le quartz est utilisé comme ornement et dans certains instruments d'optique. Les grès, la pierre meulière sont utilisés comme pavage ou dans la construction. Les sables entrent dans la composition des mortiers et servent dans la fabrication du verre, de la porcelaine, etc.

TROISIÈME PARTIE

MÉTAUX

Généralités sur les métaux.
Sels métalliques.

Définition. — Les métaux sont des corps simples qui se distinguent des métalloïdes par l'ensemble de leurs propriétés. Au point de vue physique, ils possèdent généralement un éclat particulier. (éclat métallique) et sont bons conducteurs de la chaleur et de l'électricité. Au point de vue chimique, leur propriété la plus caractéristique est de se combiner avec l'oxygène pour former au moins un oxyde capable de saturer les acides, c'est-à-dire de caractère basique.

Etat nat. — On ne trouve dans la nature que très peu de métaux à l'état natif (or, platine, argent, cuivre) ; presque tous les métaux sont sous forme de composés divers. On désigne sous le nom de minerais d'un métal les composés assez abondants pour permettre une extraction industrielle : les minerais des différents métaux sont le plus souvent des oxydes, ou des sulfures ou certains sels (carbonates). L'ensemble des traitements mécaniques ou chimiques qui permettent d'isoler un métal constitue ce qu'on appelle la métallurgie de ce métal. Le traitement mécanique a pour but de purifier le minerai, de le séparer des impuretés qui constituent la gangue du minerai. Le traitement chimique varie pour ainsi dire avec chaque métal. Nous en verrons plus loin des exemples.

PROPRIÉTÉS DES MÉTAUX

Nous n'étudierons pas ici les propriétés physiques des métaux qui seront développées dans le cours de métallurgie dentaire; nous ne mentionnerons que les plus importantes des propriétés chimiques.

Action de l'oxygène. — A l'exception de l'or, de l'argent et du platine, tous les métaux s'oxydent lorsqu'on les chauffe à l'air ou dans l'oxygène; la température d'oxydation varie avec les métaux; en général, la réduction d'un oxyde est d'autant plus difficile que l'oxydation peut être faite à plus basse température.

Action de l'eau. — Les métaux alcalins décomposent l'eau à froid, d'autres à une température plus élevée, au rouge, par exemple; certains métaux (or, platine) ne décomposent l'eau à aucune température.

Beaucoup de métaux (le zinc, le fer) décomposent l'eau en présence des acides dilués.

Action des métalloïdes. — La plupart des métalloïdes s'unissent facilement aux métaux; nous citerons le chlore, qui attaque tous les métaux même à froid, le soufre qui se combine aux métaux sous l'inméfluence de la chaleur.

Action des métaux. — Un grand nombre de métaux s'unissent entre eux pour former des combinaisons appelées *alliages* : les alliages qui renferment du mercure sont appelés *amalgames*. (Voir cours de tallurgie dentaire.)

Composés des métaux. Sels.

Les composés les plus importants des métaux sont les dérivés formés avec les métalloïdes et avec les acides. La plupart de ces composés sont des sels, c'est-à-dire des produits obtenus par la substitution d'un métal à l'hydrogène des acides : on réserve plus particulièrement le nom de sels aux combinaisons formées avec les acides oxygénés (sulfates, azotates, etc.) ou avec les hydracides (chlorures, sulfures, etc.).

Prép. — On obtient les sels en faisant, suivant les cas, réagir l'acide soit sur le métal, soit sur l'oxyde d'un métal, soit sur un autre sel à acide moins énergique, cet acide étant mis en liberté ou précipité.

Classification. — Quand l'acide ne contient qu'un atome d'hydrogène, il ne se forme qu'un sel, qui est un *sel neutre* : l'acide azotique par exemple ne forme avec le potassium que l'azotate neutre de potassium.

Quand l'acide contient 2 atomes d'hydrogène (SO^4H^2, CO^3H^2), il peut se former deux sels suivant que la substitution porte sur 1 ou 2 atomes d'hydrogène. Si la substitution est complète on obtient un *sel neutre* ; si, au contraire, il reste un hydrogène libre on aura un *sel à réaction acide :* le potassium, par exemple donne deux sulfates : le *sulfate neutre* (SO^4K^2) et un *bisulfate* ou *sulfate acide* SO^4KH.

Enfin les acides tribasiques comme l'acide phosphorique peuvent former 3 sels : Ex. : phosphate basique de sodium PO^4Na^3 ; phosphate neutre PO^4Na^2H, phosphate acide PO^4NaH^2.

Lois de Berthollet. — Les actions des acides, des bases et des sels les uns sur les autres sont soumises à certaines lois appelées lois de Berthollet. Un acide réagira sur un sel quand il peut déplacer l'acide de ce sel (acide sulfurique sur les carbonates) ou former un sel insoluble (l'acide sulfurique agissant sur l'azotate de baryum donne du sulfate de baryum insoluble) ou quand il y a formation d'un acide insoluble (l'acide chlorhydrique décompose le borate de sodium avec précipitation d'acide borique peu soluble). L'action des bases sur les sels donne lieu à des remarques analogues. Un sel réagit sur un autre sel quand il peut y avoir formation d'un sel insoluble. (chlorure de sodium et nitrate d'argent), ou d'un sel volatil (préparation du bichlorure de mercure par la sublimation d'un mélange de chlorure de sodium et de sulfate mercurique). Dans la réalité, les réactions sont beaucoup plus complexes et celles-ci sont réglées par les quantités de chaleur dégagées : il y a formation des composés correspondants à la plus grande somme de chaleur dégagée (principe du travail maximum de Berthelot).

Classification des métaux.

On pourrait adopter pour les métaux une classification analogue à celle des métalloïdes, c'est-à-dire basée sur l'atomicité : nous nous contenterons ici d'étudier les plus importants des métaux en les rapprochant les uns des autres par l'ensemble de leurs propriétés.

1re **Famille** : **Métaux alcalins** : *Potassium, sodium, lithium ;*

2e **Famille** : **Alcalino-terreux** : *Calcium, strontium, baryum, magnésium ;*

3e **Famille** : *Aluminium, zinc, cadmium, fer, chrome, nickel, cobalt, manganèse ;*

4e **Famille** : *Etain, bismuth ;*

5e **Famille** : *Plomb, cuivre, mercure ;*

6e **Famille** : **Métaux précieux** : *Argent, or, platine.*

1re FAMILLE. — MÉTAUX ALCALINS

POTASSIUM (K). p. a. = 39.

Etat nat. — Les dérivés du potassium sont très

répandus dans la nature : le chlorure se trouve dans les eaux de la mer, l'azotate se produit constamment dans les pays chauds (salpêtre), les silicates contiennent souvent de la potasse ; les cendres des végétaux contiennent du carbonate. Les animaux, les végétaux contiennent des sels de potassium.

Potassium. — Découvert par Davy en 1807 dans l'électrolyse de la potasse.

On le prépare actuellement en réduisant par le charbon le carbonate de potassium mélangé de carbonate de calcium.

Métal blanc, fusible à 62º, très oxydable, décomposant l'eau à froid avec dégagement d'hydrogène qui s'enflamme grâce au dégagement de chaleur. C'est un réducteur très énergique.

Chlorure de potassium (KCl).

C'est avec le carbonate le sel de potassium le plus important : on l'extrait des gisements salins de Stassfurt, ou des eaux mères des marais salants, ou encore des cendres de betterave. C'est un sel blanc, soluble dans l'eau, utilisé comme engrais ou pour la préparation des autres sels de potassium.

Bromure de potassium (KBr).

On le prépare par double décomposition entre le bromure ferreux et le carbonate de potassium, ou encore en traitant une lessive de potasse par le brome : il y a formation dans ce cas d'un mélange de bromure de potassium KBr et de bromate $KBrO_3$: ce dernier calciné perd $3O$ et il reste KBr.

C'est un sel blanc, cristallisé en cubes, soluble dans l'eau, très employé dans le traitement des maladies nerveuses.

Iodure de potassium (KI).

On le prépare comme le bromure de potassium en remplaçant le bromure ferreux par l'iodure ou le brome par l'iode.

C'est un sel blanc, cubique, très soluble dans l'eau, soluble dans l'alcool. Il est très employé en thérapeutique comme dépuratif. Il doit être exempt d'iodate de potassium KIO^3 ; la solution traitée par l'acide acétique ne doit pas se colorer en jaune ; il doit également ne pas contenir de carbonate de potassium, c'est-à-dire que la solution doit être neutre au tournesol.

Cyanure de potassium (KCAz).

On le prépare par calcination du ferrocyanure de potassium $Fe(CAz)^6K^4$ (voir page 84) et on purifie par cristallisation dans l'alcool.

C'est un sel blanc, extrêmement soluble. Il dissout le cyanure d'argent, et cette dissolution est employée pour l'argenture ; il sert également de dissolvant dans la métallurgie de l'or. Il est extrêmement toxique.

Sulfocyanate (KCAzS).

On le prépare en chauffant du soufre avec du cyanure.

C'est un sel blanc, très soluble. Avec les persels de fer il donne une coloration rouge extrêmement intense. Il existe en petite quantité dans la salive.

Potasse caustique (KOH).

C'est l'hydrate du protoxyde de potassium K^2O.

On l'obtient en décomposant par la chaux éteinte $Ca(OH)^2$ une solution de carbonate de potassium. La solution filtrée, puis évaporée, laisse une potasse impure connue sous le nom de potasse à la chaux ; celle-ci est reprise par l'alcool qui ne dissout que KOH et laisse les impuretés : après filtration et évaporation de la solution, on obtient la potasse à l'alcool.

La potasse est un caustique puissant qui est utilisé en thérapeutique. La solution concentrée est appelée lessive de potasse.

Sulfure de potasse. — Masse brune obtenue par fusion d'un mélange de soufre et de carbonate ; sous le nom de foie de soufre, elle sert à la préparation de bains sulfureux.

Chlorate de potassium ($KClO^3$).

On prépare le chlorate de potasse en traitant par un courant de chlore une solution concentrée de potasse : le chlorate, peu soluble à froid, cristallise.

Sel blanc cristallisé en lames hexagonales, soluble dans l'eau, 6 à 7 p. 100 à la température ordinaire, plus soluble à chaud.

C'est un oxydant puissant : le mélange avec des substances organiques doit être fait avec beaucoup de précautions.

Il sert pour la préparation de l'oxygène, de certains explosifs.

En thérapeutique, la solution de chlorate de potassium est utilisée dans les stomatites.

Azotate de potassium (AzO^3K).

Ce sel appelé également sel de nitre se trouve dans la nature ; on le prépare le plus souvent par double décomposition entre le chlorure de potassium et l'azotate de sodium.

4.

Sel blanc, soluble dans l'eau surtout à chaud. C'est un oxydant puissant. Il sert à la préparation de la poudre noire (mélange de AzO^3K, soufre et charbon). C'est un diurétique.

Carbonate neutre de potassium (CO^3K^2).

On le prépare : 1° en partant des cendres des végétaux ; 2° les salins de betteraves en contiennent ; 3° on le retire également des eaux de lavage du suint des moutons. On l'obtient pur par calcination du bicarbonate (CO^3KH.)

C'est un sel blanc, très soluble dans l'eau, déliquescent.

Il est employé par les peintres sous le nom de potasse perlasse ; on l'utilise également en verrerie et pour la préparation de beaucoup de sels de potassium.

Caractères des sels de potassium. — Les sels de potassium ne précipitent ni par l'hydrogène sulfuré, ni par les carbonates alcalins. Ils donnent avec le chlorure de platine $PtCl^4$ un précipité jaune cristallin de chloroplatinate de potassium, $PtCl^4$ $2KCl$. Les solutions de sel de potassium précipitent par l'acide picrique, l'acide tartrique, l'acide perchlorique.

SELS D'AMMONIUM (AzH^4) ; P. M. $=$ 18.

Nous avons vu (page 41) que le radical AzH^4 (ammonium) pouvait être envisagé comme un véritable métal capable de former des sels analogues aux sels de potassium. Plusieurs de ces sels ont une grande importance. On les obtient d'habitude en saturant l'ammoniaque du commerce par un acide approprié et en faisant cristalliser la solution. Les plus importants sont :

Chlorure d'ammonium (AzH^4Cl) ou sel ammoniac ; sel blanc, soluble dans l'eau ; utilisé dans certaines piles. Il favorise la dissolution du sublimé corrosif.

Sulfate $(AzH^4)^2 SO^4$. Employé comme engrais.

Azotate (AzH^4AzO^3). Sel blanc, très soluble dans l'eau, employé pour la préparation du protoxyde d'azote et de certains explosifs.

Le borate, le phosphate d'ammonium sont employés pour rendre certaines substances ininflammables (étoffes, décors de théâtre).

On utilise souvent en chimie analytique une solution de **Sulfhydrate d'ammonium** obtenue en saturant par H^2S une solution d'ammoniaque. Liquide jaune à odeur infecte.

Caractères des sels d'ammonium. — Les réactions sont absolument les mêmes que pour les sels de potassium. On les distingue de ceux-ci de la façon suivante : un sel ou une solution d'un sel ammoniacal traitée à chaud par la lessive de potasse dégage des vapeurs à odeur d'ammoniaque et bleuissant le papier de tournesol rouge.

SODIUM (Na). p. a. $= 23$.

Etat nat. — Les sels de sodium sont extrêmement répandus dans la nature. Le sel marin (chlorure de sodium) existe dans les eaux de la mer, dans les mines de sel gemme, dans beaucoup de sources salées ; l'azotate de sodium se trouve au Chili. Tous les tissus animaux renferment des sels de sodium, surtout du chlorure : les cendres des végétaux marins sont riches en dérivés sodiques.

Sodium. — Le sodium métallique a été découvert en 1807 par Davy.

On le prépare comme le potassium, mais en bien plus

grande quantité, car le sodium a de nombreuses applications.

Les propriétés sont les mêmes que celles du potassium, mais moins vives. Il est utilisé comme réducteur et dans la métallurgie de l'aluminium. On le conserve sous une couche de pétrole.

Chlorure de sodium (NaCl).

On le retire des mines de sel gemme, ou des eaux de la mer par évaporation dans les marais salants.

Il est en cristaux cubiques souvent groupés : sa saveur salée est caractéristique. Il est soluble dans l'eau et non dans l'alcool. En outre de ses applications dans l'économie domestique, c'est un produit industriel très important pour la fabrication du sulfate et du carbonate de sodium.

Bromure (NaBr). — **Iodure de Sodium** (NaI). —La préparation et les propriétés thérapeutiques sont les mêmes que pour KBr et KI. Les sels de sodium sont moins toxiques que les sels de potassium.

Hydrate de sodium. Soude caustique (NaOH). — Préparation et propriétés analogues à celles de KOH. La solution concentrée appelée lessive de soude a de nombreuses applications (fabrication des savons, de certains sels de sodium, etc.).

Bioxyde de sodium ($Na^2 O^2$).

Quand, sur du sodium chauffé vers 300°, on fait passer un courant d'oxygène, on obtient une poudre jaune Na^2O^2 qui, traitée par l'eau, donne de la soude NaOH avec dégagement d'oxygène.

Ce corps a reçu des applications industrielles.

Hypochlorite de sodium (ClONa).
Liqueur de Labarraque.

On l'obtient en solution en traitant la soude diluée par un courant de chlore.

Cette solution est très employée pour le blanchiment des tissus (chlore liquide) et comme désinfectant. L'eau de Javel est un hypochlorite de potassium.

Hyposulfite de sodium ($S^2O^3Na^2 + 5H^2O$).

On l'obtient en faisant bouillir une solution de sulfite neutre $SO^3 Na^2$ avec du soufre et on fait cristalliser.

Sel blanc, soluble dans l'eau, employé en photographie.

Bisulfite de sodium (SO^3NaH).

En saturant par SO^2 une solution de soude caustique on obtient la solution commerciale de bisulfite.

Au contact des acides elle dégage SO^2. Elle est très employée comme décolorant et désinfectant.

Sulfate neutre de sodium ($SO^4 Na^2 + 10H^2O$). — Sel de Glauber.

On l'obtient en traitant à chaud le chlorure de sodium par l'acide sulfurique et en faisant cristalliser le résidu de la réaction.

C'est un sel cristallisé en prismes blancs très solubles dans l'eau. On l'emploie en énormes quantités dans l'industrie pour la fabrication du carbonate de sodium et dans la verrerie. C'est un purgatif très employé.

Azotate de sodium (AzO^3Na).

On le trouve en énormes quantités au Chili (salpêtre du Chili). Il est employé comme engrais et pour la fabrication de AzO^3K.

Borate de sodium. Borax ($B^4O^7 Na^2 + 10HO^2$).

On prépare le borax en dissolvant l'acide borique dans une solution chaude de carbonate de sodium : on filtre et on fait cristalliser.

Gros cristaux prismatiques peu solubles dans l'eau froide, solubles dans l'eau chaude, de réaction alcaline. Le borax est un antiseptique faible, très employé dans les affections de la bouche. Le borax fondu dissout les oxydes métalliques : il est très employé pour les soudures.

Carbonate neutre de sodium (CO^3Na^2). — Sel de soude.

On l'obtient de deux façons différentes : 1° en chauffant au rouge un mélange de sulfate de sodium, de calcaire et de charbon ; il se forme du sulfure de calcium insoluble et du carbonate de sodium soluble : on reprend par l'eau et on fait cristalliser (procédé Leblanc) ; 2° on sature par l'anhydride carbonique une solution d'ammoniaque, puis on ajoute du chlorure de sodium. Il se précipite du bicarbonate CO^3NaH qui, calciné, dégage CO^2 et laisse CO^3Na^2 (soude à l'ammoniaque, soude Solvay).

Le carbonate de soude (cristaux de soude) est en gros cristaux de formule $CO^3Na^2 + 10H^2O$. C'est un sel très employé dans la teinture, le nettoyage des étoffes, la verrerie, etc.

Bicarbonate de sodium (CO^3NaH). — Sel de Vichy.

On le trouve dans certaines eaux minérales (Vichy,

Vals). Artificiellement on l'obtient en traitant le carbonate neutre en cristaux par CO_2. C'est un sel blanc, soluble dans l'eau, très employé comme anti-acide dans es affections de l'estomac.

Caractères des sels de sodium. — Les sels de sodium ne précipitent par aucun réactif. Leur caractère essentiel est de colorer en jaune la flamme incolore d'un bec de Bunsen.

LITHIUM (Li). p.a. = 7.

Le lithium est un métal qui se rapproche beaucoup de K et de Na. On trouve des composés du lithium dans quelques silicates et à l'état de traces dans quelques eaux minérales. Certains de ses sels (carbonate, benzoate, salicylate) sont employés comme diurétiques. Ils communiquent à la flamme du gaz une coloration rouge.

2ᵉ FAMILLE. — MÉTAUX ALCALINO-TERREUX

CALCIUM (Ca). p. a. = 40.

Etat nat. — Les composés du calcium sont extrêmement répandus dans la nature. Le spath d'Islande, les marbres, les calcaires sont du carbonate de calcium plus ou moins pur, le gypse est du sulfate de calcium. Le phosphate tricalcique est très répandu. Les sels de calcium entrent dans la constitution de tous les tissus animaux et végétaux.

Le calcium métallique n'a aucun intérêt.

Chlorure de calcium ($CaCl_2$).

Le chlorure de calcium s'obtient en attaquant le carbonate de calcium par l'acide chlorhydrique. On purifie par cristallisations.

Le chlorure de calcium cristallise avec $6H_2O$. Ce sel est employé en médecine comme hémostatique. L'hydrate chauffé vers 200° perd 4 mol. d'eau et donne une masse spongieuse appelée chlorure de calcium desséché; au rouge il perd encore $2H_2O$, puis il fond; on obtient par refroidissement le chlorure de calcium fondu. Ces deux derniers produits sont employés comme déshydratants.

Oxyde de calcium (CaO). Chaux.

On obtient la chaux par calcination du calcaire ou carbonate de calcium.

On a ainsi une masse blanche, très avide d'eau (chaux vive). La chaux vive se combine avec l'eau pour former un hydrate $Ca(OH)_2$ (chaux éteinte). La chaux est peu soluble dans l'eau. Cette solution, qui contient environ 1 gr. 3 de chaux par litre, est utilisée comme alcalin sous le nom d'eau de chaux.

La chaux est très employée dans les constructions. Les chaux industrielles se divisent en deux classes : 1º chaux aériennes employées pour la fabrication des mortiers ordinaires ; 2º chaux hydrauliques servant à la fabrication des mortiers ou des ciments faisant prise sous l'eau. Ces chaux sont obtenues par la calcination de calcaires contenant de l'argile ou silicate d'aluminium.

Chlorure de chaux ($Ca(ClO)_2 + CaCl_2$).

Quand sur la chaux éteinte on fait passer un courant de

chlore, on obtient un produit désigné sous le nom de chlorure de chaux et qui contient de l'hypochlorite de calcium $Ca(ClO)^2$.

Celui-ci, au contact des acides même les plus faibles, dégage de l'acide hypochloreux qui est un décolorant et un désinfectant énergique.

Sulfate de calcium (SO^4Ca).

On trouve dans la nature un sulfate de calcium hydraté $SO^4Ca + 2H^2O$ appelé gypse ou pierre à plâtre. La pierre à plâtre chauffée dans des fours spéciaux est déshydratée et donne le plâtre.

Celui-ci, au contact de l'eau, fixe $2H^2O$ pour reformer du gypse sous forme de cristaux très fins qui s'enchevêtrent les uns dans les autres en donnant une masse solide (prise du plâtre). Le plâtre est employé pour prendre des moulages, pour faire des appareils et dans la construction. On doit le conserver à l'abri de l'humidité.

Phosphates de calcium.

On connaît 3 phosphates de calcium :
1° *Phosphate tricalcique* $(PO^4)^2Ca^3$ qu'on trouve dans la nature (apatite) et dans les os ; il est très employé comme engrais ;
2° *Le phosphate dicalcique* $(PO^4)^2Ca^2H^2$;
3° *Le phosphate monocalcique* $(PO^4)^2 CaH^4$ préparé dans l'action de l'acide sulfurique sur $(PO^4)^2 Ca^3$. Il est employé comme engrais sous le nom de superphosphate. En médecine, les phosphates de calcium sont employés comme fortifiants.

Carbonate de calcium (CO_3Ca).

Le carbonate de calcium est très répandu dans la nature.Cristallisé il constitue le spath d'Islande utilisé dans certains instruments d'optique ; le marbre blanc est du carbonate calcique presque pur, les marbres de couleur renferment des traces d'impureté. Les calcaires ordinaires, pierres de taille, moëllons, employés dans la construction, renferment une certaine quantité d'impuretés. La craie est un calcaire friable, se pulvérisant facilement. On utilise beaucoup pour la préparation des poudres dentifrices un carbonate pur et très fin qu'on obtient en précipitant par le carbonate de sodium une solution de chlorure de calcium : on lave le précipité et on le dessèche. Le carbonate calcique est insoluble dans l'eau : il est attaqué par les acides avec dégagement de CO^2.

Carbure de calcium (CaC^2).

Prép. — Le carbonate de calcium chauffé au four électrique avec du charbon est réduit avec formation d'une masse grise de carbure de calcium.

Le carbure de calcium traité par l'eau dégage de l'acétylène. (Voir page 108.)

Caractères des sels de calcium. — Rien avec H^2S ou le sulfhydrate d'ammoniaque. Les sels de calcium précipitent par les carbonates alcalins (sodium, ammonium). L'acide sulfurique et les sulfates solubles précipitent les solutions concentrées, mais non les liqueurs diluées. Avec l'oxalate d'ammonium ils donnent un précipité blanc soluble dans HCl et AzO^3H, insoluble dans l'acide acétique. Ils colorent la flamme du gaz en rouge orangé.

STRONTIUM (Sr). p. a. = 87,5.

Les composés du strontium ressemblent beaucoup
à ceux du calcium. Quelques-uns sont employés
comme diurétiques (lactate de strontium).

Caractères des sels de strontium. — Les mêmes
que pour le calcium. En plus, les sels de strontium
précipitent lentement par les solutions de sulfate de
calcium. Ils colorent la flamme en rouge. L'azotate
de strontium entre dans la composition des feux de
bengale rouges.

BARYUM (Ba). p. a. = 137.

On trouve dans la nature le carbonate et le sulfate
de baryum, qui servent à la préparation des autres
sels de baryum. Les seuls composés intéressants pour
nous sont les oxydes.

Protoxyde de baryum (Ba^2O). — Baryte.

Quand on calcine l'azotate de baryum il reste une masse
grise, spongieuse, qui est la baryte anhydre.

Celle-ci est très avide d'eau et forme un hydrate
plus soluble dans l'eau que la chaux. La solution est
employée comme réactif sous le nom d'eau de baryte.

Bioxyde de baryum (BaO^2).

On l'obtient en faisant passer de l'air sur la baryte
chauffée au rouge sombre.

C'est une poudre grise qui est employée pour la
préparation de l'eau oxygénée.

Caractères des sels de baryum. — Les réactions sont les mêmes que pour le calcium, sauf la

précipitation par l'acide sulfurique, qui se fait même en solutions très étendues et de suite par le sulfate de calcium.

Verres.

Composition. — Les verres sont des silicates complexes résultant de l'union d'un silicate alcalin (potassium ou sodium) avec du silicate de calcium pour les verres, avec du silicate de plomb pour le cristal. On les prépare en faisant fondre dans des creusets ou dans des moufles les matériaux qui sont nécessaires et on travaille la masse fondue.

Verres. — Les verres blancs de belle qualité sont obtenus avec un mélange de sable fin, de craie et de carbonate de sodium. Le verre à bouteille est fait avec de l'argile, du sable ferrugineux, du calcaire, du carbonate ou du sulfate de sodium, des débris de verre.

Cristal. — On l'obtient en faisant fondre un mélange de sable fin, de minium et de carbonate de potassium. On colore le verre ou le cristal en ajoutant une petite quantité d'un oxyde métallique, oxyde de cobalt pour les bleus, oxyde cuivreux pour le rouge, oxyde de manganèse : violet, etc.

MAGNÉSIUM (Mg). p. a. = 24.

Etat nat. — Les composés du magnésium sont très répandus.

Le minerai le plus important est la dolomie, qui est un carbonate double de Mg et Ca; le talc, l'écume de mer sont des silicates de Mg. On trouve des sels de magnésium dans l'eau de mer, à l'état de traces dans les animaux et les végétaux.

Magnésium.

On obtient le magnésium par l'électrolyse du chlorure de magnésium fondu.

C'est un métal blanc d'argent très léger, s'oxydant au contact de l'air humide. Il brûle au contact de l'air avec une flamme éblouissante et très riche en rayons chimiques, d'où ses emplois en photographie.

Magnésie (MgO).

On l'obtient par calcination de l'hydrocarbonate de magnésium (magnésie blanche).

C'est une poudre blanche, très peu soluble et remarquable par son infusibilité. Elle est employée dans l'industrie des produits réfractaires et en médecine comme alcalin.

Sulfate de magnésium (SO_4 Mg $+$ $7H_2O$).

On le trouve dans les eaux de la mer et dans quelques eaux minérales (Pullna, Sedlitz).

On le prépare en traitant la dolomie par l'acide sulfurique ; le sulfate de calcium peu soluble se dépose et on fait cristalliser le sulfate de magnésium.

Cristaux prismatiques, blancs, de saveur amère ; employé comme purgatif.

Hydrocarbonate de magnésium. — Magnésie blanche ($3MgCO_3 + Mg(OH)_2 + 3H_2O$).

Obtenu en précipitant à chaud une solution de sulfate de magnésium par le carbonate de sodium.

Poudre blanche, légère ; il sert à la fabrication de la magnésie calcinée et pour la préparation des limonades purgatives (au citrate de magnésium).

Phosphate ammoniaco-magnésien
$(PO^4 MgAzH^4 + 6H^2O)$.

Dans les dépôts urinaires on trouve souvent ce sel cristallisé en prismes.

Caractères des sels de magnésium. — Rien par H^2S, ni par le sulfhydrate, ni par le carbonate d'ammonium. Une solution de sel magnésien additionnée de chlorhydrate d'ammoniaque, d'ammoniaque et d'un phosphate alcalin donne un précipité blanc cristallin de PO^4MgAzH^4.

3ᵉ FAMILLE. — MÉTAUX DU GROUPE DU FER

ZINC (Zn). P. A. = 65.

Minerais. — Sulfure de zinc ou blende, carbonate ou calamine.

Zinc.

Pour préparer le zinc on grille à l'air la blende ou la calamine, ce qui les transforme en oxyde et on réduit l'oxyde de zinc par le charbon dans des cornues : le zinc distille.

Prop. — Métal blanc bleuâtre $D = 6,86$. Il est malléable entre 130 et 150°. P. F. 433° ; P. E. 932°. A l'air sec il est inaltérable ; au contact de l'air ordinaire il se recouvre d'une couche d'hydrocarbonate qui protège le reste du métal. Il brûle au rouge avec une belle flamme verte.

Usages. — Très employé pour faire des feuilles utilisées dans la couverture des toits et pour la fabrication de beaucoup d'objets, bassins, baignoires, etc. Le fer galvanisé est du fer recouvert de zinc; le laiton est un alliage de cuivre et de zinc.

Sulfate de zinc ($ZnSO^4 + 7H^2O$).

On fait cristalliser le résidu de la préparation de l'hydrogène ($Zn + SO^4H^2$).

Cristaux blancs de saveur métallique désagréable. Employé comme astringent et antiseptique.

Caractères des sels de zinc. — Avec le sulfhydrate d'ammoniaque précipité blanc de sulfure caractéristique; par la potasse ou l'ammoniaque précipité blanc gélatineux, solubles dans un excès de réactif.

CADMIUM (Cd.). P. A. = 112.

Le cadmium ressemble beaucoup au zinc; ses minerais accompagnent ceux de zinc. On le retire des poussières (cadmies) qui distillent en premier lieu dans la métallurgie du zinc. Il est plus malléable, plus ductile et plus fusible que le zinc. Il entre dans la composition de quelques alliages dentaires.

Les sels de cadmium en solution peu acide donnent, avec l'hydrogène sulfuré, un précipité d'un beau jaune d'or.

ALUMINIUM (Al). P. A. = 27.

État nat. — Très répandu sous forme d'alumine (corindon, rubis, saphir, bauxite, éméri) ou sous forme

de silicates (argiles, kaolin, etc.), de fluorure double
d'aluminium et de sodium (cryolithe),

Aluminium métallique.

On le prépare de deux façons différentes : 1° en traitant
par le sodium le chlorure d'aluminium ; 2° par l'électrolyse de la cryolithe additionnée d'alumine ; on obtient
un grand nombre d'alliages d'aluminium en réduisant au
four électrique un mélange d'alumine et de charbon, additionné d'un métal convenable (cuivre, fer, etc.).

PROP.— L'aluminium est un métal blanc d'argent,
très ductile et très malléable. Il est remarquable par
sa faible densitée, 2,56, ce qui explique un grand
nombre de ses applications. Au point de vue chimique l'aluminium est remarquable par son inaltérabilité. Il est peu altérable et, parmi les acides, l'acide
chlorhydrique est le seul qui le dissolve à froid.

Applic. — L'aluminium a maintenant de nombreuses applications, soit seul, soit sous forme d'alliages. Seul, il sert à fabriquer des instruments d'optique, des canots, des moteurs, etc. Le bronze d'aluminium, alliage de cuivre et d'aluminium, est remarquable par sa ténacité.

Alun. Sulfate double d'aluminium et de potassium $(SO^4K^2 + (SO^4)^3Al^2 + 24H^2O)$.

On prépare l'alun de plusieurs façons différentes : 1° en
attaquant les argiles (silicates d'aluminium) par l'acide
sulfurique : il se forme du sulfate d'aluminium qu'on
additionne de sulfate de potassium; 2° on peut remplacer
l'argile, par la bauxite, alumine naturelle mélangée de sesquioxyde de fer ; 3° par calcination de l'alunite, produit
naturel qui est de l'alun avec un excès d'alumine.

L'alun cristallise en gros cristaux octaédriques,
peu solubles dans l'eau froide, plus à chaud. Il a une

saveur sucrée et astringente. Chauffé au rouge sombre, il perd $24H^2O$ et donne l'alun calciné employé
comme caustique.

L'alun est très employé dans l'industrie de la teinture : en thérapeutique on l'utilise comme astringent.

Aluns en général.— On a donné le nom d'aluns à
toute une série de sulfates doubles, tous cubiques et
cristallisés avec $24H^2O$. L'alumine peut être remplacée
par d'autres sesquioxydes (fer, chrome, manganèse),
le potassium par AzH^4 ou d'autres métaux alcalins.

Caractères des sels d'aluminium. — Rien par
H^2S : par le sulfhydrate d'ammoniaque, précipité
blanc d'alumine ; avec l'ammoniaque, précipité blanc
gélatineux, insoluble dans un excès de réactif, avec
la potasse et la soude, précipité gélatineux, soluble
dans un excès de réactif.

Poteries.

Les poteries sont à base d'argiles (silicates d'aluminium) mélangées avec du sable, du feldspath, etc.
Elles sont généralement recouvertes d'un enduit fusible, espèce de vernis appelé couverte, offrant à peu
près la composition du verre ou du cristal. On divise
les poteries en deux catégories.

1° **Porcelaines** : faites avec une pâte contenant du
kaolin (argile pure), du sable, du feldspath (silicates
complexes d'aluminium et de métaux alcalins). La
cuisson de la porcelaine est faite à très haute température de sorte qu'elle est translucide.

2° **Faïences** : fabriquées avec des argiles moins
pures, et du sable. La faïence, chauffée à température moins élevée que la porcelaine, n'est pas translucide. La couverte est faite avec une pâte contenant
du sable, du carbonate de potassium et du plomb,
souvent aussi de l'oxyde d'étain. Il faut éviter de

laisser séjourner dans les faïences plombifères du vinaigre ou des corps gras.

FER (Fe). P. A. = 56.

État nat. — On trouve du fer dans les pierres météoriques ; les composés du fer sont très répandus ; les principaux minerais sont le sesquioxyde de fer anhydre (fer oligiste), le sesquioxyde hydraté (limonite, hématite brune), l'oxyde magnétique, les pyrites ou bisulfures de fer, le carbonate de fer ou sidérose. Les animaux et les végétaux contiennent des substances ferrugineuses.

MÉTALLURGIE DU FER. — Dans l'industrie, on utilise le fer sous 3 formes, fer, fonte et acier. Le fer est sensiblement pur et ne contient que des traces de carbone ; les aciers sont des fers contenant du carbone (de 0, 5 à 1, 5 p. 100) ; les fontes sont plus riches en carbone (de 2 à 5 p. 100). La métallurgie du fer comporte d'abord la fabrication de la fonte, puis celle-ci est utilisée sous forme de fonte ou transformée en fer ou en acier.

Fonte. — La fonte se prépare en réduisant à haute température les oxydes de fer par le charbon. On opère dans des fours très haut (hauts fourneaux). Sous l'influence de la température très élevée le carbone se combine ou se dissout dans le fer en donnant les fontes. On les divise en deux grandes catégories : fonte blanche, qui ne sert qu'à la fabrication du fer et de l'acier, fonte grise, qui se moule facilement et sert à la fabrication des objets de fonte.

Fer. — Pour transformer la fonte en fer, on chauffe au rouge celle-ci en présence d'oxyde de fer et de scories pour absorber les impuretés (affinage). Il faut agiter continuellement (puddlage à la main ou mécanique).

Acier. — L'acier se prépare : 1° en enlevant partiellement le carbone à la fonte, soit par un affinage partiel, soit en injectant dans la fonte en fusion un courant d'air qui brûle le carbone (procédé Bessemer) : 2° en partant du fer auquel on restitue le carbone nécessaire en le chauffant avec des mélanges riches en matériaux carbonés, appelés céments. L'acier de cémentation après une nouvelle fusion qui rend la masse homogène est un acier d'excellente qualité. C'est avec cet acier qu'on fabrique la coutellerie, les instruments de chirurgie, les outils, etc.

L'acier est caractérisé par la propriété qu'il possède de devenir dur et élastique par l'opération de la trempe.

On obtient un fer très pur, utilisé en thérapeutique sous le nom de fer réduit, en réduisant par l'hydrogène le sesquioxyde de fer chauffé.

PROPRIÉTÉS DU FER. — Métal gris bleuâtre, ductile, malléable, fusible vers 1500°. Il s'oxyde lentement au contact de l'air humide pour former un sesquioxyde de fer hydraté de structure poreuse (rouille). On préserve le fer de la rouille par une couche de peinture, ou en le couvrant d'une couche mince d'un autre métal, zinc (fer galvanisé), étain (fer étamé), fer nickelé, etc. Le fer est attaqué facilement par les acides et par la plupart des métalloïdes.

Nous n'insisterons pas ici sur les usages du fer, des fontes et des aciers.

Composés du fer.

Le fer forme deux catégories de sels : les *sels ferreux*, dérivés du protoxyde FeO, les *sels ferriques*, dérivant du sesquioxyde Fe^2O^3.

Chlorure ferreux ($FeCl^2 + 4H^2O$).

Cristaux vert bleuâtre, obtenus en attaquant le fer par HCl, très solubles, employés comme ferrugineux.

Il en est de même du **bromure** et de **l'iodure ferreux** qu'on prépare en attaquant la limaille de fer en présence d'eau par le brome ou par l'iode.

Perchlorure de fer (Fe^2Cl^6).

Ce sel est surtout employé en solution : pour préparer cette dernière, on dissout du fer métallique dans l'acide chlorhydrique, ce qui donne une solution de $FeCl^2$, puis on traite par un courant de chlore en excès, qui transforme $FeCl^2$ en Fe^2Cl^6, on chasse l'excès de chlore par un courant d'air.

La solution officinale est un liquide brun de densité 1, 26 : elle possède une saveur styptique très intense et contient 26 p. 100 de Fe^2Cl^6 anhydre. Elle est très employée comme hémostatique, quelquefois à l'intérieur, à la dose de quelques gouttes, comme ferrugineux.

Oxyde ferrique (Fe^2O^3).

Il est connu à l'état anhydre et hydraté.

Dans la calcination du sulfate de fer, il reste un résidu rouge brun connu sous le nom de *colcothar ou rouge d'Angleterre* qui est utilisé comme matière à polir.

L'*hématite brune*, la *limonite* sont des hydrates de Fe^2O^3.

On obtient l'hydrate Fe^2O^3, $3H^2O$ en précipitant le perchlorure de fer par l'ammoniaque.

Cet hydrate fraîchement préparé est le meilleur contrepoison de l'acide arsénieux.

Sulfate ferreux ($FeSO^4 + 7H^2O$). Vitriol vert.

On l'obtient en attaquant le fer par l'acide sulfurique et en faisant cristalliser le résidu.

Gros cristaux vert pâle, solubles dans l'eau. Il est utilisé dans l'industrie de la teinture et comme désinfectant.

Ferrocyanure de potassium. Prussiate jaune. ($Fe (CAz)^6K^4 + 3H^2O$).

Ce sel, dérivé d'un acide ferrocyanhydrique $Fe (CAz)^6H^4$, s'obtient en calcinant un mélange de matières organiques azotées avec du carbonate de potassium,ce qui forme du cyanure de potassium : la masse, reprise par l'eau, est mise à bouillir avec du fer : il se forme du prussiate jaune qu'on fait cristalliser.

Prismes clinorhombiques volumineux, solubles dans l'eau. La solution, traitée par le perchlorure de fer, donne un précipité, bleu d'une substance de formule Fe^7CAz^9 qui constitue le bleu de Prusse très employé en peinture.

Ferricyanure de potassium. Prussiate rouge $(Fe^2(CAz)^{12}K^6.)$

Gros cristaux de couleur rouge qu'on obtient en traitant par le chlore une solution de prussiate jaune, puis on fait cristalliser. La solution de prussiate rouge traitée par une solution de protosel de fer donne un précipité bleu appelé bleu de Turnbull et qui paraît identique au bleu de Prusse.

Caractères des sels de fer. *Sels ferreux.* — Précipité noir par le sulfure d'ammonium et les sulfures alcalins. Le caractère essentiel est le précipité bleu avec le ferricyanure.

Sels ferriques. — Précipité noir avec les sulfures solubles : précipité ocre par les alcalis, précipité bleu par le ferrocyanure, coloration rouge intense avec les sulfocyanates alcalins.

MAGNANÈSE (Mn). P. A. = 55.

Le manganèse est un métal qui ressemble beaucoup au fer ; les seuls dérivés intéressants sont les oxydes.

Bioxyde de manganèse. Pyrolusite (MnO^2). — C'est le minerai de manganèse le plus important. On le trouve dans la nature sous forme de masses cristallisées noires : il sert pour la préparation de l'oxygène et du chlore.

PERMANGANATE DE POTASSIUM (MnO_4K).

C'est le sel de potassium d'un acide non isolé, l'acide permanganique MnO_4H.

Pour le préparer, on fait fondre un mélange de MnO_2 pulvérisé, de potasse et d'azotate de potassium. On obtient une masse verte contenant du manganate de potassium MnO_4K_2; la solution de ce dernier, traitée par un acide dilué, donne une liqueur violet noir d'où cristallise le permanganate.

Aiguilles ou prismes de couleur rouge violet, solubles dans l'eau. Les solutions très diluées sont roses, les solutions concentrées sont violettes. Le permanganate cède facilement son oxygène aux substances réductrices ou organiques. Il est très employé en solution comme antiseptique.

CHROME (Cr). p. a. $= 52,5$.

Le principal minerai de chrome est le fer chromé Cr_2FeO_4. Le seul dérivé du chrome qui nous intéresse est l'anhydride chromique.

Anhydride chromique. Acide chromique (CrO_3).

Pour le préparer, on fait une solution de bichromate de potassium qu'on additionne d'un excès d'acide sulfurique. Par refroidissement il se dépose des aiguilles rouges qu'on recueille, qu'on lave avec un peu d'eau et qui sont desséchées.

Aiguilles rouges, solubles dans l'eau. L'acide chromique est un oxydant très énergique ; il est réduit par la plupart des substances organiques. Les solutions sont très employées comme caustique.

A l'acide chromique CrO_4H_2 inconnu correspondent

des chromates : les plus importants sont les sels de potassium.

Chromates de potassium.

On obtient industriellement le chromate neutre CrO^4K^2 en calcinant au rouge un mélange de fer chromé, de CO^3K^2 et AzO^3K. La masse reprise par l'eau donne une solution jaune, d'où cristallisent des gros cristaux jaune citron de **chromate neutre**. Cette solution traitée par un acide vire au rouge orangé et, par concentration, on obtient de gros cristaux rouge orangé de **bichromate de potassium** $Cr^2O^7K^2$.

C'est le dérivé du chrome le plus important; il est très employé dans la teinture. Une solution de chromate neutre traitée par un sel de plomb donne un précipité jaune de chromate de plomb CrO^4Pb très employé en peinture. Les chromates sont vénéneux.

NICKEL (Ni). P. A. $= 59$. **COBALT (Co)**. P. A. $= 59$.

Nickel. — Le principal minerai de nickel est la garniérite, silicate complexe. Par une série de traitements appropriés on arrive à l'oxyde de nickel, qui, réduit, donne le métal. Le nickel est un métal blanc jaunâtre, peu altérable, maintenant très employé, soit seul, soit sous forme d'alliages avec le cuivre.

Les sels de nickel sont verts. **Le sulfate,** $SO^4Ni + 7H^2O$, est très employé pour le nickelage galvanoplastique des objets d'acier ou de fer.

Cobalt. — Accompagne le nickel dans la plupart de ses minerais.

L'oxyde de Cobalt CoO est employé pour colorer le verre ou la porcelaine en bleu.

4e FAMILLE. — ÉTAIN. BISMUTH

ÉTAIN (Sn). P. A. $= 118$.

Etat nat. — MÉTALLURGIE. — Le seul minerai d'étain qui se prête à une exploitation est le bioxyde d'étain ou cassitérite SnO^2. L'oxyde purifié par une série de traitements mécaniques est réduit par le charbon dans des fours assez élevés, le métal fondu s'écoule à la partie inférieure. On le purifie par liquation, c'est-à-dire en le chauffant lentement dans des fours à réverbère, le métal fond d'abord et coule en laissant les impuretés.

PROP. — L'étain est un métal blanc, très malléable, peu tenace. Il fond à une température peu élevée 228°. Il est peu altérable à l'air et s'oxyde à haute température. Il est peu attaqué à froid par l'acide sulfurique, très facilement par les acides chlorhydrique et azotique.

Usages. — Il est très employé soit seul, soit sous forme d'alliages : le bronze est un alliage de cuivre et d'étain. Le fer blanc est du fer recouvert d'une couche d'étain. L'étain employé pour l'étamage des objets culinaires ou pour la conservation des produits alimentaires (feuilles d'étain) doit être exempt de plomb et d'arsenic.

Composés de l'étain. — On connaît deux sortes de sels d'étain, les *sels stanneux* et les *sels stanniques*. Le chlorure stanneux et le chlorure stannique sont utilisés en teinture. Un sel d'or additionné d'un mélange de chlorures stanneux et stannique donne un précipité brun qui est utilisé sous le nom de pourpre de Cassius pour colorer la porcelaine en rose.

Caractères des sels d'étain. — *Sels stanneux* : traités par l'hydrogène sulfuré, précipité noir, soluble dans le sulfhydrate d'ammoniaque; *sels stanniques,* par H²S précipité jaune, soluble dans le sulfhydrate. Une lame de zinc ajoutée à un sel stanneux ou stannique précipite l'étain sous forme d'une mousse noire. On reconnaît facilement la présence de l'étain dans un alliage en traitant par l'acide azotique l'alliage pulvérisé ; la plupart des métaux sont transformés en azotates solubles, l'étain reste sous forme d'une poudre blanche, insoluble, constituée par de l'acide métastannique Sn⁵O¹¹H².

BISMUTH (Bi). P. A. = 208.

Etat nat. Prép. — Le bismuth se trouve dans la nature mêlé avec du quartz : pour le séparer de la gangue il suffit de chauffer le minerai dans un tube de fonte incliné, le métal fondu s'écoule. On le purifie de l'arsenic qu'il contient souvent en le faisant fondre avec un peu d'azotate de potassium.

Prop. — Métal blanc jaunâtre à texture lamellaire et cristalline. C'est un métal cassant. Il fond à 264° ; allié à d'autres métaux, il augmente la fusibilité. Il a peu d'applications à l'état métallique et sert surtout pour la préparation des azotates de bismuth.

Sous-azotate ou sous-nitrate de bismuth
(AzO³ Bi (OH)²).

En attaquant par l'acide azotique le bismuth pulvérisé, on obtient une solution d'azotate de bismuth (AzO³)³ Bi. Ce sel en solution traité par un grand excès d'eau est décomposé en acide azotique et il se dépose une poudre blanche formée par un azotate basique ; après lavage et dessiccation, on obtient une poudre blanche de formule AzO³Bi (OH)² qui est très utilisée en thérapeutique pour le traitement de la diarrhée et dans les maladies d'estomac.

5ᵉ FAMILLE. — PLOMB, CUIVRE. MERCURE

PLOMB (P b). p. a. $= 207$.

État nat. — Les principaux minéraux de plomb sont la galène PbS et la cérusite ou carbonate de plomb.

MÉTALLURGIE. — On obtient le plomb de différentes manières qu'on peut ramener à deux : 1° méthode par réduction. La galène est chauffée dans des sortes de hauts fourneaux avec du fer : il se forme du sulfure de fer et le plomb fondu s'écoule ; 2° on soumet PbS à un grillage en présence de l'air. ce qui transforme partiellement la galène en produit d'oxydation PbO et PbSO⁴. On interrompt ensuite l'accès de l'air ; PbO et PbSO⁴ réagissent sur PbS non oxydéet le plomb s'écoule. Le plomb contient souvent de l'argent, qu'on retire par des traitements convenables.

PROP. — Métal gris bleuâtre, mou, très malléable, peu tenace. Il se ternit au contact de l'air, mais l'altération est superficielle.Il s'oxyde au contact de l'air à haute température.L'eau ne l'attaque que très peu, sauf quand elle contient des nitrates. L'acide azotique l'attaque facilement, de même l'acide acétique et le vinaigre. Le plomb ainsi que tous ses composés est très toxique.

Usages. — Le plomb est utilisé surtout pour la fabrication des tuyaux pour le gaz et pour l'eau, en feuilles pour les toitures, etc.

Composés du plomb. — Les plus importants sont les oxydes.

Protoxyde de plomb (PbO). — On le connaît sous deux formes : massicot, obtenu par oxydation du plomb à l'air au rouge sombre ; c'est une poudre jaune : litharge, l'oxydation est faite au rouge de sorte que l'oxyde est fondu.La litharge est en lamellesjaune orangé.

Minium ($Pb^3 O^4 = 2PbO, PbO^2$)

Quand on maintient longtemps la litharge à haute température et au contact de l'air, elle fixe l'oxygène et se transforme en une poudre d'une belle couleur jaune orangé très employée en peinture et pour la conservation du fer.

Céruse. Hydrocarbonate de plomb.
($2 CO^3 Pb + Pb (OH)^2$.

Pour préparer la céruse, on met des lames de plomb en contact avec du vinaigre dans des pots disposés dans des tas de tannée (résidus de tanneries). Le vinaigre attaque le plomb avec formation d'acétate basique ; d'autre part la tannée, en fermentant, dégage de l'anhydride carbonique qui transforme l'acétate en carbonate de plomb.

La céruse est une poudre blanche très employée en peinture. A cause de ses propriétés toxiques, on tend de plus en plus à lui substituer le blanc de zinc.

Caractères des sels de plomb. — Avec H^2S précipité noir, insoluble dans les sulfures alcalins. Les sels de plomb donnent avec l'iodure de potassium un précipité jaune d'iodure de plomb, avec les sulfates un précipité blanc.

CUIVRE (Cu). P. A. $= 63$.

Etat nat. — On trouve dans la nature du cuivre à l'état métallique et sous forme de sulfures complexes (chalkosine, chalkopyrite, etc.).

Métallurgie. — Elle est extrêmement complexe : les sulfures sont soumis à une oxydation partielle qui oxyde les sulfures de fer en laissant le sulfure de cuivre ; l'oxyde de fer est éliminé sous forme de scories par addition de silice ; finalement on oxyde le sulfure de cuivre et on le réduit par du charbon.

Prop. — Métal rouge, à odeur particulière, très

ductile, très malléable, très tenace. Il fond à 1150°.
Au contact de l'air humide il est transformé en vert
de gris (hydrocarbonate de cuivre). Il est facilement
attaqué par l'acide azotique et par l'acide sulfurique
concentré.

Usages. — Le cuivre est très employé seul ou
sous forme d'alliages (laiton, bronze, etc.).

Oxydes de cuivre. — On en connaît deux :

1o **L'oxyde cuivreux** Cu^2O, poudre rouge qu'on
obtient en traitant les sels cuivriques en solution alcaline par un sucre réducteur (glucose, voir page 120) ;

2o **L'oxyde cuivrique** CuO, qu'on prépare par
calcination du cuivre à l'air. Poudre noire utilisée
comme oxydant. A l'oxyde de cuivre correspondent
les sels cuivriques.

Sulfate de cuivre ($SO^4 Cu + 5H^2O$).

On l'obtient en dissolvant le cuivre dans l'acide sulfurique concentré et en faisant cristalliser.

Gros cristaux bleus, solubles dans l'eau. Employé
comme antiseptique, pour le chaulage des blés, dans
la galvanoplastie, etc.

Caractères des sels cuivriques. — Leur solution
est bleue ou verte : par H^2S précipité noir ; avec l'ammoniaque précipité bleu, soluble dans un excès avec
formation d'une liqueur d'un beau bleu. La solution
d'un sel de cuivre traitée par une lame de fer donne
sur celle-ci un précipité rouge de cuivre métallique.

La toxicité des sels de cuivre est très discutée.

MERCURE (Hg). p. a. = 200.

Etat nat. — Préparation. — Le mercure se trouve dans
la nature sous forme de cinabre ou sulfure de mercure
HgS. Le cinabre est grillé dans un courant d'air, ce qui

oxyde le soufre et le métal distille. Cette opération se fait dans des fourneaux à reverbère et les vapeurs sont condensées dans des séries de tuyaux en poterie (Almaden) ou dans une série de chambres et de cylindres (Idria). Le métal est purifié par une nouvelle distillation.

Propriétés. — Métal liquide, d'un blanc d'argent. D. $= 13,59$. P.F. $= -40°$. P.E. $= 350°$. A l'air il se recouvre d'une couche mince de sous-oxyde. Il s'oxyde quand on le maintient au contact de l'air à haute température. Il se dissout facilement dans l'acide azotique; il est attaqué par l'acide sulfurique concentré.

On l'utilise pour la fabrication des amalgames dentaires.

Le mercure ainsi que tous ses dérivés est très toxique.

Composés du mercure.

Il y a deux sortes de composés : les sels mercureux et les sels mercuriques.

Chlorure mercureux (Hg^2Cl^2). Protochlorure de mercure.

Suivant le procédé de préparation, on le désigne le plus souvent sous le nom de calomel ou de précipité blanc.

Le calomel à la vapeur s'obtient en sublimant un mélange de sulfate mercureux SO^4Hg^2 et de sel marin ; les vapeurs sont reçues dans des grands récipients froids. On doit le débarrasser du chlorure mercurique par un lavage à l'eau. Le précipité blanc est obtenu en précipitant par le chlorure de sodium une solution d'azotate mercureux.

Le calomel est une poudre blanche, insoluble dans l'eau et dans les acides, volatile vers $430°$. On doit éviter de l'administrer aux malades en même temps que le chlorure de sodium (aliments salés).

Bichlorure de mercure (HgCl²). Sublimé corrosif.

Se prépare en sublimant un mélange de sulfate mercu-rique SO⁴Hg et de sel marin.

Masses blanches, cristallines. P.F.= 264. P.E. = 295°. Peu soluble dans l'eau froide, très soluble en pré-sence des chlorures alcalins, soluble dans l'alcool et l'éther. C'est un antiseptique extrêmement énergi-que. On l'emploie également contre la syphilis. Il est très toxique : son antidote est le blanc d'œuf ou le sulfure de fer précipité.

Cyanure de mercure Hg (CAz)².

On le prépare en faisant bouillir du bleu de Prusse avec de l'oxyde jaune de mercure. La solution filtrée laisse cristalliser des prismes blancs.

Il est très employé comme antiseptique.

Iodure mercurique (HgI²).

On le prépare en précipitant une solution de 1 mol. HgCl² (271 gr.) par une solution de 2 mol. KI (332 gr.). Il se forme un précipité d'un beau rouge.

L'iodure mercurique est insoluble dans l'eau, soluble dans l'iodure de potassium. Très employé comme antiseptique et antisyphilitique.

Oxyde mercurique (HgO).

Ce corps se présente sous deux aspects : l'oxyde rouge de mercure, poudre rouge obtenue dans la calcination de l'azotate de mercure ; l'oxyde jaune, qui se prépare en précipitant par la potasse une solution de sublimé. L'un et l'autre sont utilisés en thérapeutique.

Nitrate acide de mercure. — Caustique extrêmement violent obtenu en dissolvant le mercure dans l'acide nitrique.

Caractères des sels de mercure. — *Sels mercureux :* avec H^2S précipité noir ; avec le chlorure de sodium précipité blanc noircissant par l'ammoniaque. — *Sels mercuriques.* H^2S précipité noir, rien par les chlorures alcalins ; précipité rouge par les iodures alcalins, soluble dans un excès. Le cuivre métallique, l'or et beaucoup de métaux précipitent le mercure de ses solutions salines.

6ᵉ FAMILLE. — MÉTAUX PRÉCIEUX

ARGENT (Ag). p. a. = 108.

Etat nat. — L'argent se trouve rarement à l'état natif : les principaux minerais sont le chlorure et le sulfure d'argent.

Métallurgie. — Elle est très compliquée : le principe consiste à faire passer l'argent sous forme de chlorure et à précipiter l'argent, soit par le fer, soit par le cuivre, soit par le mercure, qui s'unit à l'argent pour former un amalgame qui est distillé pour éliminer le mercure. On retire aussi l'argent en traitant du plomb argentifère : celui-ci est chauffé au contact de l'air le plomb est oxydé et l'argent reste à l'état métallique.

Prop. — Métal blanc brillant, inaltérable à l'air, même à haute température. p.f.= 954°. Très ductile et très malléable.

Il est attaqué par l'acide azotique, par l'acide sulfurique concentré et chaud; l'acide sulfhydrique le noircit.

Usages. — Rarement employé seul ; ses alliages avec le cuivre sont utilisés pour la fabrication des monnaies, des objets en argent. Très employé dans l'art dentaire, associé à l'étain et à d'autres métaux pour la fabrication des amalgames.

Azotate d'argent $(AgAzO^3)$.

On prépare ce sel en dissolvant l'argent pur dans l'acide azotique et en faisant cristalliser la solution. Si on part des alliages avec le cuivre, on évapore, on calcine le résidu de l'attaque nitrique, on reprend par l'eau, on filtre et on fait cristalliser.

Sel cristallisé en gros cristaux tabulaires, très solubles dans l'eau et dans l'alcool. Il fond à 218° et en le coulant fondu dans des moules cylindriques on obtient les crayons de nitrate d'argent ou pierre infernale. Il est décomposé par les matières organiques, il tache la peau en noir. On l'emploie comme caustique et comme antiseptique. C'est un corps vénéneux. Les solutions de nitrate d'argent doivent être préparées avec de l'eau distillée.

Recherche de l'argent dans un alliage. — On attaque l'alliage pulvérisé par l'acide azotique, on filtre et on ajoute à la solution, du chlorure de sodium.

L'argent est précipité sous forme de chlorure, insoluble dans l'acide azotique, soluble dans l'ammoniaque.

OR (Au). P. A. $= 197$.

État nat. — Préparation. — L'or se trouve dans la nature surtout à l'état métallique, soit sous forme de paillettes, soit en fragments plus ou moins gros appelés pépites. On trouve l'or dans les roches ignées, ou dans les sables d'alluvion provenant de la désagrégation de ces roches.

La métallurgie de l'or consiste essentiellement à isoler l'or de sa gangue par un traitement mécanique (broyage suivi de lavage pour entrainer les parties les plus légères); l'or ainsi séparé est mis au contact du mercure qui s'empare du métal pour former un amalgame d'où on retire l'or par distillation. Dans d'autre cas on traite l'or par une solution de cyanure alcalin, d'où on précipite le métal par le zinc. L'or est purifié par l'affinage, opération qui consiste à traiter l'or brut par l'acide sulfurique qui attaque les impuretés (cuivre, argent) et laisse l'or comme résidu.

Prop. — Métal d'une belle couleur jaune. $D.=19,5$; $P. F. = 1050°$. Très ductile et très malléable : on peut le réduire par le battage en feuilles très minces. Il se conserve sans altération au contact de l'air; les acides ne l'attaquent pas, sauf l'eau régale; le chlore et le brome l'attaquent facilement.

Usages. — On l'emploie pur dans l'art dentaire; il est surtout utilisé sous forme d'alliage avec le cuivre (monnaies : 9 p. d'or et 1 p. de cuivre).

Composés de l'or. — Le sel d'or le plus important est le trichlorure, qu'on prépare en dissolvant le métal dans l'eau régale et en évaporant. C'est une masse jaune, très soluble dans l'eau; il est décomposé par les réducteurs qui précipitent l'or à l'état métallique. Le cyanure double d'or et de potassium est utilisé dans la dorure galvanique.

Recherche de l'or dans un alliage. — On attaque l'alliage par l'eau régale, on filtre s'il y a lieu, et on précipite l'or sous forme de poudre fine par l'acide oxalique ou le sulfate de fer.

PLATINE (Pt). $P. A. = 194$.

Etat nat. — Le platine se trouve à l'état natif dans des sables d'alluvion (Oural) le plus souvent mélangé à d'autres métaux.

Prop. — Pour l'isoler, on attaque le minerai de platine par l'eau régale et on précipite de cette solution le platine sous forme de chloroplatinate d'ammonium par addition de chlorure d'ammonium. Le chloroplatinate décomposé par la chaleur laisse le métal sous forme de mousse de platine, qui est fondue soit au chalumeau oxhydrique, soit au four électrique.

Prop. — Métal blanc, ductile, malléable. $D = 21,45$. P. F. $= 1775°$.

Inattaquable par les acides, sauf par l'eau régale. C'est un métal poreux qui a la propriété d'absorber les gaz surtout quand il est très divisé (mousse de platine, noir de platine). Il ne s'altère à l'air à aucune température.

Usages. — Employé dans l'industrie pour faire des alambics des cornues (préparation de SO_4H_2, HF, etc.), dans les laboratoires sous forme de creusets, capsules, etc., dans la fabrication des lampes à incandescence, etc.

Tétrachlorure de platine ($PtCl_4$).

On l'obtient en dissolvant le platine dans l'eau régale et en évaporant la solution à siccité.

La solution est employée comme réactif des sels de potassium et d'ammonium. Inversement KCl et AzH_4Cl sont utilisés pour caractériser les sels de platine.

QUATRIÈME PARTIE
CHIMIE ORGANIQUE

CHAPITRE PREMIER
GÉNÉRALITÉS

Définition. — La chimie organique est la chimie des composés du carbone ; on donnait autrefois le nom de substances organiques aux produits carbonés retirés des animaux et des végétaux. Maintenant cette dénomination est appliquée non seulement aux produits naturels carbonés, mais à une foule de dérivés obtenus artificiellement et caractérisés tous par la présence du carbone dans leur molécule.

Composition. — Les substances organiques renferment toutes en outre du carbone d'autres éléments ; les unes ne contiennent que du carbone et de l'hydrogène (hydrocarbures) ; beaucoup renferment du carbone, de l'hydrogène et de l'oxygène ; d'autres contiennent en plus de l'azote : enfin dans quelques-unes on trouve d'autres éléments tels que du chlore, de l'iode, du soufre, du phosphore, des métaux, etc.

Obtention des matières organiques

On les retire soit des animaux et des végétaux, ou on les obtient artificiellement : la plupart des substances retirées primitivement des corps organisés ont pu être reproduites par synthèse en partant des éléments ou en partant d'autres dérivés organiques.

Analyse. — Pour fixer la composition centésimale d'une matière organique, on procède à l'opération connue en analyse chimique sous le nom de *combustion*. La substance, dans un appareil spécial, est chauffée en présence d'un oxydant (oxyde de cuivre) ; le carbone est transformé en CO^2 et celui-ci est retenu dans des tubes tarés contenant de la lessive de potasse ; l'hydrogène est transformé en eau, qui est recueillie dans des tubes à ponce sulfurique tarés.

L'azote est recueilli sous forme de gaz dont le volume est mesuré. L'oxygène est dosé par différence. La formule est déduite du poids moléculaire.

Isomérie. — On désigne sous le nom d'isomètres des corps ayant même formule, mais possédant des propriétés différentes : l'acide acétique, par exemple, est isomère du formiate de méthyle : tous deux ont pour formule $C^2H^4O^2$.

Polymères. — On désigne sous le nom de *polymères* des corps ayant une même composition centésimale, mais des formules véritables pouvant être considérées comme des multiples les unes des autres : CH^2O (aldéhyde formique) ; $C^2H^4O^2$ (acide acétique) ; $C^6H^{12}O^6$ (glucose) sont des polymères.

Constitution des matières organiques. — Pour expliquer les différences de propriétés des corps isomères, on a été conduit à donner aux dérivés organiques des formules de constitution, c'est-à-dire des formules dans lesquelles on suppose que les différents atomes ou radicaux qui entrent dans la constitution du corps sont disposés d'une façon différente : c'est ainsi que l'acide acétique possède une formule de constitution $CH^3.CO^2H$ différente de celle du formiate de méthyle $HCO^2.CH^3$.

Tétravalence du carbone.

Le carbone constitue la partie essentielle des substances organiques et on suppose que tous les autres éléments ou radicaux sont fixés sur les atomes de carbone. Nous avons vu que le carbone devait être considéré comme tétratomique ou tétravalent et cette propriété constitue pour ainsi dire la base de la chimie organique.

Dans les corps ne contenant qu'un atome de carbone, les quatre atomicités du carbone sont toujours saturées soit par 4 H (formène CH^4), soit par d'autres éléments ou radicaux monovalents se substituant à 1 ou plusieurs atomes d'hydrogène, soit par des éléments ou radicaux diatomiques remplaçant deux atomes d'hydrogène, etc.

Ex. $H — C = H^2$ alcool méthylique $H — C = O$ acide
$\qquad\quad \overset{|}{OH} \qquad\qquad\qquad\qquad \overset{|}{OH}$
formique.

Dans les corps contenant plusieurs atomes de carbone, on suppose que les atomes de carbone échangent entre eux deux ou plusieurs atomicités de façon à ce que la tétratomicité du carbone soit toujours respectée.

Ex. : éthane $C^2H^6 = H^3C — CH^3$; éthylène C^2H^4 ou $H^2C = CH^2$.

Corps saturés. Corps non saturés. — Les corps saturés sont des dérivés dans lesquels les quatre atomicités du carbone sont satisfaites ou dans lesquels les atomes de carbone n'échangent entre eux que des atomicités simples. Ces dérivés sont incapables de fixer d'autres éléments : ils ne donnent pas de *dérivés d'addition*, mais ils peuvent donner des *dérivés de substitution* obtenus en remplaçant des atomes d'hydrogène par des éléments ou des radicaux d'une atomicité égale aux nombres des atomes substitués. Ex. : CH^4, C^2H^6 sont des corps saturés : on ne connaît pas de dérivés de formule CH^6 ou C^2H^8 ou CH^4Cl^2, etc., mais on connaît des dérivés de substitution tels que CH^3Cl, CH^2Cl^2, $CHCl^3$, CH^3OH, $C^2H^5.OH$, etc.

Les dérivés non saturés renferment des doubles ou des triples liaisons entre les atomes de carbone de sorte que ces corps peuvent fixer d'autres éléments ou radicaux (dérivés d'addition). Ex. : C^2H^4 ou $H^2C = CH^2$ pourra fixer $2Cl$ pour former un dérivé saturé $CH^2Cl — CH^2Cl$. Les dérivés non saturés forment également des dérivés de substitution.

CLASSIFICATION DES CORPS ORGANIQUES

Les corps organiques sont divisés d'abord en fonctions, puis en séries homologues.

Fonctions. — En étudiant les dérivés organiques, on voit que certains d'entre eux peuvent être rapprochés par un ensemble de propriétés communes : on dit que ces corps possèdent une même fonction. Les principales fonctions que nous aurons à étudier sont :

1º La fonction *carbure*, formée par les corps ne contenant que du carbone et de l'hydrogène ;

2º La fonction *alcool*, la fonction *aldéhyde*, la fonction *acide*, la fonction *phénol*, la fonction *éther*, contenant C, H et O ;

3º Les fonctions *azotées*, fonction *amine* et fonction *amide*.

Fonctions complexes. — Certains corps peuvent réunir plusieurs fonctions soit de même nature (glycérine corps trois fois alcool, alcool triatomique), soit des natures différentes (corps à fonctions mixtes) : l'acide salicylique réunit la fonction acide et la fonction phénol, etc.

Séries homologues. — Dans chaque fonction, si on

étudie des corps ayant une structure analogue, mais dont les formules diffèrent l'une de l'autre par CH^2 ou nCH^2 on voit que ces corps possèdent entre eux les plus grandes ressemblances. Ex. : CH^4, C^2H^6, C^3H^8, etc. : on dit que ces corps appartiennent à une même série homologue ou sont des corps homologues.

Nous classerons donc les corps d'abord par fonctions, puis, dans chaque fonction, par séries homologues.

Série grasse. Série aromatique.

Enfin les dérivés organiques sont divisés en deux grandes séries :

1º **Série grasse**, dans laquelle les atomes de carbone ne sont pas soudés de façon à constituer une chaîne fermée ;

2º **Série aromatique**, ayant pour point de départ la benzine, C^6H^6. Ce carbure, quoique n'ayant pas en apparence toutes les atomicités du carbone satisfaites, se comporte néanmoins comme un corps saturé, c'est-à-dire qu'il donne surtout des dérivés de substitution.

Pour expliquer ce fait, on donne à la benzine la formule de constitution suivante, dans laquelle les atomes de carbone sont disposés suivant une chaîne fermée et échangent entre eux alternativement une ou deux atomicités. Dans cette formule la tétravalence du carbone est respectée.

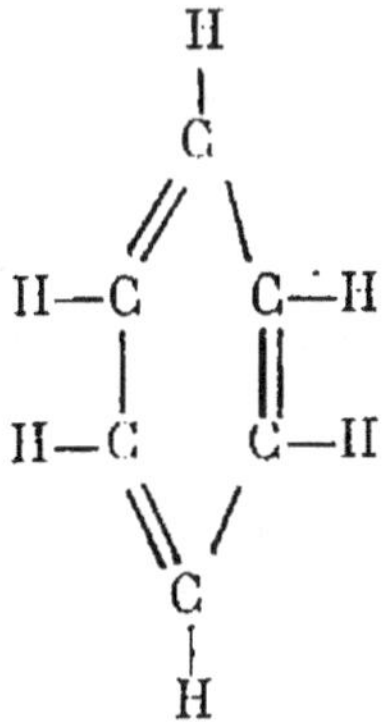

Dans chaque fonction nous étudierons d'abord les corps de la série grasse, puis les dérivés de la série aromatique.

CHAPITRE II

ETUDE DES CORPS ORGANIQUES IMPORTANTS

1re FONCTION. — CARBURES D'HYDROGÈNE

I. — CARBURES DE LA SÉRIE GRASSE

1re Série. — Carbures forméniques.

Ces carbures ont pour formule générale $C^n H^{2n+2}$: leur caractère essentiel est d'être saturés, c'est-à-dire de ne donner que des dérivés de substitution. On les trouve à l'état naturel : le gaz des marais, le grisou, est formé essentiellement de formène ou de méthane ; les termes plus élevés depuis $C^5 H^{12}$ jusqu'à $C^{16}H^{34}$ se trouvent dans les pétroles d'Amérique.

Le plus important est le formène ou méthane CH^4.

FORMÈNE OU MÉTHANE (CH^4). P. M. $= 16$.

Etat nat. — Gaz des marais; dans les mines de houille ; le gaz d'éclairage est formé en partie de formène.

Prép. — On l'obtient pur en décomposant l'acétate de sodium en présence d'un excès de soude.

$$CH^3 CO^2Na + NaOH = CH^4 + CO^3Na^2.$$

Prop. — Gaz incolore, peu soluble dans l'eau. $D = 0,559$. Il brûle au contact de l'air en formant $CO^2 + H^2O$; il forme avec l'oxygène ou l'air des mélanges détonants.

Le formène est surtout intéressant par les dérivés de substitution qu'il forme avec les halogènes Cl, Br, I.

Formène monochloré. Éther méthylchlorhydrique. Chlorure de méthyle (CH^3Cl).

Ce corps doit être considéré comme étant l'éther chlorhydrique de l'alcool méthylique.

On l'obtient dans l'industrie en faisant réagir sur l'alcool méthylique CH^3. OH, HCl naissant, c'est-à-dire un mélange de chlorure de sodium et d'acide sulfurique ; on l'obtient encore dans la distillation des vinasses de betterave.

Prop. — Corps gazeux à la température ordinaire. P. E. $= - 23^0$.

C'est un anesthésique local très employé : on le conserve dans des siphons métalliques pour l'usage. Le coryl est un mélange de chlorure de méthyle et de chlorure d'éthyle : il bout vers 0°.

CHLOROFORME ($CHCl^3$).

Hist. — Le chloroforme ou formène trichloré a été découvert en 1831 par Soubeyran en France et par Liebig en Allemagne.

Prép.— On l'a obtenu longtemps en traitant l'alcool ordinaire C^2H^5OH par le chlorure de chaux et un lait de chaux.
Actuellement on le prépare en traitant l'acétone (p. 119) par un hypochlorite. On obtient du chloroforme très pur en décomposant le chloral (voir page 119) par un alcali.

$$CCl^3 CHO + NaOH = CHCl^3 + HCO^2Na.$$
chloral   chloroforme, formiate

Purification. — Le chloroforme industriel doit être purifié : pour cela le Codex prescrit : 1° de le laver à l'eau ; 2° de le traiter par SO^4H^2 concentré tant que l'acide se colore ; 3° de l'agiter avec de la lessive de soude ; 4° de le laver à l'eau ; 5° de le dessécher sur du chlorure de calcium fondu, en ajoutant un peu d'huile d'œillette ; 6° de le distiller au bain-marie en mettant de côté le 1er et le dernier dixième ; 7° dans un but de conservation, le chloroforme anesthésique est additionné de 5 gr. par kilogr. d'alcool absolu.

PROP. — Liquide incolore, mobile, à odeur forte, de saveur sucrée. $D = 1,50$; P. E. $= 61°$; P. F. $= -70°$. Peu soluble dans l'eau, soluble dans l'alcool et l'éther. A l'inverse de l'éther, il s'enflamme très difficilement. Il est altéré par l'air humide, la lumière, avec formation de produits gazeux toxiques et irritants. On doit le conserver à l'abri de l'air et de la lumière dans des flacons pleins et fermés, dans un endroit obscur.

Essai. — Un chloroforme propre à l'anesthésie doit être neutre ; traité à froid par une solution de $AgAzO^3$, il ne doit pas donner de précipité blanc ; à chaud il ne doit pas donner de précipité noir. Agité avec SO^4H^2 il ne doit pas colorer l'acide, même au bout de quelques heures.

Applications. — Voir Roy, page 216.

IODOFORME (CHI^3).

PRÉP. — On l'obtient en traitant l'acétone par une solution d'iodure de potassium et d'un hypochlorite alcalin. On le purifie par cristallisation dans l'alcool.

PROP. — Corps jaune, cristallisé en lamelles, odeur safranée forte et désagréable. Insoluble dans l'eau, soluble dans l'alcool et l'éther : cette dernière solution est très altérable.

L'iodoforme est un antiseptique très employé.

PÉTROLES. VASELINE

Le pétrole d'Amérique est un mélange de carbures forméniques contenant en solution des carbures gazeux (de CH^4 à C^4H^{10}), des carbures liquides et des produits solides (paraffine). Quand on soumet le pétrole brut à la distillation fractionnée, on obtient :

1° Des *gaz (formène, éthane, propane, butane)* ;

2° L'*éther de pétrole* distillant de 30 à 70° ;

3° L'*essence de pétrole* de 70° à 140° ;

4° Le *pétrole* ou *huile de pétrole* de 150° à 250° ;

5° Des *huiles lourdes* utilisées pour le graissage des machines ;

6° La *paraffine*, masse blanche, cristalline, fondant de 44 à 65° et servant à la fabrication des bougies.

Vaseline. — Si, au lieu de pousser la distillation jusqu'à l'obtention des huiles lourdes, on laisse refroidir, on obtient une masse molle qui, décolorée et purifiée par des traitements au noir animal et à l'acide sulfurique,constitue la vaseline très employée comme excipient pour la préparation des pommades. La vaseline ne rancit pas et se stérilise facilement par la chaleur.

GAZ D'ÉCLAIRAGE

Hist. — Découvert par Philippe Lebon en 1785.

Prép. — On distille la houille dans de grandes cornues, allongées, en terre réfractaire. Le gaz dégagé subit une purification physique comprenant un lavage à l'eau, une réfrigération dans des tuyaux verticaux où se condensent les goudrons, puis une purification chimique : pour cela le gaz passe dans des caisses contenant sur des tablettes un mélange de chaux, sulfate de chaux et oxyde de fer, qui retient les dérivés sulfurés et cyaniques.

De là le gaz arrive aux gazomètres.

Composition. — Hydrogène 50 0/0, méthane 40 0/0, oxyde de carbone 6,6 : petite quantité d'éthylène, de benzine, etc.

Le gaz doit ses propriétés toxiques à l'oxyde de carbone.

2ᵉ Série. — Carbures éthyléniques (C^nH^{2n}).

Carbures non saturés. — Le plus important, *l'éthylène* C^2H^4, est obtenu en déshydratant l'alcool éthylique C^2H^6O par l'acide sulfurique concentré.

3ᵉ Série. — Carbures acétyléniques (C^nH^{2n-2}).

Acétylène (C^2H^2).

On l'obtient en traitant le carbure de calcium par l'eau

$$CaC^2 + 2H^2O = Ca(OH)^2 + C^2H^2.$$

Gaz incolore, formant avec l'air des mélanges explosifs ; employé pour l'éclairage.

II. — CARBURES AROMATIQUES

BENZINE (C^6H^6).

Synthèse. — Berthelot a obtenu la benzine dans l'action de la chaleur sur l'acétylène : $3C^2H^2 = C^6H^6$.

Pʀᴇ́ᴘ. — On l'obtient dans la distillation fractionnée des goudrons de houille, résidus de la fabrication du gaz. On rectifie en recueillant ce qui distille vers 80° et on purifie le carbure en le faisant congeler.

Pʀᴏᴘ. — Liquide incolore, à odeur forte ; se solidifie à 0°, distille à 80°-81°. La benzine dissout les corps gras, le caoutchouc, etc.

Elle est remarquable par la facilité avec laquelle elle forme des produits de substitution, soit avec les halogènes, soit avec certains radicaux (AzO^2, SO^3H), etc.

Nitrobenzine ($C^6H^5AzO^2$).

Obtenue dans l'action de l'acide azotique concentré

(AzO³H + SO⁴ H² à p. égales) sur la benzine : on précipite par l'eau la nitrobenzine.

Liquide jaunâtre à odeur forte d'amande amère; liquide explosif. La nitrobenzine ou benzine mononitrée, quand on la traite par les réducteurs, donne l'aniline C⁶H⁵AzH², base des couleurs d'aniline.

Usages de la benzine. — Dégraissage, dissolvant du caoutchouc ; préparation du phénol synthétique, de la nitrobenzine, etc.

Naphtaline (C¹⁰ H⁸).

La naphtaline est un carbure retiré des huiles lourdes de goudron : elle passe à la distillation de 180° à 250°. C'est un corps solide à odeur forte, utilisé comme insecticide et pour la préparation des naphtols.

Essence de térébenthine (C¹⁰ H¹⁶). Essences.

Prép. — La térébenthine du Pinus maritima est formée de deux principes : 1° une essence qu'on obtient en distillant la térébenthine avec l'eau : 2° des produits solides (colophane) constituant le résidu de la distillation.

Prop. — Liquide incolore, d'odeur forte, spéciale. D = 0,864. P. E. = 156°. Elle est employée pour la fabrication des vernis : elle dissout le caoutchouc.

Essences. — Au point de vue chimique, les essences sont des dissolutions ou mélanges de différents principes (phénols, éthers, aldéhydes, etc.) avec des carbures de formule C¹⁰H¹⁶. On les obtient en distillant avec l'eau les plantes ou parties de plantes contenant l'essence. Elles sont généralement blanches, plus légères que l'eau, insolubles dans ce liquide, solubles dans l'alcool et l'éther.

Essence d'anis. — D. 0,976 ; P. F. + 15° : formée

d'un carbure $C^{10} H^{16}$ et d'anéthol, corps à fonction éther phénol.

Essence de menthe. — D $=$ 0,840 à 0,900. Contient un carbure et un alcool spécial, le menthol.

2ᵉ FONCTION. — ALCOOLS

Alcools. — Les alcools sont des corps ternaires obtenus en substituant le radical oxydryle OH à l'hydrogène dans les carbures : si l'hydrogène substitué appartient, dans un carbure, au groupement CH^3 on a un *alcool primaire* caractérisé par le groupement CH^2. OH. Ex. : l'éthane CH^3 — CH^3 donnera l'alcool éthylique CH^3. $CH^2 OH$ *alcool primaire ;* si la substitution porte sur un groupement CH^2, on aura un *alcool secondaire.* Ex. : le propane CH^3. CH^2. CH^3 donnera *l'alcool propylique secondaire* CH^3. $CHOH$. CH^3 ; on connaît également des *alcools tertiaires* caractérisés par le groupement $=$ C. OH —.

Un *alcool primaire* donne par oxydation : 1ᵒ un *aldéhyde ;* 2ᵒ un *acide.* Ex. : CH^3. $CH^2 OH$ donne CH^3. CHO, aldéhyde éthylique, et CH^3. $CO^2 H$, acide acétique.

Un *alcool secondaire* donne par oxydation une *acétone,* mais pas d'acide correspondant : CH^3. $CHOH$. CH^3 donne CH^3. CO. CH^3 par oxydation.

Un *alcool tertiaire* ne donne ni aldéhyde, ni acétone, ni acide correspondant par oxydation.

La propriété essentielle des alcools est de former des éthers.

3ᵉ FONCTION. — ÉTHERS

Ethers. — On connaît deux sortes d'éthers, les éthers sels et les éthers oxydes.

Ethers sels. — On les obtient en faisant réagir les acides sur les alcools. Ex. :

$$CH^3. COOH. + C^2H^5.OH = H^2O + CH^3.COOC^2H^5$$
Acide acétique   Alcool   Ether éthylacéti-
                                           que ou acétate
                                           d'éthyle.

On peut les envisager comme des sels correspondant aux radicaux alcooliques, les alcools étant
envisagés comme des hydrates de ces radicaux alcooliques. Ex. : C^2H^5 éthyle : C^2H^5. OH hydrate d'éthyle,
alcool éthylique : $CH^3.CO^2C^2H^5$, acétate d'éthyle ou
éther acétique de l'alcool éthylique.

Leur réaction essentielle est d'être décomposé sous
l'action des alcalis en alcool et sel de l'acide correspondant :

$$CH^3.CO^2C^2H^5 + KOH = CH^3. CO^2K + C^2H^5.OH$$
                              Acétate de   Alcool
                              potassium

Cette réaction est appelée *saponification*.

Ethers oxydes. — Les éthers résultent de l'union
de deux molécules d'alcool avec élimination de H^2O:
ce sont les oxydes des radicaux alcooliques.

$$C^2H^5.OH + C^2H^5.OH = H^2O + C^2H^5.O.C^2H^5.$$
                                 Oxyde d'éthyle.

Ces éthers ne sont pas saponifiés par les alcalis.
Nous ne citerons que les alcools les plus importants.

Alcool méthylique (HCH^2OH).

On l'appelle également esprit de bois ou méthylène,
dans l'industrie.

Il est retiré des produits de la distillation du bois par
distillation fractionnée.

PROP. — Liquide incolore à odeur forte. P. E. 65°
Usages. — Employé comme dissolvant des résines, pour la préparation du formol : l'alcool méthy-

lique impur (méthylène) est ajouté à l'alcool ordinaire comme dénaturant (alcool à brûler).

ALCOOL ÉTHYLIQUE (C^2H^5OH).

C'est l'alcool ordinaire appelé aussi alcool de vin, esprit de vin. Il est connu de toute antiquité, car il existe dans les boissons fermentées (vin, bière, cidre).

Prép. — On peut retirer l'alcool par la distillation du vin ou des liqueurs fermentées (esprit de vin, eaux-de vie, cognac, etc.). Dans l'industrie, on prépare l'alcool par transformation de l'amidon en glucose, puis en faisant subir à ce sucre la fermentation alcoolique.

Les substances amylacées (blé, orge, riz) sont d'abord soumises à la saccharification consistant en un traitement à chaud par l'acide sulfurique très dilué, l'amidon $(C^6H^{10}O^5)^n$ est transformé en glucose $C^6H^{12}O^6$. La solution de glucose est alors soumise à la fermentation alcoolique : pour cela on y ajoute de la levure de bière (*Saccharomyces cerevisiæ*), ferment qui transforme le glucose en alcool et anhydride carbonique.

$$C^6H^{12}O^6 = 2C^2H^6O + 2CO^2.$$

L'alcool est retiré des liqueurs fermentées par distillations fractionnées au moyen d'appareils perfectionnés qui permettent de séparer l'alcool. P.E. 78°5, de l'eau ; P.E. 100°. On obtient ainsi de l'alcool presque anhydre (à 95°) ; pour avoir de l'alcool anhydre (alcool absolu à 100°), on distille l'alcool concentré avec un déshydratant énergique tel que baryte, sodium, potasse.

Prop. — Liquide incolore, fluide, odeur et saveur agréable. $D = 0,794$; P.E. $= 78°,5$; P.F. $= -131°$. Il brûle au contact de l'air en donnant H^2O et CO^2, il est attaqué par les oxydants avec formation d'aldéhyde puis d'acide acétique.

L'acide nitrique l'attaque violemment.

Essai d'un alcool. — L'essai d'un alcool doit porter tout d'abord sur le degré alcoolique qui est déterminé au moyen de l'alcoomètre de Gay-Lussac.

Cet instrument indique le volume d'alcool réel contenu dans 100 volumes du liquide essayé.

Usages. — Les alcools utilisés sont les alcools à 60°, à 95° et à 100°. Ils servent en pharmacie à la préparation des teintures, des alcoolats, de la teinture d'iode, etc.

Ethers sels de l'alcool.

Chlorure d'éthyle (C^2H^5Cl).

On l'obtient en distillant un mélange d'alcool, d'acide sulfurique et de chlorure de sodium.

C'est un liquide incolore, à odeur forte, bouillant à 12°, 5. Il est très employé comme anesthésique local.

Bromure d'éthyle (C^2H^5Br). Liquide incolore bouillant à 40°. Employé comme anesthésique général.

Acétate d'éthyle ($CH^3CO^2C^2H^5$).

On le prépare en distillant un mélange d'alcool, d'acétate de potassium et d'acide sulfurique.

Liquide incolore, à odeur agréable, bouillant à 72°,8. Il sert à la préparation de l'éther acétylacétique servant à préparer l'antipyrine.

ÉTHER ORDINAIRE. — OXYDE D'ÉTHYLE ($C^2H^5OC^2H^5$).

Ce corps est souvent appelé à tort éther sulfurique.

PRÉP. — On déshydrate l'alcool en le chauffant vers 140-150° avec SO^4H^2.

$$2C^2H^5.OH = H^2O + (C^2H^5)^2O.$$

Cette opération se fait dans des appareils à distiller soigneusement clos et les vapeurs qui se dégagent sont refroidies énergiquement.

L'éther est purifié par rectification.

Pur. — L'éther employé comme anesthésique est de plus purifié par agitation avec une lessive de potasse, puis distillé au bain marie : finalement, on le lave à l'eau, on le dessèche et on le rectifie.

Prop. — Liquide mobile, incolore, à odeur agréable. $D = 0{,}720$. Très volatil : P. E. $= 34^{o},5$. L'éther est peu soluble dans l'eau ; il dissout facilement les corps gras, les résines, l'iode, etc.

C'est un corps extrêmement dangereux, car il s'enflamme très facilement ; vu sa grande volatilité on ne doit le manipuler que loin de toute flamme.

Usages. — Anesthésique très employé. (Voir Roy, page 224.) Il a de nombreuses applications thérapeutiques (collodions, sirop d'éther, liqueur d'Hofmann, etc.).

Alcools polyatomiques.

On désigne sous le nom d'alcools polyatomiques des corps qui réunissent plusieurs fois la fonction alcool : le plus important est la glycérine, qui est un alcool triatomique.

GLYCÉRINE $C^3H^5(OH)^3$

Hist. — Elle a été découverte par Scheele en 1779. Sa véritable nature a été fixée par Berthelot.

Prép. — La glycérine se forme dans la saponification des graisses. Celles-ci, comme nous le verrons bientôt, sont des éthers formés par l'union de la glycérine avec certains acides organiques.

Quand on traite les corps gras par un alcali (potasse, soude ou chaux), ils sont décomposés en donnant un sel correspondant à l'acide et la glycérine est mise en liberté.

$$C^3H^5(C^{16}H^{35}O^2)^3 + 3KOH = C^3H^5(OH)^3 + 3\,C^{16}H^{35}KO^2$$

tristéarine · · · · · · glycérine ; stéarate de potassium.

Dans l'industrie, quand on en a vue la préparation de la

glycérine, on réalise la saponification par la chaux, ou par l'acide sulfurique dilué, ou même par la vapeur d'eau surchauffée.

Les acides gras ou leurs sels sont insolubles; on concentre les eaux mères contenant la glycérine et on la purifie par distillation dans le vide.

Prop. — Corps neutre, sirupeux, saveur sucrée $D = 1,264$; p.f. $= 18°$.p.e. $= 290°$. Elle est miscible à l'eau et à l'alcool, insoluble dans l'éther. Elle dissout un grand nombre de corps. La chaleur l'altère avec formation de produits irritants.

Au point de vue chimique, la glycérine est un alcool deux fois primaire et une fois secondaire. La formule de constitution est $CH^2OH. CHOH. CH^2OH$. En se combinant aux acides elle forme des éthers dont quelques-uns ont une certaine importance.

Appl. — La glycérine officinale doit être neutre : elle est très utilisée comme dissolvant, pour la préparation des glycérés, etc.

Ethers de la glycérine. — **Nitroglycérine (Trinitrine)** $C^3H^5(AzO^3)^3$. C'est l'éther de la glycérine avec l'acide azotique.

On l'obtient en traitant un mélange de glycérine et d'acide sulfurique par un mélange d'AzO^3H et de SO^4H^2, en évitant toute élévation de température. On précipite par l'eau la nitroglycérine.

C'est un explosif extrêmement violent, utilisé sous forme de dynamite.

Acide glycérophosphorique. — L'acide glycérophosphorique $C^3H^5(OH)^2 PO^4H^2$, préparé dans l'action de PO^4H^3 à chaud sur la glycérine, est la base des glycérophosphates de chaux, de soude, maintenant très employés.

Corps gras naturels.

Les corps gras naturels animaux ou végétaux sont

des éthers de la glycérine avec certains acides appelés
acides gras. Ce sont des mélanges formés surtout de
stéarine, palmitine, oléine dérivés de l'acide stéarique
$C^{18}H^{36}O^2$ de l'acide palmitique $C^{16}H^{32}O^2$, et de l'acide
oléique $C^{18}H^{34}O^2$. Ceux qui contiennent beaucoup
d'oléine sont liquides à la température ordinaire.
On les obtient le plus souvent par expression, quelquefois par l'action d'un dissolvant (sulfure de carbone, éther, etc.).

Prop. — Les corps gras sont plus légers que l'eau,
insolubles dans l'eau, solubles dans l'éther, la benzine,
le chloroforme, le sulfure de carbone.

Classification. — Suivant leur consistance on les
divise en *huiles, graisses, beurres, suifs,* etc.

4ᵉ FONCTION. — PHÉNOLS.

On appelle phénols des sortes d'alcool dérivés des
carbures aromatiques par substitution de un ou plusieurs groupes oxhydryles OH à l'hydrogène de ces
carbures. Ex. : phénol ordinaire $C^6H^5.OH$, pyrocatéchine $C^6H^4.(OH)^2$ dérivés de C^6H^6. Les phénols se rapprochent des alcools par la propriété de former des
éthers ; ils s'éloignent des alcools par leurs propriétés
acides plus marquées et en ce que dans leur oxydation il ne se forme ni aldéhydes, ni acétones, ni
acides correspondants.

PHENOL ORDINAIRE (C^6H^6O).

Prép. — Ce corps, appelé souvent acide phénique, est
retiré des portions de goudrons de houille distillant de
150° à 220. Ces portions sont traitées par un alcali dilué
qui dissout le phénol sous forme de phénate, et cette solution, saturée par un acide, donne le phénol brut qui est

purifié par distillation fractionnée (180-195°), puis par cristallisation.

Prop. — Corps cristallisé en longues aiguilles blanches, ou petits prismes (phénol synthétique, phénol neige). p. f. 41° — p. e. 183°.

Il est soluble dans 25 p. d'eau, très soluble dans l'alcool et la glycérine ; il se combine aux alcalis pour former des phénates solubles.

Le phénol est un corps toxique. Il est très employé comme antiseptique.

Il est caractérisé par la facilité avec laquelle il donne des dérivés du substitution.

Trinitro-phénol.— Acide picrique $C^6H^2.(AzO^2)^3.OH$.

L'acide picrique est obtenu en traitant un dérivé sulfoné du phénol, préparé dans l'action de l'acide sulfurique sur le phénol, par l'acide azotique. L'acide picrique se dépose.

Il est cristallisé en lames jaunes, peu solubles dans l'eau ; il est très employé comme substance tinctoriale, comme explosif (mélinite) et dans le traitement des brûlures.

Thymol $C^{10}H^{14}O$. Retiré de l'essence de thym. Il est cristallisé en gros prismes, fusibles à 46°, insolubles dans l'eau, solubles dans l'alcool. C'est un antiseptique puissant. Traité en solution alcaline par une solution d'iode dans l'iodure de potassium, il donne une poudre rouge brun, très employée sous le nom d'aristol.

Naphtols. — En partant de la naphtaline on obtient deux naphtols α et β ayant pour formule $C^{10}H^7(OH)$. Le naphtol β est très employé comme antiseptique.

CRÉOSOTE. GAIACOL

Prép. — Quand on distille dans un alambic le bois de

hêtre il passe à la distillation deux sortes de principes :

1° Un liquide aqueux contenant en dissolution de l'alcool méthylique, de l'acétone, de l'acide acétique ;

2° Des goudrons d'où on retire la créosote. Pour cela, ces goudrons sont agités avec une lessive alcaline qui dissout les phénols : ceux-ci sont précipités par un acide et le mélange est soumis à la distillation fractionnée : on recueille ce qui passe de 195° à 300. C'est la créosote de hêtre.

Prop. — Liquide huileux, incolore, à odeur forte, se colorant à l'air. C'est un corps toxique, caustique, fortement antiseptique.

Au point de vue chimique le corps le plus intéressant contenu dans la créosote est le gaïacol.

Le *gaïacol* $C^6H^4.OH.OCH^3$ est un éther monométhylique d'un phénol diatomique la pyrocatéchine $C^6H^4(OH)^2$. On l'obtient pur en partant de ce phénol. Il est en gros cristaux blancs, fusibles à 28°, bouillant à 205° ; c'est un antiseptique aussi actif que la créosote et moins caustique.

5e FONCTION. — ALDÉHYDES. — ACÉTONES

Aldéhydes. — Ces corps dérivent des alcools primaires par perte de 2H : on les obtient dans l'oxydation des alcools primaires. Ex. : aldhéhyde éthylique. $CH^3.CHO$ dérivé de $CH^3.CH^2OH$. Ce sont des corps réducteurs : ils fixent l'oxygène pour former des acides ; l'hydrogène les transforme en alcools.

Acétones. — Ce sont les aldéhydes des alcools secondaires. Ex. : Alcool propylique secondaire $CH^3.CHOH.CH^3$ donne par oxydation l'acétone $CH^3.CO.CH^3$.

Aldéhyde formique (H.CHO).

L'aldéhyde formique est très employé en solution sous

le nom de formol : celui-ci est obtenu en faisant passer un mélange de vapeurs d'alcool méthylique $H.CH^2OH$ et d'air sur du cuivre ou du coke chauffés.

C'est un liquide à odeur vive, contenant 40 p. 100 environ d'aldéhyde formique.

Antiseptique très employé.

Hydrate de chloral ($CCl^3.CHO + H^2O$).

A l'aldéhyde éthylique $CH^3.CHO$ correspond un dérivé trichloré, $CCl^3.CHO$, le chloral, très employé sous forme d'hydrate.

Le chloral se prépare en traitant l'alcool absolu $CH^3. CH^2OH$ par un courant de chlore. Le corps s'emparant de deux at. d'H donne d'abord l'aldéhyde $CH^3.CHO$, puis l'aldéhyde trichloré $CCl^3.CHO$. Le chloral, purifié par distillation et additionné d'eau en proportion convenable, donne l'hydrate de chloral.

PROP. — L'hydrate de chloral $CCl^3.CHO + H^2O$ est en cristaux blancs, fusibles à 47°, à odeur forte, très solubles dans l'eau.

C'est un calmant et un hypnotique très employé. Traité par un alcali il donne du chloroforme.

Acétone ($CH^3.CO.CH^3.$)

PRÉP. — On retire l'acétone des produits de la distillation du bois au moyen de distillations fractionnées. On l'obtient pure dans la distillation de l'acétate de calcium.

PROP. — Liquide volatil, à odeur spéciale, très inflammable, P.E. $= 56°$. Sert comme dissolvant et pour préparer le chloroforme et l'iodoforme.

Camphre ($C^{10}H^{16}O$).

Le camphre est une sorte d'acétone dérivée d'un

alcool, le bornéol. On le prépare en distillant avec de l'eau le bois du camphrier (Laurus camphora). On le purifie par sublimation.

Prop. — Masse blanche cristalline, à odeur vive, p. e : 204°. Le camphre est insoluble dans l'eau, soluble dans l'alcool, l'éther. C'est un antiseptique et un calmant souvent utilisés.

HYDRATES DE CARBONE

On désigne sous le nom d'hydrates de carbone toute une série de produits ternaires, neutres, dont la formule brute correspond à celle de n atomes de carbone, plus un certain nombre de molécules d'eau.

Les plus importants de ces produits sont les sucres.

Matières sucrées. — Ces substances sont pour la plupart caractérisées par une saveur sucrée spéciale : les unes ont une structure relativement simple, d'autres résultent de l'union de plusieurs sucres plus simples avec élimination d'eau.

Glucose $C^6H^{12}O^6$. — Sucre de raisin, sucre de fruit : le glucose existe aussi dans l'urine des diabétiques, dans le miel, etc.

Prép. — On peut le retirer du miel, de certains fruits : dans l'industrie on prépare le sucre en partant de l'amidon.

L'amidon est un hydrate de carbone de structure complexe et à qui on attribue la formule $(C^6H^{10}O^5)^n$. Quand on traite l'amidon à chaud par l'acide sulfurique dilué, il fixe n molécules d'eau pour former n mol. de glucose : on sature après réaction l'acide sulfurique par la chaux et la solution fortement évaporée laisse cristalliser le glucose.

Pour avoir le produit pur on fait cristalliser dans l'alcool.

Prop. — Corps solide crist. en prismes, peu soluble dans l'eau, peu soluble dans l'alcool.

Au point de vue chimique le glucose doit être envisagé comme étant un alcool polyatomique et à fonction aldéhyde : sa formule de constitution est $CH^2OH.(CHOH)^4.CHO$. De même que tous les aldéhydes il possède des fonctions réductrices; en particulier il réduit la liqueur de Fehling.

Liqueur de Fehling

Sulfate de cuivre.. 40 gr. Sel de Seignette 150 gr.
Eau............... 250 cmc. Lessive de soude 500 cmc.

Mélanger les deux solutions, laisser déposer, décanter la liqueur claire, compléter 1 litre avec eau distillée.

La liqueur de Fehling est une solution alcaline de protoxyde de cuivre en présence de tartrates : quand on la chauffe avec un corps réducteur tel que le glucose, le protoxyde est réduit à l'état de sous-oxyde Cu^2O, de sorte que la liqueur de Fehling est décolorée et le sous-oxyde se dépose sous forme d'une poudre rouge.

Le glucose hydrogéné donne un alcool hexatomique, la *mannite*.

Usages. — Employé surtout pour falsifier les sirops, pour la préparation des vins artificiels, etc. Il est employé en thérapeutique comme diurétique.

Lévulose $(C^6H^{12}O^6)$. — Accompagne le glucose dans les fruits. Il se forme en même temps que le glucose dans le dédoublement du sucre de canne. Le lévulose cristallise difficilement; il réduit la liqueur de Fehling comme le glucose.

Sucre de canne ou saccharose $(C^{12}H^{22}O^{11})$. — Sucre ordinaire, on le retire de la canne à sucre ou de la betterave; il existe dans un grand nombre de plantes.

Le sucre de canne est très soluble dans l'eau : sa propriété essentielle est de fixer une molécule d'eau sous l'influence des acides dilués ou d'un ferment spécial, l'invertine, pour former une molécule de glucose, plus une molécule de lévulose. Le sucre de canne ne réduit pas la liqueur de Fehling, il la réduit après intervention.

Lactose ($C^{12}H^{22}O^{11}$). — Sucre analogue au sucre de canne et qu'on retire du lait, dont il constitue la matière sucrée.

Maltose ($C^{12}H^{22}O^{11}$). — Se forme dans l'action de la diastase sur l'amidon ; il se dédouble en fixant H^2O en deux molécules de glucose.

Polysaccharides.

Les polysaccharides résultent de l'union d'un certain nombre de matières sucrées plus simples avec élimination d'eau : ils sont généralement amorphes, les uns sont solubles, d'autres sont insolubles dans l'eau. Traités par les acides dilués, ils donnent du glucose ou des produits analogues ; sous l'influence de certains ferments solubles, tels que la diastase de l'orge germée, ils donnent des produits de décomposition intermédiaire entre le glucose et eux (maltose, par exemple).

Dextrines. — Résultent de l'action de la chaleur sur l'amidon. Elles sont solubles dans l'eau et donnent avec l'eau iodée une coloration rouge. Employées comme les gommes.

Glycogène. — Substance analogue à la dextrine, existant dans le foie.

Amidon ($C^6H^{10}O^5$)n. — Existe dans un grand nombre de végétaux (amidon de blé, de riz, fécule de pomme de terre).

Prép. — On le retire de la pomme de terre en râpant celles-ci et en traitant par un courant d'eau ; l'amidon de blé est retiré de la farine de blé après fermentation du gluten.

Prop. — Corps blanc, insoluble; sous l'influence de l'eau à chaud l'amidon est transformé en empois, puis finit par se dissoudre. L'amidon, surtout l'empois d'amidon, additionné d'eau iodée, donne une belle coloration bleue.

Celluloses. — Constituent le squelette des végétaux. Le papier blanc, le coton constituent de la cellulose presque pure, surtout le coton hydrophile. Le coton hydrophile est du coton ordinaire débarrassé de la matière grasse naturelle par un lavage avec une solution de carbonate de sodium, décoloré par les hypochlorites et lavé à l'eau.

Coton poudre. — Le coton traité par un mélange d'acide sulfurique et d'acide azotique donne des celluloses nitrées (fulmi-coton ou cotons poudres) très employées comme explosifs (poudres sans fumée).

Le fulmi-coton se dissout dans un mélange d'alcool et d'éther; cette solution est appelée *collodion*. Le *celluloïde* est un mélange de coton-poudre et de camphre.

6ᵉ FONCTION. — ACIDES

Les acides organiques proviennent de l'oxydation des alcools primaires; le groupement CH^2OH de ces alcools est transformé en groupement carboxyle $COOH$ dans les acides.

Ils possèdent les propriétés des acides minéraux; on les divise en deux groupes :

1º *Acides à fonction simple,* qui peuvent être monobasiques, bibasiques;

2º *Acides à fonction complexe* (acides alcools, acides phénols, etc.).

Nous n'étudierons que quelques-uns de ces corps.

1ᵉʳ Groupe. — Acides à fonction simple.

Acide acétique ($C^2H^4O^2$).

Formation. — Les solutions alcooliques diluées (vin), quand on les abandonne au contact de l'air en présence du ferment acétique (*Mycoderma aceti*), deviennent acides par transformation de l'alcool $CH^3.CH^2OH$ en acide acétique $CH^3.CO^2H$. On obtient ainsi le vinaigre.

Prép. — L'acide acétique pur se retire des liquides aqueux de la distillation du bois : le liquide est saturé par du calcaire, puis évaporé à siccité ; il reste de l'acétate de calcium qui est transformé en acétate de sodium par le carbonate de sodium. L'acétate de sodium pur et sec traité dans un appareil distillatoire par l'acide sulfurique concentré, donne l'acide acétique pur (acide acétique cristallisable).

Prop. — Liquide incolore à odeur forte, miscible à l'eau. Il s'unit aux métaux pour former des sels.

Acétate d'ammoniaque. — La solution est employée sous le nom d'esprit de Minderérus.

Acétates de plomb. — On connaît l'acétate neutre $(C^2H^3O^2)^2$ Pb $+$ $3H^2O$, en gros cristaux blancs solubles. En faisant digérer une solution de ce sel avec de la litharge, on obtient une solution d'un acétate tribasique de plomb, appelée extrait de Saturne.

Acétate basique de cuivre. — Obtenu en exposant à l'air des plaques de cuivre entourées de marc de raisin. Poudre verte employée en peinture.

Acides gras. Savons.

Ces acides sont préparés dans la saponification des graisses par la chaux, puis les sels de calcium sont décomposés par SO^4H^2. On obtient ainsi une masse pâteuse qui, soumise à de fortes pressions, laisse écouler un acide liquide, *l'acide oléique* $C^{18}H^{34}O^2$. Le résidu solide est formé de deux acides. *l'acide stéarique* $C^{18}H^{36}O^2$ et *l'acide palmitique* $C^{16}H^{32}O^2$. Le mélange de ces deux acides sert à fabriquer les bougies stéariques.

Savons. — Les savons sont les sels alcalins des acides gras. On les obtient en saponifiant les graisses, les huiles, par une lessive alcaline. Les savons mous sont à base de potasse, les savons durs sont à base de soude.

Acide benzoïque ($C^7H^6O^2$).

Etat nat. — Il existe dans les baumes résines (benjoin, baume de Tolu).

Pnép. — On le prépare : 1° en soumettant à la sublimation le benjoin concassé : l'acide benzoïque volatilisé se condense sur un cône de papier placé au-dessus du récipient contenant le benjoin; 2° en faisant bouillir la poudre de benjoin avec de la chaux et de l'eau : il se forme un benzoate soluble d'où les acides précipitent l'acidebenzoïque ; 3° actuellement on obtient l'acide benzoïque en oxydant le toluène C^6H^5. CH^3 carbure homologue de la benzine.

Prop.— Lamelles cristallines, fusibles à 121°, insolubles dans l'eau, solubles dans l'alcool. C'est un antiseptique. Certains benzoates (soude, lithine) sont utilisés en thérapeutique.

Acide oxalique (COOH-COOH) — $C^2H^2O^4 + 2H^2O$.

Il existe dans certains végétaux sous forme libre ou d'oxalates (oxalate de calcium, oxalate acide de potassium ou sel d'oseille). On le prépare en oxydant le sucre de canne par l'acide nitrique. Aiguilles blanches, solubles dans l'eau, toxiques.

2ᵉ groupe. — Acides à fonctions complexes.

Acides alcools.

Acide lactique ($CH^3.CHOH.CO^2H$). — $C^3H^6O^3$.

Prép. — On obtient l'acide lactique dans la fermentation lactique du glucose par le ferment lactique en présence de carbonate de chaux. Il se forme du lactate de calcium, qui est purifié par cristallisation et décomposé par l'acide sulfurique.

Prop. — Liquide sirupeux, acide, soluble dans l'eau. Il attaque fortement les dents. L'acide lactique est utilisé en limonades contre certaines formes de diarrhées infantiles.

Acide tartrique ($C^4H^6O^6$).

Il existe dans les végétaux surtout dans le raisin sous forme de crème de tartre $C^4H^5KO^6$. Il cristallise en gros prismes blancs, solubles dans l'eau. Certains tartrates sont utilisés en médecine.

Tartrate acide de potassium. Crème de tartre ($C^4H^5KO^6$). Retiré des tartres et des lies de vin. Employé comme purgatif.

Sel de Seignette. — Tartrate double de potassium et de sodium $C^4H^4NaKO^6$; il sert à préparer la liqueur de Fehling.

Émétique. Tartrate d'antimoine et de potassium $C^4H^4(SbOH)KO^6$.

On le prépare en faisant bouillir la crème de tartre avec de l'oxyde d'antimoine hydraté : on filtre et on fait cristalliser.

Sel blanc, soluble dans l'eau, employé comme émétique. Très toxique.

Acide citrique ($C^6H^8O^7$).

Retiré du jus de citron. Gros prismes solubles dans l'eau, de saveur acide agréable. Employé pour la préparation des limonades purgatives au citrate de magnésium.

Acides phénols.

ACIDE SALICYLIQUE ($C^6H^4. OH.CO^2H$).

Prép. — On obtient l'acide salicylique en chauffant sous pression le phénate sodique C^6H^5NaO avec l'anhydride carbonique CO^2 ; il se forme du salicylate de sodium $C^7H^5NaO^3$, qui est dissous et précipité par un acide.

Prop. — Aiguilles blanches, fusibles à 157°. Peu soluble dans l'eau, très soluble dans l'alcool et la glycérine. Antiseptique.

Certains salicylates sont très employés.

Le *salicylate de sodium*, soluble dans l'eau, est employé dans le rhumatisme articulaire.

Salol ou salicylate de phényle ($C^6H^4.OH.CO^2C^6H^5$).

Obtenu en chauffant un mélange d'acide salicylique, de phénol et de chlorure de phosphore : on purifie le produit par cristallisation dans l'alcool.

Poudre blanche, soluble dans l'alcool; employé comme antiseptique.

Aspirine ou acide acétylsalicylique ($C^6H^4. OCOCH^3. CO^2H$).

Poudre blanche, insoluble dans l'eau : employée contre le rhumatisme.

Réac. — L'acide salicylique et les salicylates traités

en solution par le perchlorure de fer donnent des solutions violet intense.

Tanins.

Composés de nature acides phénols, de saveur astringente, existant dans beaucoup de plantes (écorce de chêne, noix de galle, ratanhia). Le tanin ordinaire est retiré de la noix de galle pulvérisée, épuisée par un mélange d'eau, d'alcool et d'éther : on évapore la couche inférieure, aqueuse.

C'est une poudre légère, jaunâtre, soluble dans l'eau, de saveur astringente très marquée. Les tanins forment avec la peau des substances imputrescibles (tannage). Avec le perchlorure de fer, le tanin de la noix de galle donne un précipité noir.

Le tanin et les végétaux à tanin sont très employés comme astringents.

7ᵉ FONCTION. — FONCTIONS AZOTÉES

Les corps organiques azotés se rattachent à plusieurs fonctions, dont les principales sont la fonction amine et la fonction amide.

1° Fonction amine.

Les amines peuvent être considérées comme étant de l'ammoniac AzH^3, dans laquelle un ou plusieurs atomes d'hydrogène sont remplacés par des radicaux alcooliques ou phénoliques (méthyle, éthyle, phényle, etc.). Ce sont de véritables bases s'unissant aux acides pour former des sels. Comme exemple de cette fonction nous étudierons une amine aromatique, la phénylamine ou aniline.

ANILINE ($C^6H^5.AzH^2$).

Prép. — On obtient l'aniline en chauffant la nitrobenzine $C^6H^5AzO^2$ avec un réducteur (acide acétique et fer).
L'aniline distille.

Prop. — Liquide incolore, à odeur forte, peu soluble dans l'eau. C'est un corps extrêmement important à un double point de vue.

1° L'aniline et les homologues supérieurs, toluidi-
nes, xylidines, etc., sont le point de départ d'un nombre considérable de matières colorantes artificielles
très employées (fuchsine, violet de méthyle, colorants
azoïques, etc.) ;

2° L'aniline est la base d'un certain nombre de
médicaments très employés, acétanilide ou antifébri-
nie, exalgine, antipyrine, etc.

Antipyrine ($C^{11}H^{12}Az^2O$) appelée aussi analgé-
sine, phényldiméthylpyrazolone : cristaux prismatiques incolores, fusibles à 113°, solubles dans l'eau.
Le perchlorure de fer ajouté à une solution d'antipyrine donne une coloration rouge. L'antipyrine est très
employée comme analgésique et hémostatique. Le
pyramidon est une *diméthylamino-antipyrine*.

2° Fonction amide.

Les amides sont obtenues en partant de l'ammoniac
par substitution à l'hydrogène de AzH^3, d'un radical
acide (acétyle, etc.). On les envisage également comme
résultant de la déshydratation des sels ammoniacaux
des acides organiques.

$$CH^3.COOAzH^4 — H^2O = \quad CH^3. COAzH^2$$

Acétate d'ammonium.   Acétamide.

Le seul corps de cette série qui offre pour nous de
l'intérêt est l'urée ou diamide carbonique. (V. p. 144.)

CHAPITRE III
ALCALOÏDES ET ALBUMINOÏDES

I. — ALCALOÏDES

Les alcaloïdes sont des principes basiques organiques, retirés des végétaux et remarquables en général par leur activité physiologique. Le premier alcaloïde connu est la morphine (Derosne, 1804); la quinine a été isolée en 1817 par Pelletier et Caventou.

Prép. — On les prépare de deux façons différentes :
1° On épuise la plante pulvérisée par un acide dilué qui dissout l'alcaloïde : la base est précipitée par un alcali, puis purifiée par cristallisation ;
2° La plante est mélangée avec la chaux, qui met la base en liberté : en traitant par un dissolvant neutre (éther, chloroforme, pétrole), on isole l'alcaloïde.

Prop. — On connaît des alcaloïdes liquides (nicotine, cicutine), qui sont exempts d'oxygène ; laplupart contiennent C — H — O — Az et sontsolides : ils sont peu solubles dans l'eau, solubles en général dans les dissolvants organiques : leur saveur est amère.

La chaleur les décompose. La plupart sont très toxiques.

Réactions. — On peut caractériser la présence d'un alcaloïde : 1° par des réactifs généraux (solutions de tanin, d'iodure double de potassium et de mercure, solution iodo-iodurée), qui les précipitent tous; 2° par des réactions particulières basées généralement sur des réactions colorées obtenues avec l'acide azotique ou l'acide sulfurique pur ou additionné de divers réactifs.

Nous ne citerons que quelques-uns de ces dérivés.

Atropine. — L'atropine est retirée de la belladone (Solanées) : un certain nombre d'alcaloïdes retirés des solanées (hyoscyamine, scopolamine) ressemblent beaucoup à l'atropine. On utilise surtout le sulfate soluble dans l'eau. C'est un modérateur nervin agissant également sur les sécrétions et un mydriatique très employé.

COCAÏNE ($C^{17}H^{21}AzO^4$).

La cocaïne est retirée des feuilles de coca, où elle est accompagnée d'un grand nombre d'autres produits analogues. Toutes ces bases ont pour point de départ un alcaloïde, *l'ecgonine*, sur laquelle sont fixés des radicaux différents. La cocaïne est une méthylbenzoylecgonine. On l'utilise sous forme de *chlorhydrate de cocaïne* ($C^{17}H^{21}AzO^4HCl + 2H^2O$), sel blanc, soluble dans l'eau. La cocaïne est un anesthésique local très employé. (V. Roy, page 268.)

Stovaïne. — La stovaïne est un alcaloïde artificiel préparé par des procédés purement chimiques. Elle est moins toxique que la cocaïne.

Strychnine. — **Brucine.** — Retirés des semences de noix vomique. Alcaloïdes extrèmement toxiques, excito-nervins.

Caféine. — Existe dans beaucoup de plantes, café, thé, cola, maté, guarana. On l'isole facilement au moyen de la chaux et du chloroforme. Longues aiguilles blanches, insolubles dans l'eau, solubles dans les solutions de benzoate de soude. C'est un excitant et un diurétique.

Alcaloïdes de l'opium : MORPHINE ($C^{17}H^{19}AzO^3$)

On retire la morphine de l'extrait d'opium au moyen d'un lait de chaux qui dissout la morphine sous forme de morphinate ; l'addition de chlorhydrate d'ammoniaque précipite la morphine.

Cette base forme des cristaux blancs, insolubles dans la plupart des dissolvants sauf dans les solutions alcalines. On l'utilise sous forme de *chlorhydrate* ($C^{17}H^{19}AzO^3HCl + H^2O$), soluble dans l'eau.

Alcaloïdes des quinquinas : QUININE ($C^{20}H^{24}Az^2O^2$).

C'est le plus important des alcaloïdes du quinquina. La quinine est très employée sous forme de sels. C'est une base biacide formant deux sortes de sel, sels basiques et sels neutres, appelés à tort sels acides. Le sel le plus employé est le *sulfate basique* ($C^{20}H^{24}Az^2O^2{)^2}SO^4H^2 + 8H^2O$).

PRÉP. — La poudre de quinquina mélangée de chaux, est agitée avec des huiles lourdes de pétrole qui dissolvent la quinine. L'huile lourde agitée avec l'acide sulfurique dilué cède la quinine à l'acide : la solution acide est saturée à chaud par du carbonate de sodium : le sulfate de quinine cristallise à froid.

PROP. — Aiguilles blanches, très peu solubles dans l'eau, solubles dans l'acide sulfurique dilué en donnant des liqueurs à fluorescence bleue, solubles dans l'alcool.

Antipyrétique très employé. Les chlorhydrates et bromhydrates de quinine sont beaucoup plus solubles.

II. — MATIÈRES ALBUMINOIDES

Déf. — La masse principale des tissus animaux est formée de substances généralement amorphes, azotées, de structure complexe, que l'on rencontre également dans les végétaux.

Ces produits, appelés matières albuminoïdes ou substances protéiques, jouent un rôle essentiel dans le développement des êtres vivants : l'albumine de l'œuf, la fibrine du sang, la caséine du lait, le gluten de la farine appartiennent à ce groupe.

COMP. CONST. — Elles contiennent toutes du carbone, de l'oxygène, de l'hydrogène et de l'azote, quelques-unes des traces de soufre et de phosphore. Traitées par les acides dilués à ébullition elles donnent de l'urée et des corps à fonction amine et acides (amino-acides) tels que le *glycocolle* $CH^2AzH^2.CO^2H$, la *tyrosine* amino-acide aromatique, etc.

PROP. — Presque toutes sont amorphes et à l'état sec constituent des masses cornées, élastiques ; quelques-unes sont cristallisées (hémoglobine du sang, vitelline de certaines semences).

Les unes sont solubles, la plupart forment des solutions colloïdales, d'autres sont insolubles. La présence des acides dilués, de certains sels neutres, modifie leur solubilité. La chaleur les altère ; sous l'influence des microbes anaérobies, elles subissent des phénomènes de putréfaction.

Réactions. — Dans quelques cas, la chaleur coagule les solutions aqueuses (albumine de l'œuf). Elles sont précipitées par différents réactifs, alcool, tannin, solutions de sels métalliques tels que cuivre, plomb, mercure.

Traitées par le sulfate de cuivre et la potasse, elles donnent une coloration violette ; l'acide azotique agissant sur les produits secs les colore en jaune, l'azotate mercurique les colore en rouge à chaud.

Classification des substances protéiques.

Nous les diviserons en 3 classes :

1º **Albumines vraies** (*albumines proprement dites, globulines, caséines, albumoses*) ;

2º **Protéides**, résultant de l'union d'un groupement protéique avec d'autres substances non protéiques ;

3º *Albumoïdes*, substances non encore classées.

*1*re *Classe.* **Albumine de l'œuf. Sérine ou albumine du sang.** — L'albumine de l'œuf est obtenue en évaporant avec précaution le blanc d'œuf : c'est une substance cornée, jaunâtre, donnant avec l'eau des solutions colloïdales. La chaleur coagule les solutions vers 70º ; elle est précipitée par l'alcool fort, le tanin, l'acide azotique.

La sérine du sang ressemble beaucoup à l'albumine de l'œuf ; elle constitue également l'albumine pathologique des urines.

Globulines. — Les globulines sont insolubles dans l'eau, solubles dans une solution de chlorure de sodium à 1 p. 10, précipitée par un excès de chlorure de sodium et par le sulfate de magnésium.

Les principales sont la sérum globuline du sang ;

Le fibrinogène, la fibrine du sang sont des globulines.

Caséine. — C'est la substance protéique du lait : la caséine est insoluble dans l'eau, soluble dans les alcalis dilués ; ces solutions sont précipitées par les acides dilués et par le ferment de la présure (lab-ferment).

Albumoses. — Les albumoses résultent de l'action des ferments digestifs sur les albumines vraies. Elles sont solubles dans l'eau, insolubles dans l'alcool fort, et ne précipitent ni par le sulfate d'ammonium ni par l'acide azotique, elles ne se coagulent pas par la chaleur : les principales albumoses sont :

Les *peptones*, obtenues dans la digestion des albumines par la pepspine ou la trypsine. (Voir page 141.)

Prép. — On fait digérer les albumines vers 38-40º jusqu'à ce que le liquide filtré ne précipite plus par l'acide azotique et on évapore à siccité.

Ce sont des poudres ou des masses spongieuses

blanc jaunâtre; leur solution précipite par l'acide phosphotungstique. On les utilise pour réaliser des alimentations artificielles.

2e Classe. — Protéides. — Les protéides résultent de l'union d'une albumine vraie avec un autre groupement de natures diverses, les principaux groupes sont :

1º **Les glucoprotéides**, qui se dédoublent sous l'influence des acides en albumines et matières sucrées : les mucines, secrétées par les muqueuses, appartiennent à ce groupe ;

2º **Nucléoprotéides**, produits phosphorés constituant le noyau des cellules : on les retire de la levure de bière, du foie, du pancréas, des tissus riches en leucocytes.

Les acides dilués les dédoublent en albumines et en acides phosphorés, complexes, appelés acides nucléiniques ;

3º **Protéides à matières colorantes.** La plus intéressante est l'*hémoglobine*, qui sera étudiée à propos du sang. (Voir page 137.)

3º Classe. — Albumoïdes. — Ce sont des substances protéiques non définies : nous citerons dans ce groupe :

Osséine. (Voir page 148.) — L'osséine chauffée à l'autoclave avec de l'eau donne un albumoïde de nature plus simple, la gélatine; celle-ci se gonfle au contact de l'eau en donnant des gelées; elle est précipitée par le tanin. La colle forte, la gélatine ordinaire, la grénétine sont des gélatines plus ou moins pures.

Kératine. — Elle constitue la substance cornée des ongles, les cheveux, la laine.

CINQUIÈME PARTIE

CHIMIE BIOLOGIQUE

Nous terminerons par l'étude de quelques liquides ou tissus de l'organisme humain.

SANG

Composition. — Le sang est un liquide rouge, contenu dans le cœur et dans les vaisseaux ; il est formé d'un liquide, le plasma sanguin, tenant en suspension 3 sortes d'éléments figurés : les globules rouges, les globules blancs et des granulations libres. La réaction du sang est alcaline.

Plasma. — Le plasma est un liquide aqueux contenant en dissolution un certain nombre de produits, surtout des albuminoïdes, qui sont au nombre de trois : 1° la *sérumalbumine*, qui a les plus grands rapports avec l'albumine du blanc d'œuf et qui se coagule vers 75° ; 2° une *sérumglobuline* ; 3° le *fibrinogène*, dont nous parlerons plus tard à propos de la coagulation du sang.

On trouve de plus dans le plasma un grand nombre d'autres produits : graisses, savons, cholestérine, glucose, urée, acide urique, bases xanthiques, acide hippurique, sels, gaz. 1.000 parties de plasma dans le sang humain contiennent environ 100 gr. de produits solubles.

Globules rouges. — Chez l'homme, les globules rouges sont discoïdes ; leur dimension est de 7 à 8 μ ;

ils sont constitués par une trame (stroma) de nature protéique, qui est imprégnée d'une matière colorante rouge : l'hémoglobine.

L'hémoglobine est une substance albuminoïde appartenant au groupe des protéides à matière colorante : elle est formée par l'union d'une albumine, la globine, et d'une substance organique contenant du fer au nombre de ses éléments, et qui est appelée hématine. La propriété essentielle de l'hémoglobine est de fixer l'oxygène avec une grande facilité pou. former une combinaison appelée *oxy-hémoglobine*. Inversement, si à une solution d'oxyhémoglobine on ajoute une trace d'un réducteur, sulfhydrate d'ammoniaque, l'oxyhémoglobine est transformée en hémoglobine réduite. Ces réactions sont mises à profit pour la recherche du sang dans un liquide : une solution d'oxyhémoglobine examinée au spectroscope présente deux bandes d'absorption dans le jaune et dans le vert (bandes D et E) ; après l'action des réducteurs, on n'observe plus qu'une bande unique entre D et E.

L'hémoglobine possède la propriété de fixer un grand nombre de gaz, tels que l'oxyde de carbone, le bioxyde d'azote ; quelques-unes de ces combinaisons étant plus stables que l'oxyhémoglobine, peuvent empêcher la fixation de l'oxygène sur les globules rouges : c'est le cas par exemple pour l'oxyde de carbone, qui déplace l'oxygène de l'oxyhémoglobine.

Globules blancs ou leucocytes. — Cellules incolores de dimensions variables, généralement plus grosses que les globules rouges et beaucoup moins nombreuses que ceux-ci ; ils sont formés de diverses substances protéiques et de quelques éléments qu'on trouve également dans les globules rouges, lécithines, cholestérine, sels, etc.

Coagulation. — Le caractère essentiel du sang

est de se prendre en masse, de se coaguler en dehors des vaisseaux sanguins : il forme alors une masse gélatineuse qui bientôt se sépare en deux parties : 1° un liquide incolore (*sérum*), renfermant tous les éléments du plasma, moins le fibrinogène ; 2° un caillot formé de *fibrine* sous forme de filaments extrêmement fins et englobant dans ses mailles les éléments figurés du sang.

La *fibrine* est une substance protéique provenant du dédoublement du *fibrinogène* : ce dernier, sous l'influence d'un ferment soluble, d'une diastase, appelée *plasmase*, est décomposé en fibrine qui se coagule et en *fibrineglobuline* qui reste en solution dans le sérum. Il faut de plus qu'il y ait des sels de chaux, existant du reste normalement dans le plasma. Le sang décalcifié (traité par l'oxalate d'ammonium) ne se coagule plus.

FONCTIONS DU FOIE

BILE

Le foie est un organe à fonctions multiples : nous dirons quelques mots de sa fonction glycogénique et de sa fonction biliaire.

Fonction glycogénique. — Le foie est le régulateur du sucre dans l'organisme : cet organe contient du *glycogène* (v. page 122), qu'il est facile d'isoler en traitant le foie haché et broyé par l'eau, puis en précipitant par l'alcool la solution aqueuse. La quantité de glycogène contenu dans le foie est d'ordinaire de 30 à 40 g. pour 1.000, mais dans certains cas elle peut atteindre 100 et 120 gr. par 1.000. En même temps le foie contient un ferment soluble amylolytique, analogue à celui que nous rencontrerons dans la salive, le suc pancréatique, etc., il y par conséquent, dans l'organisme, formation de sucre réducteur, de glucose.

Le glycogène du foie est donc au moins l'une des sources du sucre existant dans les tissus. Que l'organisme reçoive par les branches de la veine porte, qui l'ont puisé dans l'intestin, un excès de sucre, le foie arrête ce sucre au passage et le transforme en glycogène; si au contraire le sucre des tissus et du sang, consommé par le jeu régulier des organes, diminue, le foie forme du glucose et l'équilibre est rétabli.

Bile. — La bile, secrétée par le foie, est un liquide brun jaunâtre, devenant vert sombre quand il a subi pendant quelque temps le contact de l'air, amer, gras au toucher, filant et visqueux. La bile contient deux groupes de substances caractéristiques : des *sels d'acides biliaires* et des *pigments biliaires* : en outre, elle renferme une mucine, de la cholestérine et différents sels.

Les sels biliaires sont les sels sodiques de deux acides organiques, *l'acide glycocholique* et *l'acide taurocholique*. Ces acides sont caractérisés par la réaction de Pettenkofer. Quand, à une solution d'un sel ou d'un acide biliaire, on ajoute 2/3 de son volume d'acide sulfurique pur et une trace de sucre de canne, le liquide prend une belle coloration rouge foncé.

L'acide glycocholique traité par les alcalis ou les acides dilués bouillants est décomposé en glycocholle (acide amino-acétique) et acide cholalique ; l'acide taurocholique dans les mêmes conditions donne un amino-acide sulfuré, la taurine, et l'acide cholalique.

Pigments biliaires. — Le plus important est la *bilirubine*, $C^{32}H^{36}Az^4O^6$. C'est une poudre jaune rougeâtre, soluble dans les alcalis avec formation de bilirubinates.

La bilirubine au contact de l'air donne un autre

pigment, la *biliverdine*, $C^{32}H^{36}Az^4O^8$. Les pigments biliaires proviennent des pigments sanguins, en particulier de l'hématine. On les caractérise par la réaction de Gmelin : dans un verre à expérience, on verse une petite quantité d'acide nitrique nitreux, puis au-dessus une solution de pigments biliaires en ayant soin de ne pas mélanger les liquides ; on observe au contact des deux couches une série d'anneaux colorés, jaune, rouge puis violet, bleu et vert. (Voir urines, page 148.)

SALIVE

La salive est le produit de la sécrétion des glandes salivaires et des glandes muqueuses de la bouche. C'est un liquide incolore, visqueux, inodore : la réaction est normalement alcaline. Sa densité est 1,003.

La composition de la salive est très complexe ; parmi les principaux éléments nous signalerons :

1º La *mucine vraie*, provenant surtout de la glande sous-maxillaire ; on l'obtient en précipitant la salive par l'acide acétique dilué ;

2º Des traces d'une *globuline ;*

3º Du *sulfocyanate de potassium* KCAzS, dont on démontre la présence en ajoutant à la salive une petite quantité d'acide chlorhydrique dilué et une goutte de perchlorure de fer : on obtient une coloration rouge caractéristique ; la salive normale contient en moyenne 0 gr. 08 CAzSK par litre ;

4º Un *ferment amylolytique*, la *ptyaline*, identique à la maltose du malt : ce ferment liquéfie l'emploi d'amidon et le transforme en dextrines puis en maltose ;

5º Un *ferment oxydant indirect*, des sels minéraux, chlorures, phosphates, carbonates de Na, K, Ca, Mg.

SUC GASTRIQUE

Le suc gastrique pur est un liquide incolore, limpide, légèrement filant; sa réaction est acide au tournesol; à la calcination, il laisse un résidu salin constitué par des phosphates, des chlorures de Na, K, Ca, Mg.

Le suc gastrique doit ses propriétés physiologiques à un acide et à deux ferments solubles : la pepsine et le lab ferment ou présure.

Acidité. — Il est démontré maintenant que l'acidité du suc gastrique est due à l'acide chlorhydrique, et non à l'acide lactique. L'acide chorhydrique dans le suc gastrique pur est en partie libre, en partie combiné sous forme de combinaisons chlorées acides.

On démontre sa présence au moyen du réactif de Günzburg : phloroglucine 2 gr., vanilline 1 gr., alcool à 95° 30 gr.; en chauffant quelques gouttes de ce réactif et quelques gouttes d'un suc gastrique normal au-bain marie vers 60°, il se développe une belle coloration rouge.

Pepsine. — La pepsine est un ferment soluble ayant la propriété de solubiliser les albuminoïdes et de les transformer en peptones; elle n'agit qu'en milieu acide et surtout vers 40°.

Labferment ou présure. — La présure est un ferment soluble qui a la propriété de coaguler la caséine du lait : elle existe surtout dans le suc gastrique des jeunes enfants.

Examen d'un suc gastrique. — L'examen d'un suc gastrique comporte la recherche et le dosage de l'acide chlorhydrique : la proportion est de 1,82 à 2,36 p. 100 dans le suc normal; le dosage de la pepsine ou plutôt la mesure de l'action hydrolysante du suc gastrique et la recherche des éléments anormaux parmi lesquels les plus importants sont l'acide lactique et l'acide butyrique.

SUC PANCRÉATIQUE

Le suc pancréatique est un liquide clair, visqueux, moussant par l'agitation ; sa réaction est alcaline. Il est caractérisé par la présence de 3 diastases : l'amylopsine, la stéapsine et la trypsine.

Amylopsine. — Diastase qui a la propriété de liquéfier l'empois d'amidon et de le transformer en dextrines, puis en maltose ; le glycogène subit les mêmes transformations que l'amidon.

Stéapsine. — La stéapsine est un ferment du groupe des lipases : elle exerce sur les matières grasses une double action : 1º action chimique, elle saponifie les matières grasses ; 2º action physique, elle les émulsionne.

Trypsine. — C'est une diastase protéolytique, c'est-à-dire dédoublant les substances protéiques. Contrairement à la pepsine, elle n'agit qu'en milieu neutre ou alcalin ; de plus, son action est plus énergique que celle de la pepsine, car elle transforme les albumines en peptones, mais le dédoublement peut aller jusqu'à la formation d'amino-acides, tyrosine, leucine, etc.

Les *pancréatines* du commerce renferment les trois diastases énumérées ci-dessus.

SUC INTESTINAL

Liquide alcalin contenant de *l'invertine*, c'est-à-dire une diastase qui dédouble le saccharose en glucose et lévulose et une autre diastase, *l'entérokinase*, qui agit comme activant sur la trypsine.

URINES

L'urine peut être considérée comme une solution aqueuse de substances organiques et minérales, produits de désassimilation destinés à être rejetés de l'organisme. L'urine normale est un liquide jaune citron, d'odeur spéciale. La quantité d'urine éliminée en 24 heures est variable : elle varie en général de 1000 à 1500 cm³. La réaction normale est acide ; dans quelques affections, l'urine devient alcaline (urines alcalines).

COMPOSITION DE L'URINE NORMALE. — On trouve dans l'urine un certain nombre de principes ; dans certaines affections apparaissent des éléments particuliers, sucre, albumine, etc.

Nous étudierons d'abord les éléments normaux de l'urine, puis nous mentionnerons les principaux éléments pathologiques.

Composition moyenne de l'urine normale.

```
Eau............................  956 gr.  pour 1 litre
Résidu sec....................   44 gr.       —
```

.Ce résidu est formé de deux sortes d'éléments organiques et minéraux.

Éléments organiques
par litre.

```
Urée.............................................  25 gr.
Acide urique.....................................  0,4
Acide hippurique.............................  )
Acide oxalique...............................   )
Créatinine...................................   }  3 gr.
Pigments : divers............................  )
```

Éléments minéraux

```
Chlorure de sodium............  10 gr.
Sulfates......................  1,5
Phosphates ...................  2,8 (en P²O⁵)
Sels ammoniacaux..............  0,7
Sels de K, Na, Mg.............
Traces de fer.................
```

Urée. — *L'urée* ou *carbamide* $CO(AzH^2)^2$ est un principe constant de l'urine : elle existe également dans le foie, les muscles, le sang.

On la retire facilement de l'urine en évaporant ce liquide à 1/3 environ et en ajoutant au liquide refroidi de l'acide azotique : l'azotate d'urée peu soluble cristallisée. L'urée est un corps cristallisé, blanc, soluble dans l'eau. Parmi ses réactions, nous signalerons les deux suivantes. L'urée chauffée sous pression vers 140° avec des acides ou des alcalis, fixe deux molécules d'eau et se transforme en carbonate d'ammonium $CO^3 (AzH^4)^2$: la même transformation peut s'effectuer sous l'influence d'une diastase, l'uréase, ce qui explique l'odeur et la réaction alcaline que prennent les urines au bout de quelque temps au contact de l'air, parfois même dans l'organisme.

L'urée traitée par les oxydants, spécialement par l'hypobromite de sodium, est décomposée avec dégagement de CO^2 et d'Az. Cette réaction est utilisée pour le dosage de l'urée.

Dos.—Sur un vol. déterminé d'urine on fait réagir un réactif (hypobromite de sodium en solution alcaline) dans des appareils spéciaux appelés uréomètres et qui permettent de mesurer l'azote formé.

Acide urique. — L'acide urique $C^5H^4Az^4O^3$ est contenu dans l'urine à l'état libre ou à l'état de sels de sodium, d'ammonium, de potassium. Il existe également dans les sédiments urinaires, dans beaucoup de calculs, ainsi que dans les excréments d'oiseau et de serpent. Il constitue des cristaux de forme variable, très peu solubles dans l'eau : certains urates (K-Na-Li) sont un peu plus solubles.

On caractérise l'acide urique par la réaction de la murexide. Dans une capsule on introduit une petite quantité de la substance à essayer avec quelques gouttes d'acide nitrique et on évapore au bain marie ; s'il y a de l'acide urique, le résidu est coloré en rouge orangé et prend une belle teinte violet pourpre en présence de vapeurs d'ammoniaque.

L'acide urique augmente dans l'urine, dans les affections fébriles aiguës, les maladies de foie, le rhumatisme ; dans la goutte, il s'accumule dans l'organisme au lieu de s'éliminer.

Chlorures.— Les urines contiennent une certaine quantité de chlorure de sodium (12 à 14 gr. par jour). Dans certaines affections (pneumonie, pleurésie, fièvre typhoïde, etc.), les chlorures restent dans l'organisme et diminuent dans les urines.

Pour doser les chlorures dans une urine on prélève 10 cc. de liquide : on ajoute un excès soit 20cc. d'une solution décinormale de $AgAzO^3$ (à 17 gr. par litre, précipitant 5 gr.85 NaCl), 5 cc. de solution à 1/10 d'alun de fer et 5 cc d'acide azotique ; on titre l'excès de nitrate d'argent en versant au moyen d'une burette une solution décinormale de sulfocyanate de potassium (9 gr. 70 par litre) qu'on ajoute jusqu'à coloration rouge : s'il faut n cc. de sulfocyanate, le poids de NaCl par litre d'urine est $(20-n) \times 0$ gr. 585.

Phosphates. — On trouve dans l'urine des phosphates de calcium, de magnésium, de phosphates alcalins. Les phosphates diminuent dans les affections fébriles, augmentent dans les maladies nerveuses.

Les phosphates dans l'urine sont évalués en P^2O^5 : on les dose au moyen d'une solution titrée d'azotate d'urane en présence de teinture de cochenille : l'urine est chauffée, puis on ajoute la solution d'urane au moyen d'une burette jusqu'à ce que le liquide vire du rose au vert.

Pigments urinaires normaux. — L'urine doit sa couleur à un pigment spécial, l'urochrome : les dépôts rosés qui se forment dans beaucoup d'urines sont des urates colorés par l'uroérythrine. On trouve dans la plupart des urines un pigment spécial, l'urobiline, qui dérive des pigments biliaires, des dérivés indoxyliques qui, par oxydation, sont transformés en indigotine et des dérivés scatoliques.

URINES PATHOLOGIQUES

Dans certaines maladies, on trouve dans l'urine, en outre des éléments normaux, certains produits appelés éléments pathologiques ; les plus importants sont le glucose, les albumines, les éléments du sang, la bile, le pus.

Glucose.

Le glucose se trouve dans les urines sucrées (urines diabétiques). Il provient d'une insuffisance glycolytique (voir page 138) et le sucre non brûlé passe dans l'urine. On recherche et on dose le glucose dans l'urine au moyen de la liqueur de Fehling.

Recherche. Dosage. — Généralement pour rechercher le sucre dans une urine, il suffit de porter dans un tube à essai quelques cent. cubes de réactif à ébullition et d'ajouter l'urine peu à peu en maintenant l'ébullition. S'il y a une quantité de glucose même faible, 2 à 3 gr. par litre, la réduction est immédiate. Dans le cas d'urines peu riches en sucre, la présence de certains éléments (créatinine, acide urique) peut laisser de l'indécision ; on ajoute à l'urine 1/10 de son volume de sous-acétate de plomb, on filtre, on élimine le plomb en excès au moyen d'une solution concentrée de carbonate de sodium, on filtre et on procède à la recherche sur le liquide filtré en n'employant qu'une petite quantité de réactif.

Pour doser le glucose, on se sert d'une liqueur de Fehling titrée (10 cc. correspondant à 0 gr. 05 de glucose par exemple) et on verse l'urine dans un volume donné du réactif, au moyen d'une burette, jusqu'à décoloration complète du réactif. Il est bon de défequer l'urine.

Albumines.

On peut trouver dans les urines plusieurs variétés
d'albumines : *mucines, sérines, globulines, peptones*).
Les seules intéressantes sont la sérine et la globuline
(albumines pathologiques). Elles apparaissent à la
suite de lésions du rein, de troubles circulatoires,
etc.

Recherche. — 1° Une urine albumineuse précipite par
l'acide azotique ; 2° on utilise souvent le réactif d'Esbach
ou citropicrique (acide citrique, 10 gr., acide picrique, 10 gr.
eau, 1 litre). 1 vol. d'urine additionné d'un vol. égal de
réactif donne un précipité floconneux s'il y a de l'albumine.

3° Nous recommanderons le procédé suivant qui permet de retrouver même des traces d'albumines pathologiques. On sature 50 cmc. d'urine de sulfate de sodium, on
ajoute 1 goutte d'acide acétique, on filtre : on remplit
d'urine filtrée un tube à essai qu'on chauffe à la partie
supérieure ; s'il y a même des traces d'albumine, la partie
chauffée se trouble tandis que le liquide inférieur non
chauffé reste froid.

Dosage. — A l'urine, on ajoute 1 goutte ou 2 d'acide
acétique, on filtre et on prélève un volume déterminé
(100 cmc. d'urine) qu'on fait bouillir : le précipité est
recueilli sur un filtre taré, qu'on lave à l'eau bouillante,
qu'on dessèche à 100° et qu'on pèse. L'augmentation de
poids représente l'albumine contenue dans 100 cmc.

Autres éléments pathogènes.

Sang. — Le sang peut exister dans l'urine à la
suite d'hémorrhagies de l'appareil urinaire (hématu-
rie) : on recherchera dans le dépôt la présence des
globules sanguins en utilisant le microscope. Certaines urines sanguinolentes ne renferment pas de globules, mais seulement la matière colorante du sang
(hémoglobine). On caractérise l'hémoglobine dans ces
urines au moyen du spectroscope.

Pus. — Certaines urines contiennent du pus : on recherchera les globules de pus, au microscope, dans le dépôt urinaire.

Pigments biliaires. — Les pigments biliaires peuvent, dans certaines affections du foie, passer dans l'urine.

On les recherche de la façon suivante : à 10 cc. d'urine on ajoute 1 ou 2 cc. de chlorure de baryum à $\frac{1}{10}$; il se forme un précipité qu'on recueille sur un filtre et qu'on lave. En perçant le filtre on fait passer le précipité dans un tube à essai avec 5 cc. d'alcool à 95° et X gouttes d'HCl pur. On chauffe le tube au bain-marie : s'il y a des pigments biliaires le liquide se colore en vert.

L'analyse d'une urine doit être complétée par l'examen microscopique du dépôt, ce qui permet de retrouver un certain nombre d'éléments souvent fort intéressants, phosphates, acide urique, urates, cylindres urinaires, bactéries, etc.

COMPOSITION CHIMIQUE DES OS

Le tissu osseux est formé essentiellement de deux sortes de substances.

1° Une substance organique, *l'osséine*, de nature protéique, insoluble dans l'eau et dans les acides. Soumise longtemps à l'action de l'eau bouillante ou de l'eau surchauffée, elle est transformée en une albumine soluble : la gélatine.

Sa proportion dans les os est de 30 à 40 p. 100 à l'état humide.

2° De *substances minérales*, 65 à 70 p. 100 du poids des os secs. On obtient la substance minérale des os par la calcination en vases ouverts : la composition de la cendre d'os est la suivante :

Phosphate tricalcique..... 87, 5 p. 100.
Phosphate de magnésium.   1,75
Carbonate de calcium...... 9 à 10 p. 100.
Fluorure de calcium....... 0,35

Traces de chlorures, de sels de potassium, de sodium, de fer.

COMPOSITION CHIMIQUE DES DENTS

La composition chimique des dents ressemble beaucoup à celle des os.

Dentine. — La matière organique ressemble beaucoup à l'osséine ; les parois des vaisseaux sont formées d'élastine. La matière minérale est surtout formée de phosphate et de carbonate de calcium.

Cément. — Composition analogue à celle du tissu osseux.

Email. — La substance organique est peu connue : elle ne donne pas de gélatine sous l'influence de l'eau bouillante.

Dentine		Cément	Email
Mat. organique fraiche......	20 à 27 0,'0	30	3,5 à 4
Phosphate de Ca et fluorures.	66,7 »	60	87
Phosphate de magnésium...	1 à 2,5 »	1,2	2
Carbonate de calcium.......	3 à 8 »	3	6 à 8

Traces de chlorures et de sels de sodium, potassium, fer.

LIVRE II

MÉCANIQUE APPLIQUÉE

INTRODUCTION

Définition et but de la mécanique. — La mécanique est l'étude du mouvement et des causes qui le produisent et qu'on appelle forces.

Elle a pour but de faire connaître les différents genres de mouvement, le moyen de les utiliser, de les transmettre et de les transformer. Elle a également pour but de faire connaître les différents genres de forces, les conditions dans lesquelles elles peuvent s'équilibrer et se détruire les unes les autres, les différents effets qu'elles produisent, le travail qu'elles peuvent fournir.

Division de la mécanique. — La mécanique se divise ordinairement en trois parties : la cinématique, ou étude du mouvement ; la statique, étude de l'équilibre des forces ; la dynamique, étude des relations entre les forces et les effets qu'elles produisent.

Nous diviserons ici la mécanique en trois parties : l'étude du mouvement, de la force et du travail.

PREMIÈRE PARTIE

LE MOUVEMENT

CHAPITRE PREMIER
LES DIVERSES SORTES DE MOUVEMENT

§ 1er. **Définitions préliminaires.** — On dit qu'un corps est en mouvement lorsqu'il occupe successivement plusieurs positions dans l'espace. La ligne qui passe par toutes ces positions et que décrit le corps mobile, ou simplement le mobile, est sa trajectoire.

Le mouvement est rectiligne ou curviligne, suivant que la trajectoire est droite, ou courbe. Le mouvement curviligne se subdivise d'ailleurs en mouvement circulaire, mouvement elliptique, mouvement parabolique, mouvement hélicoïdal.

La trajectoire peut être parcourue toujours dans le même sens, et alors le mouvement est continu, ou bien tantôt dans un sens, tantôt dans l'autre et le mouvement est alors alternatif. Ainsi, le mouvement d'un corps qui tombe est continu, celui d'un pendule est alternatif.

Enfin, il y a une relation entre l'espace parcouru sur la trajectoire et le temps employé à le parcourir. Cette relation définit la loi, ou la nature, du mouvement. Ainsi, le mouvement uniforme est celui dans lequel les espaces parcourus en des temps égaux sont égaux. Un autre mouvement, dans lequel les espaces parcourus sont proportionnels aux carrés des temps employés à les parcourir, s'appelle mouvement uniformément varié sans vitesse initiale.

En résumé, les éléments d'un mouvement sont : la forme de sa trajectoire, son sens et sa nature. Ainsi, un mouvement est défini si l'on dit qu'il est circulaire, continu et uniforme. Pour le déterminer complètement, il faut donner sa vitesse, qui dépend de la relation entre l'espace et le temps employé à le parcourir.

§ **2. Mouvement d'un point.** — Un point matériel, tel qu'on le considère en mécanique, est un point sans dimension, comme en géométrie, mais doué des propriétés mécaniques, par exemple de la pesanteur.

Un point matériel peut avoir un mouvement rectiligne et uniforme. L'espace est proportionnel au temps, et le mouvement est représenté par la formule :

$$e = vt$$

L'espace parcouru dans l'unité de temps, v, s'appelle la vitesse du mouvement uniforme.

Le mouvement du point matériel peut être un mouvement circulaire et uniforme. Dans ce cas, si R est le rayon et ω la vitesse du point situé à la distance 1 du centre, la vitesse v du point à la distance R sera :

$$v = \omega R.$$

ω s'appelle la vitesse angulaire ; elle est représentée par le nombre de tours ou de fractions de tour par seconde.

Si le mouvement du point matériel n'est pas uniforme, il est varié. Parmi tous les mouvements variés, le plus important est le mouvement uniformément varié, dont l'espace est donné par la formule :

$$e = v_0 t + \frac{1}{2} a t^2.$$

Dans ce mouvement, on ne peut définir la vitesse comme dans le mouvement uniforme. On considère quelquefois la vitesse moyenne, quotient de l'espace par le temps employé à le parcourir. Si au bout d'un autre temps t' l'espace est e', on a :

$$e' = v_0\, t' + \frac{1}{2}\, a\, t'^2.$$

On a donc :

$$e' - e = v_0\,(t' - t) + \frac{1}{2}\, a\,(t'^2 - t^2).$$

et la vitesse moyenne est :

$$\frac{e' - e}{t' - t} = v_0 + \frac{1}{2}\, a\,(t' + t).$$

Telle est la vitesse moyenne. On aura la vitesse à l'instant t en supposant que t' tend vers t, ou $t' - t$ vers 0, on a alors :

$$v = v_0 + at.$$

C'est l'expression de la vitesse dans le mouvement varié. La quantité a, dont la vitesse augmente par seconde, s'appelle l'accélération.

En particulier, si l'on suppose que le mouvement a lieu sans vitesse initiale, on a, pour représenter l'espace et la vitesse, les formules :

$$e = \frac{1}{2}\, a\, t^2.$$
$$v = a\, t.$$

L'espace est proportionnel au carré du temps et la vitesse proportionnelle au temps : ce sont là justement les lois de la chute des corps.

On peut considérer, comme mouvement circulaire varié d'un point matériel, le mouvement du pendule simple. C'est un mouvement circulaire alternatif, dont la vitesse varie périodiquement. Au départ, lorsque le pendule est écarté le plus de la verticale, la vitesse est nulle ; elle va en augmentant pendant la chute, jusqu'au moment du passage par la verticale, puis elle diminue de nouveau, en repassant en sens inverse par les mêmes valeurs pour la même hauteur.

Un point matériel peut aussi avoir un mouvement parabolique. C'est le cas d'un projectile, lancé obliquement suivant une direction quelconque, ou encore celui d'une veine liquide s'écoulant par un orifice pratiqué dans la paroi d'un vase.

§ 3. Mouvement d'un système.— En mécanique, on appelle système invariable un ensemble de points matériels, situés et maintenus à une distance invariable les uns des autres. Un solide nous offre un exemple d'un système invariable. Bien qu'il n'y ait pas de solide absolument indéformable, certains sont cependant assez résistants pour que l'on puisse regarder pratiquement leurs molécules comme les points matériels d'un système invariable.

Un pareil système peut avoir deux sortes de mouvement : le mouvement de translation et le mouvement de rotation. Dans le mouvement de translation, une droite quelconque du système reste toujours parallèle à elle-même. La translation peut être rectiligne, ou curviligne : elle est rectiligne, si la trajectoire d'un point quelconque du système mobile, est rectiligne, et curviligne si cette trajectoire est curviligne. Quel que soit le genre de translation, les trajectoires des différents points sont parallèles entre elles. Le mouvement d'un véhicule quelconque est un mouvement de translation : c'est une translation rectiligne, s'il va en ligne droite, et une translation curviligne lorsqu'il tourne. Tous les points ont la même vitesse.

Dans le mouvement de rotation, une droit quelconque du système prend successivement toutes les directions. Tous les points du mobile décrivent des cercles concentriques, ayant pour centre le point autour duquel se fait la rotation. On a un exemple de mouvement de rotation dans le mouvement de la roue et dans celui du volant d'une machine. Chaque point a une vitesse différente, suivant sa distance du centre, les points les plus éloignés ayant une vitesse plus grande, d'après la formule :

$$V = \omega R.$$

Parmi les outils, le rabot est animé d'un mouvement de translation, le tour d'un mouvement de rotation.

Le mouvement le plus général d'un système est un double mouvement de translation et de rotation. On peut en effet amener un corps d'une position à une autre par une translation, qui amène un point dans sa nouvelle position, puis une rotation, qui fait coïncider tous les points avec leur position nouvelle.

On peut aussi considérer le mouvement relatif d'un système par rapport à un autre.

Un système invariable peut avoir par rapport à un autre un mouvement de glissement, ou un mouvement de roulement.

On peut admettre, pour définir le mouvement relatif, que l'un des systèmes est fixe et l'autre mobile.

Dans le mouvement de glissement, un point du système mobile vient successivement en contact avec les différents points du système fixe. Le mouvement du traîneau sur la glace est un mouvement de glissement. Dans le mouvement de roulement, au contraire, chaque point du système mobile vient successivement en contact avec chacun des points du système fixe : le mouvement d'une roue sur une route est un mouvement de roulement. Dans le mouvement de roulement proprement dit, l'espace qui sépare deux points du système mobile est égal à celui qui sépare les deux points du système fixe avec lesquels les premiers doivent venir en contact.

Le mouvement le plus général d'un système par rapport à un autre est un double mouvement de glissement et de roulement. On amène d'abord par un roulement un second point du système mobile au contact du système fixe, puis par un glissement on l'amène au contact du point que l'on veut.

CHAPITRE II

PRODUCTION DU MOUVEMENT

§ 1er. Emploi de la pesanteur, de la compression. — Pour produire le mouvement, on peut employer les diverses forces physiques de la nature, ou celles que l'on obtient artificiellement. Ces forces prennent alors le nom de forces motrices.

Pour utiliser ces forces, on les fait agir sur des appareils appropriés, dont les dispositifs se modifient suivant la force à employer. Ces appareils s'appellent des récepteurs de force motrice, ou simplement des récepteurs ; on leur donne aussi le nom de moteurs.

La pesanteur peut être employé comme force motrice. Un corps pesant suspendu à une corde entraîne par son poids les différents points de cette corde : si elle est enroulée sur un cylindre, celui-ci tournera sous l'action du poids. Ce système de moteur était utilisé dans les anciennes horloges et est encore employé dans certains appareils primitifs.

Au lieu d'employer la pesanteur des corps solides, on peut utiliser la pesanteur des liquides. Une chute d'eau naturelle, ou bien l'eau venant d'un réservoir supérieur, comme celle qui est distribuée dans les villes, fournit une force motrice. Pour l'utiliser, on la fait agir sur un récepteur approprié, qui peut être une roue dentée, à palettes ou à aubes, sur lesquelles l'eau tombe et qu'elle fait tourner. On utilise souvent aussi un dispositif analogue au tourniquet hydraulique, qu'on appelle la turbine, dans lequel l'eau, s'écoulant par des orifices courbes d'un cylindre mobile, produit le mouvement de ce cylindre.

Bien que les gaz soient pesants, on ne peut guère utiliser leur pesanteur, qui est tout à fait faible et négligeable. Pour employer les gaz comme force motrice, on peut adopter deux dispositifs différents.

Ou bien on peut se servir de l'écoulement des gaz, d'après le principe du tourniquet hydraulique, dans les appareils appelés turbines à gaz. Le gaz qui s'écoule par les parties courbes du cylindre mobile de la turbine produit une pression en sens inverse, qui fournit le mouvement. Il suffit alors d'une très faible pression, d'un très faible excès de la pression sur la pression atmosphérique. On peut aussi employer le récepteur à cylindre et à piston : il se compose d'un cylindre, ou corps de pompe, dans lequel peut se mouvoir un piston cylindrique, qui frotte exactement contre le cylindre. Dans ce cas, pour faire mouvoir le piston, il faut introduire dans le cylindre de l'air sous une assez forte pression : on le comprime à l'aide de machines dans un récipient spécial, et on le fait arriver dans le cylindre, sur l'une des faces du piston, qui se meut dans un sens. Lorsqu'il est arrivé à l'extrémité du cylindre, il faut, pour produire le mouvement du piston en sens inverse, faire arriver l'air comprimé sur l'autre face du piston, ce qui exige une distribution, par robinets, soupapes, ou tiroir. De plus, une ouverture doit laisser échapper l'air précédemment introduit.

§ 2. Emploi de la chaleur. — La chaleur peut produire du mouvement. Mais on ne peut l'utiliser directement. Il faut la faire agir sur un corps, où elle produise une force motrice directement utilisable : ce corps intermédiaire est ce qu'on appelle un agent de transformation.

On sait par la physique que la chaleur produit une dilatation des corps. Cette dilatation est une force capable de produire un mouvement et qui a été parfois utilisée. Le corps, solide, liquide ou gaz, qui se dilate, est l'agent de transformation.

La dilatation des solides et des liquides est faible et ne peut guère être employée. Mais celle des gaz a été utilisée dans les machines à air chaud. On sait que, lorsque le volume du gaz ne peut pas augmenter, c'est la pression qui augmente. C'est donc un cas analogue à celui de l'emploi de l'air comprimé. Mais, pour éviter l'échauffement du cylindre, il est nécessaire d'employer autour une circulation d'eau.

La chaleur produit aussi la vaporisation des liquides et la vapeur produite augmenterait considérablement de volume, ou bien de pression. Le calcul montre qu'un gramme d'eau, qui occuperait 1 cmc.

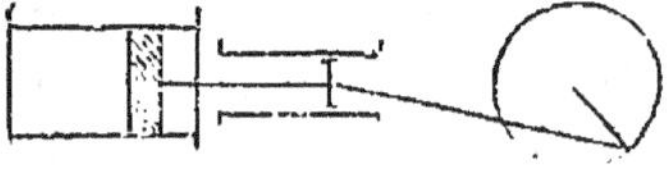

Fig. 4. — Principe de la machine à vapeur.

à l'état liquide, occupe 1 l. 25 à l'état de vapeur ; si on l'oblige à occuper le même volume qu'à l'état liquide, sa pression deviendra 1250 fois plus grande. On voit que la vapeur d'eau acquiert une très grande force d'expansion. C'est le principe de la machine à vapeur (fig. 4). L'eau est donc un excellent agent de transformation, qui permet de transformer la chaleur en une très grande force d'expansion. Mais, pour utiliser la vapeur, on est obligé de la fabriquer dans un appareil extérieur, appelé chaudière, où la vapeur est amenée à une presion considérable. Comme l'eau

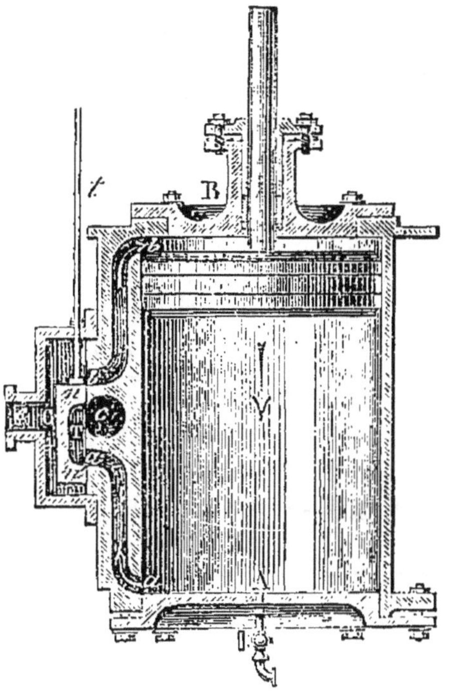

Fig. 5. — Distribution par tiroir.

a une très grande chaleur spécifique et une très grande chaleur de vaporisation, il est nécessaire de la chauffer pendant longtemps pour arriver à la réduire en vapeur. Dans les petits moteurs, on emploie les chaudières à petits éléments, formés de tube des petite dimension, où circule l'eau, ou bien de plaques chauffées fortement et sur lesquelles on fait tomber l'eau peu à peu. On arrive ainsi à une vaporisation presque instantanée. La vapeur agit sur les deux faces du piston au moyen de la distribution par tiroir (fig. 5).

Enfin, on peut utiliser la chaleur de combinaison. On sait, par la chimie, que cette chaleur est considérable : un mélange capable de produire une réaction chimique, un mélange détonant, par exemple, constitue donc un excellent agent de transformation. Le mélange d'hydrogène et d'oxygène n'est guère utilisable ; on emploie en général le mélange d'air et de gaz d'éclairage, ou bien d'air et de vapeur d'essence, ou de pétrole. C'est le principe des moteurs à gaz tonnants (fig. 6). La combinaison porte brusquement le mélange à une température et à une pression

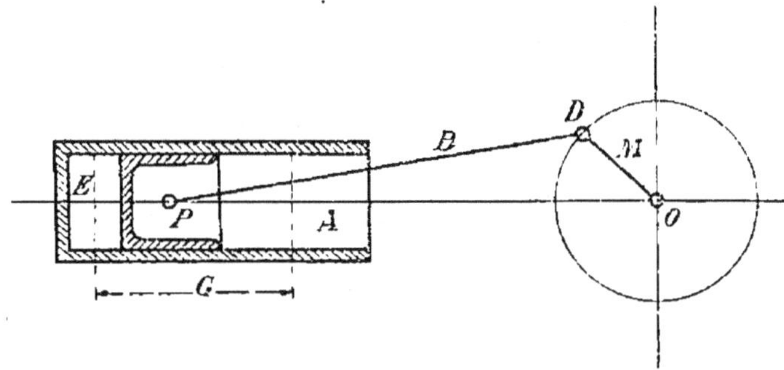

Fig. 6. — Machine thermique à pression.
A. cylindre ; P. piston ; G. course de ce piston ; B. Bielles ;
M. manivelle ; O arbre ; E. chambre du cylindre.

considérable, qui, agissant sur l'une des faces du piston, le fait mouvoir dans un sens. La machine elle-même, par sa force d'inertie, entraîne le mouvement du piston en sens inverse jusqu'à l'explosion suivante. Pour que l'appareil fonctionne, il faut donc une distribution qui permette les opérations suivantes : introduction du mélange gazeux, compression, explosion, expulsion des gaz. Chacune de ces opérations, qui s'opère par le mouvement du piston dans un sens, ou dans l'autre, s'appelle un temps et la machine s'appelle un moteur à quatre temps (fig. 7).

Cet appareil présente l'avantage d'être toujours prêt à fonctionner. Il a l'inconvénient de ne pou-

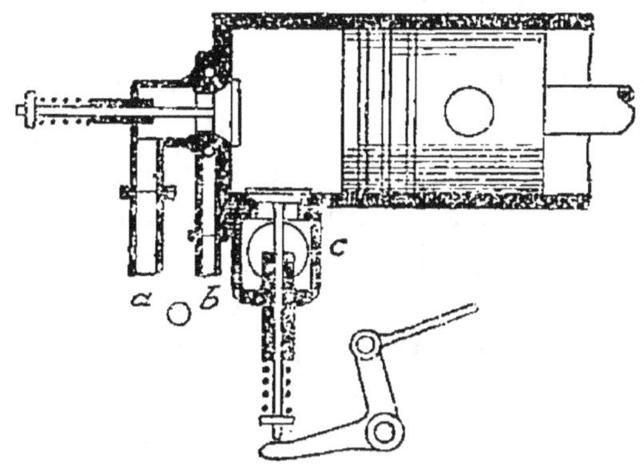

Fig. 7. — Principe des moteurs à 4 temps.

a. — arrivée d'eau; *b*. — arrivée de gaz; *c*.— échappement.

voir se mettre spontanément en mouvement, il faut l'actionner au moyen d'une manivelle.

§ **3. Emploi de l'électricité.** —Le plus propre et le moins encombrant des moteurs est le moteur électrique.

On a construit autrefois, et l'on trouve encore aujourd'hui dans les cabinets de physique, des moteurs bâtis sur les propriétés de l'électro-aimant. Mais ces moteurs sont complètement abandonnés : on n'utilise plus maintenant que les moteurs fondés sur les phénomènes d'induction.

On voit en physique que les machines d'induction
sont réversibles, c'est-à-dire qu'elles peuvent fonctionner comme génératrices d'électricité et fournir un
courant électrique lorsqu'on les met en mouvement.
Elles peuvent, au contraire, fonctionner comme réceptrices d'électricité et, lorsqu'on fait passer un courant
électrique dans leur induit, se mettre en mouvement.
Pour obtenir l'un ou l'autre de ces résultats, il y a
certains détails de dispositif à modifier : ainsi, l'induit
doit être à fil fin dans les génératrices et à gros fil
dans les réceptrices.

Un moteur électrique n'est donc autre chose qu'une
machine réceptrice, à induit de fil gros et mobile.

On distingue les moteurs électriques à courant continu, et les moteurs à courant alternatif ou alter-
nateurs, suivant qu'ils fonctionnent au moyen du
courant continu, ou du courant alternatif. Les moteurs à courant alternatif, qui permettent l'emploi
des courants de haut potentiel, sont surtout utilisés
dans les grandes installations électriques, dans les
usines centrales produisant l'électricité qui doit être
distribuée au loin : les courants alternatifs ont l'a-
vantage de pouvoir être transportés sous de plus
hauts potentiels, et par suite plus économiquement.
Mais, pour les usages courants et en particulier pour
les usages dentaires, on emploie les moteurs à courant continu, auxquels on donne la forme la moins
encombrante possible. En général, tout le moteur
est enfermé dans un globe et l'axe de l'induit mobile
présente à l'extérieur une pointe à laquelle on adapte
l'appareil à mettre en mouvement.

CHAPITRE III

TRANSMISSION ET TRANSFORMATION
DU MOUVEMENT

§ 1er. Poulies et courroies. — Le mouvement produit par le moteur n'est généralement pas utilisable directement. Ainsi, le mouvement alternatif de la tige d'un piston ne peut guère être employé. Dans tous les cas, l'appareil à mettre en mouvement est souvent placé à une certaine distance des moteurs et il faut l'y relier par des pièces de liaison. On voit qu'il est nécessaire de transmettre et de transformer le mouvement. Ces opérations se font au moyen d'organes mécaniques, que nous allons étudier.

Supposons d'abord que le moteur donne un mouvement circulaire autour d'un axe et qu'on veuille le transmettre à un second axe sous la forme d'un mouvement circulaire autour de ce second axe.

La transmission et la transformation peuvent se faire au moyen de poulies et de courroies. La poulie est une roue, qui porte en général une gorge creusée sur son pourtour, pour le passage de la courroie. Chacun des axes porte une poulie, et sur ces deux poulies passe une même courroie, de telle sorte que le mouvement de l'une entraîne le mouvement de l'autre. Si la courroie est parallèle, les deux poulies tourneront dans le même sens; si, au contraire, la courroie est croisée, les deux poulies tourneront en sens inverse.

Les vitesses angulaires de ces deux mouvements circulaires continus seront les mêmes si les deux poulies ont le même diamètre. Car les vitesses de tous les points de la courroie étant les mêmes, il faudra que les deux poulies se déplacent en même temps de la même longueur, ce qui, les diamètres étant égaux, correspondra à des fractions de tour égales. Mais, si les diamètres des deux poulies sont différents, les vitesses angulaires seront différentes et en raison inverse des diamètres : la poulie la plus petite tournera plus vite. En effet, pour que les déplacements sur les deux poulies soient les mêmes, il faudra que la plus petite, si elle, a par exemple, un diamètre 10 fois plus petit, ait tourné dans le même temps d'un angle dix fois plus grand.

Les poulies et les courroies constituent un mode de transmission et de transformation d'un mouvement circulaire en mouvement circulaire très simple à employer. Elles permettent, comme on vient de le voir, de faire varier à volonté la vitesse angulaire du mouvement transmis.

On les emploie souvent dans les appareils dentaires. Les tours sont munis de poulies et de courroies. Le tour d'atelier, et surtout le tour dentaire, ou tour à fraiser, utilise ce mode de transmission en accélérant beaucoup le mouvement transmis, au moyen d'une poulie de faible diamètre.

§ **2. Engrenages.** — Mais lorsqu'on veut obtenir une transmission très précise, les poulies et les courroies sont insuffisantes, parce qu'une courroie insuffisamment tendue peut glisser sur la poulie sans l'entraîner.

Dans les appareils où la vitesse du mouvement transmis doit varier d'une façon très précise, on utilise les engrenages.

Un engrenage se compose de deux roues dentées, qui engrènent l'une avec l'autre, c'est-à-dire que les dents de l'une pénètrent dans les intervalles des dents de l'autre, de telle sorte que le mouvement d'une

des roues entraîne nécessairement le mouvement de
l'autre. Sur les deux roues, les dents doivent avoir la
même largeur et l'intervalle de deux dents doit avoir
aussi une largeur égale à celle d'une dent, pour que
les dents de l'autre puissent y pénétrer. De plus, les
profils des dents doivent avoir une forme géométrique telle que les dents puissent rouler l'une sur l'autre quand l'engrenage fonctionne. Le tracé des dents
d'engrenage nécessite donc des constructions géométriques, dans le détail desquelles il nous est impossible d'entrer ici.

Nous nous contenterons de donner le calcul du
rapport des vitesses angulaires des deux roues. On
sait par l'étude des poulies que, lorsque deux roues
tournent en roulant l'une sur l'autre, le rapport des
vitesses est l'inverse du rapport des diamètres, ou
des rayons, des roues. Or, dans les engrenages, puisque les dents et les intervalles sont égaux sur les
deux roues, le nombre des dents sur chaque roue est
proportionnel à la circonférence, et par conséquent
au diamètre, ou au rayon, de la roue. Donc le rapport des vitesses angulaires des deux roues d'un
engrenage est égal à l'inverse du rapport du nombre
de dents :

$$\frac{\omega}{\omega'} = \frac{n'}{n}$$

C'est cette formule que l'on applique dans le calcul
des multiplications et des démultiplications.

Si les deux roues engrènent directement, leurs
mouvements ont lieu en sens inverse, comme on le
voit en se plaçant par la pensée au centre de chacune d'elles. Quand on veut que les deux roues tournent dans le même sens, on place entre elles une
petite roue dentée, appelée pignon, dont la présence
a pour effet de renverser le mouvement de la seconde

roue, sans pour cela modifier le rapport des vitesses angulaires des deux roues extrêmes, qui reste égal à l'inverse du rapport des nombres de dents.

Lorsque la transformation des mouvements a lieu autour d'axes parallèles, on a ce que l'on appelle l'engrenage cylindrique.

On peut aussi employer les engrenages pour transformer un mouvement circulaire en un autre autour d'un axe incliné sur le premier et dans le même plan. On a alors ce que l'on appelle un engrenage conique, ou des roues d'angle. La construction de l'engrenage conique se ramène à celle de l'engrenage cylindrique, et le calcul du rapport des vitesses angulaires se fait de la même manière, au moyen du nombre des dents de chaque roue.

Si les mouvements à transformer ont lieu autour d'axes rectangulaires, on emploie la vis sans fin engrenant avec une roue dentée.

Les engrenages sont employés dans tous les appareils de précision, tels que les instruments d'horlogerie, les compteurs, les tours. On les emploie aussi dans certains fauteuils dentaires.

§ 3. Bielles et manivelles. — On a souvent à transformer un mouvement rectiligne alternatif, comme celui de la tige d'un piston, en mouvement circulaire continu. Cela se présente pour transformer le mouvement rectiligne alternatif d'un moteur en mouvement circulaire de l'arbre.

Pour cette transformation, on emploie une bielle et une manivelle. La bielle est une pièce rectiligne, articulée d'une part à la tige du piston et d'autre part à la manivelle; la manivelle est une pièce rectiligne calée sur l'arbre et l'entraînant dans son mouvement. Le mouvement de la manivelle est donc un mouvement circulaire continu. Quant à celui de la bielle, il est très complexe : l'une des extrémités a un mouvement rectiligne alternatif, l'autre un mouvement circulaire continu et chacun des points de la bielle a un mouvement différent. Quand la tige du piston se met en mouvement, la bielle agit sur la manivelle et la fait tourner autour de son axe, entraînant celui de l'arbre concentrique. La transformation est d'ailleurs réversible, c'est-à-dire que le mouvement de l'arbre et de la manivelle entraînerait, par le moyen de la bielle, celui de la tige du piston.

Pour que ces transmissions de mouvement soient possibles, il faut que la manivelle ait une longueur égale à la moitié de la course du piston, et que l'axe de la manivelle soit dans le prolongement de la tige du piston.

On emploie encore la bielle et la manivelle pour transmettre à l'arbre du tour d'atelier le mouvement de la pédale et pour transformer par conséquent le mouvement circulaire alternatif de la pédale en mouvement circulaire continu de de l'axe.

§ 4. Transmissions flexibles. — Les poulies et courroies, et surtout les engrenages, ne peuvent convenir que pour transmettre des mouvements autour d'axes assez voisins; de plus, la transmission n'est commode pour les premières que si les axes sont parallèles et, pour les seconds, si les axes sont au moins dans le même plan.

Si les axes sont éloignés et s'ils ont des directions quelconques, ces systèmes de transmission exigeraient des dispositifs trop compliqués et l'on préfère en utiliser d'autres.

On emploie par exemple le joint universel, ou joint à la Cardan. Chacun des axes autour desquels doit se faire le mouvement porte à son extrémité une fourche à deux branches; ces deux branches sont reliées sur chaque fourche par une barre transverse et les deux barres sont articulées entre elles. Cette transmission, qui a une grande souplesse, est très employée aujourd'hui sur les voitures automobiles, concurremment avec la transmission par chaîne et roue dentée. On peut l'employer également dans les appareils à petite dimension.

Lorsque le second axe, autour duquel se transmet le mouvement, doit pouvoir prendre rapidement toutes les positions possibles par rapport au premier, on emploie beaucoup les transmissions flexibles. Cette transmission se compose d'un long axe, enfermé généralement dans une gaîne souple et formée de parties qui peuvent s'incliner les unes sur les autres, mais qui sont cependant liées de telle sorte que le mouvement produit à l'une des extrémités se transmet à l'autre.

Le dispositif le plus simple consiste dans l'emploi d'un ressort à boudin ; le mouvement produit à l'une des extrémités se transmet à l'autre, et cependant le cylindre formé par le ressort est assez souple pour que l'on puisse rapprocher à volonté les deux extrémités. C'est le dispositif adopté dans le tour à fraiser. Mais le ressort à boudin présente un inconvénient : c'est que d'abord, quand il est très ployé, le mouvement se transmet mal ; c'est qu'ensuite l'élasticité du ressort est assez rapidement altérée par les déformations qu'on lui fait subir.

Aujourd'hui, on emploie beaucoup, pour les transmissions flexibles, des sortes de chaînettes formées de chaînons qui commandent et entraînent le mouvement les uns des autres, et qui présentent plus de souplesse encore tout en conservant la même élasticité.

§ 5. **Organes de régularisation.** — Les mouvements fournis par les moteurs et transmis par les organes sont en général très variés. Si l'on a besoin d'un mouvement uniforme, ou de nature régulière, on emploie des organes de régularisation. C'est ce qui a lieu par exemple dans les mouvements dits d'horlogerie, qui sont utilisés non seulement dans les horloges et les chronomètres, mais dans tous les appareils où l'on a besoin d'un mouvement régulier, uniforme, dans les appareils enregistreurs, par exemple.

Les organes de régularisation sont fondés sur diverses propriétés physiques, ou mécaniques.

On utilise par exemple les lois de la résistance de l'air. On sait que cette résistance est proportionnelle à la surface du corps en mouvement et au carré de sa vitesse. Si donc le mouvement produit par le moteur a une tendance à s'accélérer, la résistance de l'air s'accélérant plus vite, il arrive un moment où les deux accélérations s'équilibrent et à partir de ce moment le mouvement est uniforme. C'est le procédé employé dans les sonneries des horloges, les tourne-broches, etc.

On emploie plus souvent le pendule, qui donne une régularisation plus exacte. On a vu en physique que cet appareil a un mouvement parfaitement régulier, pourvu que l'amplitude de son mouvement soit faible et que sa longueur soit constante. On peut donc employer le pendule à la régularisation du mouvement d'une roue actionnée par un moteur quelconque, poids, ressort ou autre. Le mouvement de la roue aurait une tendance à s'accélérer ; mais on l'arrête périodiquement, à chaque oscillation du pendule, c'est-à-dire à intervalles réguliers, en y mettant des dents entre lesquelles pénètrent les extrémités d'une ancre qui oscille, entraînée par le pendule. C'est le principe de l'échappement à ancre, employé dans les horloges.

On a reconnu que les lois d'oscillation du ressort spiral fixé à l'une de ses extrémités et écarté de sa position d'équilibre sont les mêmes. On peut donc utiliser cet appareil toutes les fois que l'on ne peut employer le précédent, par exemple quand le mouvement a lieu dans un plan horizontal.

Enfin, on emploie comme régulateur dans les grandes machines une roue de grande taille, appelée volant, qui agit par la force d'inertie, ou des régulateurs dits à force centrifuge, dans lesquels un système de tiges articulées, mues par des boules qui se déplacent sous l'action de la force centrifuge, règlent l'entrée de la vapeur, ou du gaz.

DEUXIÈME PARTIE

LA FORCE

CHAPITRE PREMIER
LES DIFFÉRENTS GENRES DE FORCE

§ 1er. Eléments et définition d'une force. — Une force est complètement définie si l'on en connaît les éléments suivants : le point d'application, ou point matériel sur lequel elle agit directement ; la direction dans laquelle la force tend à entraîner son point d'application ; l'intensité, qui est la valeur de la force mesurée avec une unité déterminée.

On mesure les forces en kilogramme, c'est-à-dire en poids. La pesanteur est en effet la première force dont on ait la notion, celle que l'on a toujours à sa disposition et dont la physique nous offre le moyen de mesurer très exactement les effets.

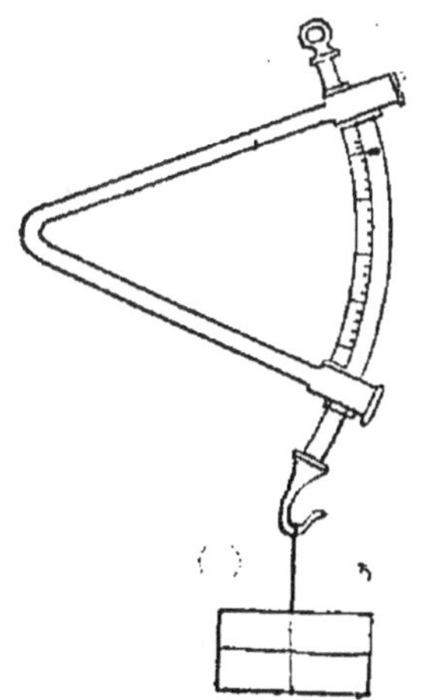

Fig. 8.—Dynamomètre

Pour évaluer une force en kilogrammes, on emploie des appareils appelés dynamomètres (fig. 8); ils se

composent en principe d'un ressort dont un point est
fixe, tandis qu'un autre peut se déplacer sous l'action
du poids, ou de la force. On commence par graduer
l'appareil en kilogrammes en attachant au point mobile
successivement des poids de 1, 2, 3, etc., kilogrammes
et en marquant successivement sur un arc, ou une
tige, la graduation 0, 1, 2, 3, etc. Puis, on fait agir
sur l'appareil la force à mesurer : elle est égale en
kilogrammes au nombre de la graduation précédente
qui mesure l'écart produit par la force.

On peut représenter géométriquement l'intensité
d'une force ainsi mesurée, en choisissant arbitraire-
ment à l'avance une longueur déterminée pour représenter l'unité, le kilogramme, et en portant cette
longueur sur une droite à la suite d'elle-même autant de fois que l'unité est contenue dans l'intensité
de la force.

Quand on connaît les trois éléments de la force, on

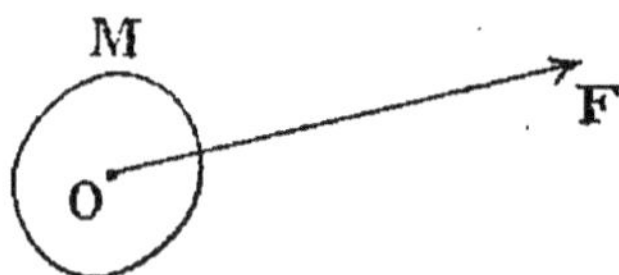

Fig. 9. — Force et son point d'application O.

la représente par une droite OF, qui donne ces trois
éléments (fig. 10). L'extrémité O, d'où part la force, est
le point d'application ; la direction de la droite OF est
la direction de la force ; enfin, la longueur OF représente son intensité. Pour limiter la longueur OF et
indiquer en même temps la direction de la force, on
met en F une flèche.

§ 2. **Forces diverses. Leur mode d'action.** —
La définition que l'on donne en général de la force,
cause capable de produire du mouvement, s'applique
seulement aux forces motrices, dont nous avons déjà

mentionné quelques-unes. Mais, en mécanique appliquée, le mot de force est employé dans un sens plus général.

On distingue :

Les forces motrices, qui agissent dans le sens du mouvement, pour le produire et l'accélérer. Telle est la pesanteur, dans le cas de la chute d'un corps de haut en bas.

Les forces retardatrices, qui agissent en sens inverse du mouvement, pour le retarder. Telle est la pesanture, dans le cas du mouvement d'un corps pesant de bas en haut : telle est encore la résistance de l'air, dans le cas d'un corps se mouvant dans l'air, de la résistance de l'eau sur un bateau.

Les forces d'inertie, qui sont dues à une propriété de la matière. C'est la force d'inertie qui empêche un corps de grande masse d'être mis en mouvement, et qui nécessite le déploiement d'une grande force pour l'arrêter. C'est ce qui arrive pour un véhicule lourdement chargé : la mise en mouvement est pénible au départ, tandis qu'ensuite la force à employer pour entretenir le mouvement est relativement faible ; si l'on veut l'arrêter, il faudra déployer un effort aussi grand que pour le faire partir.

Les forces retardatrices et les forces d'inertie portent le nom de résistances passives.

D'autres forces peuvent encore prendre naissance en vertu de ce principe fondamental de mécanique : toute action produit une réaction égale et contraire.

Ainsi, pour produire le mouvement circulaire, on doit établir une liaison quelconque, qui oblige le corps à décrire un cercle autour d'un centre, par exemple le relier à ce centre par un fil : c'est la force centripète. Lorsque le corps est en mouvement, la force centripète donne lieu à une réaction, la force centrifuge, qui tend à éloigner le corps du centre. C'est la réaction de la force centripète.

Enfin, si la force produit du mouvement, le mouvement produit aussi de la force, que l'on appelle force vive. Lorsqu'un corps est lancé contre un autre, il lui communique, si ce second corps est immobile, un mouvement, en vertu de la force qu'il possédait à cause de son mouvement, et qu'on appelle force vive. La force vive produit les effets de choc.

CHAPITRE II

ÉQUILIBRE DES FORCES

§ 1er. **Principes généraux.** — On dit qu'il y a équilibre entre des forces, ou que des forces se font équilibre, lorsque tout se passe comme si ces forces n'existaient pas. L'étude de l'équilibre des forces porte en mécanique le nom de statique.

Deux forces égales, appliquées en un même point et dans des directions opposées, se font équilibre. En effet, il n'y a pas de raison pour que le corps se déplace dans un sens plutôt que dans l'autre.

De même, deux forces égales, appliquées aux deux extrémités d'une droite rigide, dirigées suivant cette droite et en sens inverse l'une de l'autre, se font équilibre. Car, sous l'action de l'une ou de l'autre force, la droite ne pourrait se déplacer que dans sa propre direction et il n'y a aucune raison pour qu'elle aille dans un sens plutôt que dans l'autre.

Toutes les fois que des forces se font équilibre, on peut les supprimer, ou les introduire, dans un système sans en changer les propriétés mécaniques.

Il résulte de tout ce qui précède que l'on peut transporter une force en un point quelconque de sa direction, pourvu qu'il soit invariablement lié à son point d'application. Ainsi on peut transporter une force en tout autre point du corps qui est sur la direction de la force.

Les conditions d'équilibre des forces appliquées à un même point sont fort simples, il faut que ces forces se détruisent réciproquement.

Les conditions d'équilibre des forces appliquées à un même corps varient suivant les conditions dans lesquelles se trouve ce corps : si le corps est entièrement libre, il faut encore que les forces agissant sur le corps se détruisent ; mais, si le corps est mobile autour d'un point fixe, ou autour d'un axe fixe, il suffira pour l'équilibre que les forces soient détruites par la résistance du point, ou de l'axe. C'est ainsi que l'on trouve les conditions d'équilibre des corps pesants dans l'étude de la pesanteur.

L'étude de ces conditions d'équilibre serait très complexe, s'il fallait considérer toutes les forces agissant sur le point, ou surtout sur le corps. Mais, comme nous allons le voir, on peut souvent remplacer toutes les forces agissant sur un corps par une force unique, qu'on appelle la résultante de ces forces. Ainsi, toutes les actions de la pesanteur sur un corps peuvent être remplacées par une force unique, son poids, appliqué en son centre de gravité.

Le problème de la recherche de la résultante, ou de la composition des forces, est le fondement de la statique. Nous allons le traiter dans quelques cas simples.

§ 2. Parallélogramme et polygone des forces. — Le cas le plus simple de la composition des forces est celui de deux forces appliquées à un même point, de deux forces concourantes. On démontre, théoriquement et expérimentalement, que deux telles forces

OF$_1$ et OF$_2$ (fig. 10) peuvent être remplacées par une
force unique, leur résultante OF, qui est représentée en grandeur, direction et sens, par la diagonale
du parallélogramme construit sur les deux forces

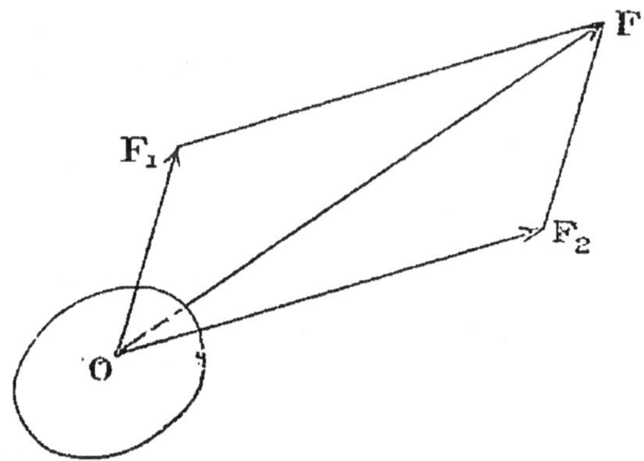

Fig. 10. — Composition des forces concourantes.

comme côtés. C'est la règle du parallélogramme des
forces.

Les forces que l'on compose s'appellent composantes : la force unique par laquelle on la remplace
s'appelle résultante.

Si l'on a plusieurs forces concourant en un même
point, on composera toutes ces forces en une seule en
procédant de la façon suivante : les deux premières
composantes donnent une résultante, d'après la règle
du parallélogramme des forces ; cette première résultante se composera de même avec la composante suivante, et ainsi de suite de proche en proche. La dernière des résultantes obtenues sera la résultante définitive, qui pourra remplacer toutes les forces données.

Dans la pratique, au lieu de tracer tous les parallé-
logrammes partiels, on mène par l'extrémité de la
première force une longueur égale et parallèle à la
seconde, par l'extrémité de cette première droite

une autre égale et parallèle à la troisième force, et ainsi de suite jusqu'à la dernière. La droite qui ferme le polygone ainsi obtenu représente en grandeur, direction et sens la résultante de toutes les forces données : c'est la règle du polygone des forces.

Inversement, quand on a une force donnée, on peut, d'après les règles du parallélogramme et du polygone des forces, la décomposer en deux ou plusieurs forces, ou composantes.

La décomposition d'une force en deux autres sera déterminée si l'on se donne, par exemple, les directions des deux composantes, ou bien la direction et l'intensité de l'une d'elles. C'est ainsi que l'on pourra déterminer l'intensité de la composante qui agit réellement sur un corps, quand la force agit dans une direction et que le corps ne peut se mouvoir que dans une autre. On détermine ainsi l'intensité de la force qui agit sur un corps pesant mobile sur un plan incliné. De même pour le mouvement du pendule.

On a souvent en mécanique à décomposer une force suivant trois directions non situées dans un même plan. La décomposition sera encore déterminée si l'on connaît l'intensité de la force donnée et les trois directions des composantes cherchées : on aura à construire un parallélipipède ayant pour diagonale la force donnée et dont les arêtes auront pour direction les trois directions données.

§ 3. **Forces parallèles.** — Un second cas important est celui où les forces à composer sont parallèles. Il ne peut alors être question de forces appliquées en un même point : elles sont appliquées en des points différents, invariablement liés, par exemple aux deux extrémités d'une droite rigide, ou en deux points d'un même système invariable.

La théorie et l'expérience montrent que deux forces parallèles peuvent être compensées en une seule. Nous distinguerons plusieurs cas.

Si les deux forces parallèles AF_1 et BF_2 (fig. 11) ont la même direction, elles se composent en une seule,

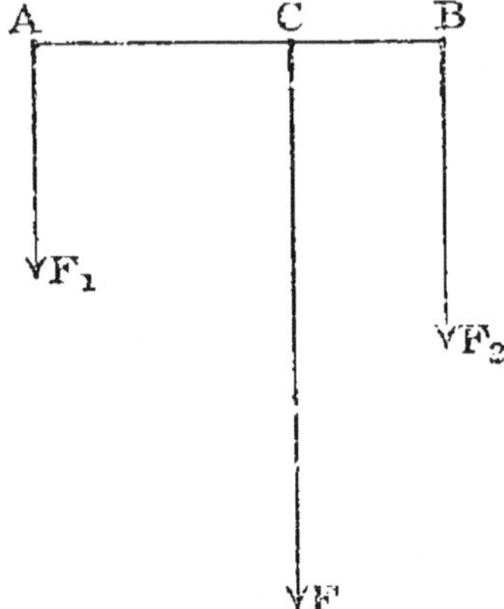

Fig. 11. — Composition des forces parallèles.

égale à leur somme et appliquée en un point placé entre les points d'application des deux composantes et qui divise la distance de ces points en deux parties inversement proportionnelles aux forces adjacentes.

Si les deux forces parallèles sont de sens contraire, elles se composent en une seule, égale à leur différence, appliquée en un point placé sur la droite joignant les points d'application des composantes, en dehors de ces points, du côté de la force la plus grande, et tel que le rapport de ses distances aux deux points d'application soit égal à l'inverse du rapport des forces adjacentes.

Toutes ces compositions sont mises en évidence expérimentalement au moyen du levier arithmétique.

Un cas particulier intéressant est celui où les deux

forces parallèles et de sens contraire sont égales.
Alors, il n'y a plus de résultante, puisque sa valeur
est nulle. Les deux forces ne peuvent être remplacées
par une force unique : elles forment un couple de
torsion, qui fait tourner le corps jusqu'à ce que les
deux forces soient directement opposées et il y a
alors équilibre.

Si l'on a plusieurs forces parallèles, on peut les
diviser en deux groupes, dans chacun desquels les
forces sont toutes de même sens, l'un des groupes
pouvant ne contenir aucune force. On composera en
une seule, d'après la règle précédente, les forces d'un
même groupe, et l'on obtient deux résultantes partielles, parallèles et de sens contraire, que l'on peut
en général composer en une seule.

En dehors de ces deux cas particuliers, forces concourantes et forces parallèles, les forces appliquées
à un même corps ne peuvent pas en général se
réduire à une seule. On peut seulement, quelles
qu'elles soient, les réduire à deux forces, non dans
un même plan, ou bien à une force et à un couple.

Quand les forces appliquées au corps peuvent être
réduites à une seule, il est facile de trouver les conditions d'équilibre général. Si la résultante est nulle,
le corps sera toujours en équilibre. Mais si la résultante n'est pas nulle, il pourra y avoir encore équilibre, dans le cas où la résultante passera par un
point fixe, ou rencontrera un axe fixe.

§ 4. **Théorie du levier.** — Les conditions d'équilibre des forces trouvent leur principale application
dans la théorie du levier.

Cet appareil se compose d'une tige rigide PR (fig. 12)
droite, courbe, ou coudée, qui peut tourner autour
d'un point fixe, ou d'un axe fixe C, qu'on appelle
l'appui. Il est destiné à triompher d'un obstacle quelconque, corps à soulever, ou à déplacer, dent à

extraire, qu'on appelle la résistance F_1 ; pour en triompher, on emploie une force F_2, appelée la puissance. Tels sont les éléments fondamentaux du levier.

On distingue trois genres de leviers, suivant les positions relatives du point d'appui et des points d'application de la puissance, ou de la résistance : le levier du 1er genre (fig. 13) ou inter-appui, dans lequel

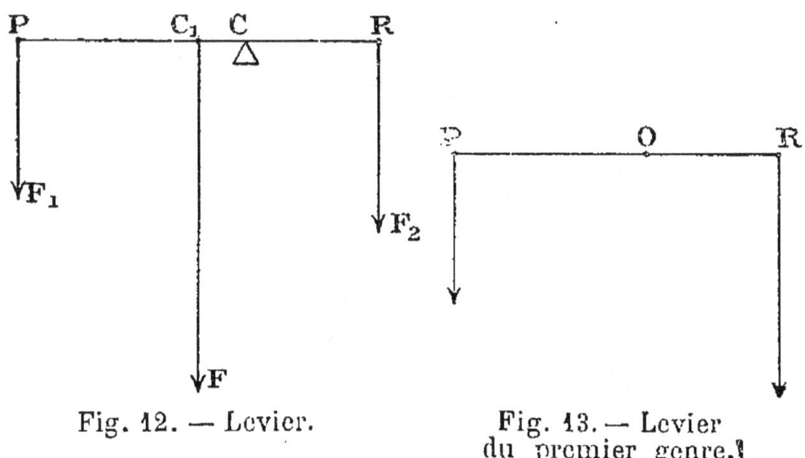

Fig. 12. — Levier.

Fig. 13. — Levier du premier genre.

le point d'appui est au milieu, exemple la balance ; le levier du 2e genre (fig. 14) ou inter-résistant, dans lequel le point d'application de la résistance est entre les deux autres, par exemple la brouette et la rame ; enfin, le levier du 3e genre (fig. 15) ou inter-puissant, dans lequel c'est le point d'application de la puissance, qui est entre les deux autres, comme par exemple dans les pincettes.

Quel que soit le genre du levier, la condition d'équilibre est toujours la même, d'après le § précédent : puisqu'il y a un point fixe, il faudra que la résultante de la puissance et de la résistance passe par le point fixe ; et comme, en général, les forces

agissant sur le levier peuvent être considérées comme
parallèles, leur résultante répondra aux conditions
d'établissement de la résultante des forces parallèles,
c'est-à-dire que son point d'application, le point

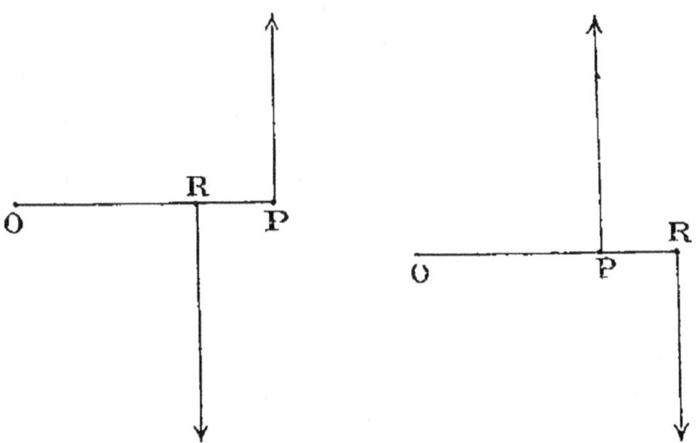

Fig. 14. — Levier du
2ᵉ genre.

Fig. 15. — Levier du
3ᵉ genre.

d'appui, se trouvera à des distances de la résistance
et de la puissance qui seront inversement proportionnelles à ces forces. A une résistance plus rappro-
chée du point d'appui, correspondra une puissance
plus éloignée et plus faible.

La distance de chacune des forces au point d'appui
s'appelle son bras de levier, et la condition d'équilibre du levier s'énonce généralement ainsi : les forces sont inversement proportionnelles à leurs bras
de levier.

D'après cela, il semble que le levier le plus favo-
rable est le levier du 2ᵉ genre. En effet, le bras de
levier de la puissance étant toujours plus grand que
celui de la résistance, il faudra toujours pour équilibrer une résistance donnée une puissance plus faible.

Mais cela dépend de l'effet à produire, car ce que l'on gagne en force, on le perd en chemin parcouru. Ainsi, dans le levier du 2ᵉ genre, à un déplacement de la puissance, correspond un déplacement de la résistance beaucoup plus faible, tandis que, dans le levier du 3ᵉ genre, le déplacement de la résistance est plus grand que celui de la puissance. Donc, s'il s'agit d'obtenir un effet de force, c'est le levier du 2ᵉ genre qu'il faut choisir ; mais si l'on veut obtenir un effet de mouvement, c'est celui du 3ᵉ genre que l'on prendra de préférence.

On trouve dans le corps humain les trois genres de levier : la tête est un levier du 1ᵉʳ genre, le point d'appui étant sur la colonne vertébrale et les deux forces étant constituées par des muscles qui agissent l'un par devant, l'autre par derrière ; le pied, se soulevant par le muscle, est un levier du 2ᵉ genre ; l'avant-bras, agissant pour soulever un fardeau, est un levier du 3ᵉ genre. Quant au maxillaire inférieur, c'est en général un levier du 3ᵉ genre, la résistance, c'est-à-dire le corps à déchirer, ou à broyer, étant placé vers l'avant ; mais, lorsqu'il s'agit de corps très durs et très résistants, on les rejette instinctivement vers le fond de la bouche, et le maxillaire devient levier du 2ᵉ genre, ce qui correspond à une meilleure utilisation de la puissance.

CHAPITRE III

APPLICATIONS DENTAIRES

§ 1ᵉʳ. **Equilibre de l'articulation dentaire.** — Les considérations précédentes sur la composition des forces et l'équilibre du levier trouvent leur application en art dentaire.

Le mot d'articulation est employé en dentisterie dans plusieurs sens.

On distingue d'abord l'articulation temporo-maxillaire, dans laquelle le maxillaire inférieur agit comme

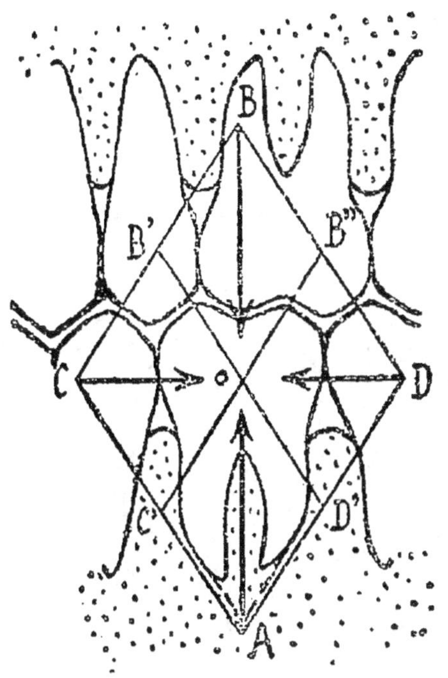

Fig. 16. — Equilibre de l'articulation dentaire.

un levier, en général du troisième genre, et quelquefois du deuxième.

Puis l'articulation dentaire, ou de l'arcade dentaire, qui consiste dans l'engrènement des dents entre elles; c'est une articulation de contact.

Enfin, l'articulation alvéolo-dentaire, généralement admise aujourd'hui, et qui est décrite dans le volume *Anatomie de la bouche et des dents* de cette collection.

Dans le cas de l'articulation dentaire, on peut

chercher l'équilibre d'une dent, soumise à l'action
des dents voisines, avec lesquelles elle est en contact,
et à l'action des bords alvéolaires et des gencives.
Isolons donc une dent de l'arcade dentaire et repré-
sentons-la avec ses connexions, les dents voisines et
les alvéoles. Au contact de la dent considérée et de
chacune des dents voisines, s'exercent des pressions,

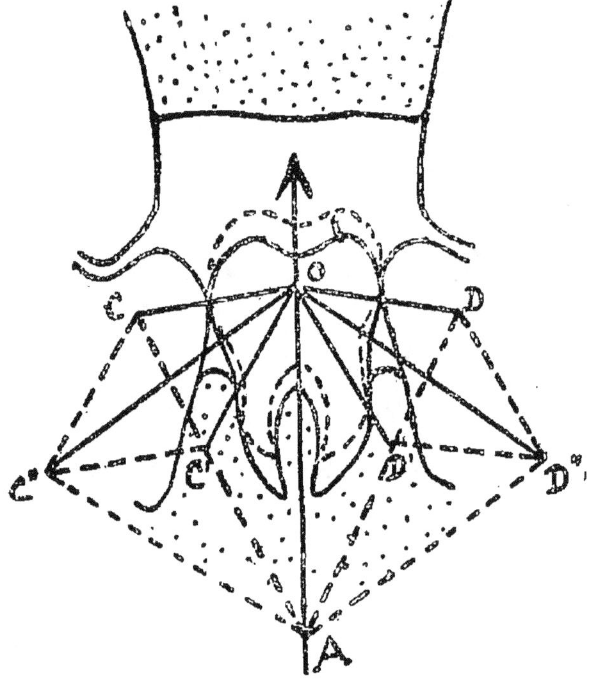

Fig. 17. — Rupture de l'équilibre dentaire.

qui ont leur point d'application au contact des dents,
ou au niveau des articulations, et qui sont normales
aux surfaces pressées (fig. 16). Les pressions exercées
au contact des dents voisines du même maxillaire se
composent l'une en une force CO, l'autre en une force
DO, égales et opposées. Les pressions exercées par
les bords et le fond de l'alvéole se composent en une

force AO, les pressions exercées par les dents supérieures se composent en une force BO ; ces deux forces sont opposées et s'équilibrant sont égales. Ce sont les actions opposées de ces différentes forces qui maintiennent en équilibre la dent considérée et, dans l'effort de la mastication, la pression exercée sur la dent se transmet en sens inverse sur les dents voisines et les gencives, l'action est égale à la réaction.

Si maintenant on suppose que certaines des dents voisines ont disparu, le polygone fermé se trouve ouvert, certaines résultantes ne sont plus équilibrées par les résultantes opposées et l'équilibre est rompu. Si les dents manquantes sont celles du haut, la dent est poussée de bas en haut. Si ce sont les dents latérales, la dent dont l'équilibre est rompu est poussée latéralement. Il est facile, dans chacune de ces circonstances, de construire les composantes des pressions exercées et les résultantes partielles ; au lieu de s'équilibrer réciproquement, on constate que ces forces donnent lieu à une résultante unique, agissant dans le sens indiqué. Ainsi, dans le cas où les dents d'en haut manquent, la fig. 17 montre la construction des forces en tenant compte de la règle du polygone.

Cette rupture de l'équilibre, due au manque des dents voisines, est défavorable à la stabilité de la dent considérée ; et la conclusion à tirer de ce qui précède consiste dans les lois suivantes.

1º LOI DE L'ÉQUILIBRE ARTICULAIRE NORMAL. — Les dents, quoique douées d'une certaine mobilité et soumises à des pressions ou forces diverses, sont maintenues en état d'équilibre articulaire parfait dans les arcades dentaires, parce que des pressions contraires annulent les premières forces ;

2º LOI DE RUPTURE DE L'ÉQUILIBRE ARTICULAIRE. — Lorsqu'une ou plusieurs de ces forces viennent à manquer, les forces restantes déplacent les dents dans le sens de leur résultante, produisant ainsi une rupture de l'équilibre articulaire des dents et des arcades dentaires avec des conséquences pathologiques diverses;

3° LOI DE RECONSTITUTION DE L'ÉQUILIBRE ARTICULAIRE. — La première indication d'une bonne thérapeutique dentaire dans toutes ses interventions, après le traitement de la douleur, est le rétablissement de cet équilibre physiologique par la reconstitution des contacts articulaires détruits et des forces qu'ils représentent;

4° LOI D'APPLICATION DU PARALLÉLOGRAMME DES FORCES. — Ces forces, qui assurent l'équilibre articulaire ou produisent sa rupture, se combinent entre elles, s'ajoutent ou s'annulent, conformément au parallélogramme des forces (1).

§ 2. **Principe des appareils d'extraction.** — Les appareils d'extraction dentaire peuvent être en principe considérés comme des leviers.

Le plus anciennement employé est la clef de Garangeot, généralement abandonnée aujourd'hui. Il se composait d'un panneton, muni d'une tige à main et que l'on appuyait contre la gencive ; de ce panneton partait un crochet avec lequel on saisissait la dent. En exerçant un effort au moyen de la pièce à main, on fait pivoter l'appareil autour du point d'appui sur la gencive et la dent est entraînée. La clef agit comme un levier du 1er genre.

L'appareil est très puissant et, manié par une main habile, il peut rendre de grands services; mais la pression énergique produite sur la gencive a donné lieu à des accidents graves et il est généralement abandonné aujourd'hui.

(1) Voir : les Lois de l'équilibre articulaire des dents et des arcades dentaires par le Dr Ch. GODON (*Odontologie*, 15 octobre 1909).

Le davier, qui est l'instrument le plus employé aujourd'hui, a une action assez complexe, que l'on peut décomposer en trois temps : 1º placement des mors ; 2º luxation ; 3º traction.

Dans le premier temps, chacun des mors, introduit successivement entre la gencive et la dent, agit comme un coin et pousse déjà un peu celle-ci. Le second temps, la luxation, se fait surtout par des mouvements de latéralité : chacune des branches du davier agit alors alternativement en levier du premier genre, prenant un point d'appui sur la dent elle-même pour vaincre, au moyen des efforts musculaires de la main, la résistance qu'oppose à la sortie de l'alvéole la racine de la dent, par sa forme et par ses connexions naturelles, qui sont les ligaments alvéolaires.

Les élévateurs agissent en général comme des leviers du 1er genre. On peut d'ailleurs s'en servir de plusieurs façons. Généralement en introduisant l'instrument on produit un mouvement d'enfoncement, analogue à celui du coin ; à celui-ci, succède souvent un mouvement de rotation, où l'appareil est un levier du 3e genre ; enfin, l'opération se termine par un mouvement de renversement, où l'instrument devient un levier du 1er genre.

Pour faciliter ces différents genres de mouvement, on donne d'ailleurs à l'appareil, et en particulier aux daviers, des formes extrèmement variées, qui permettent de les placer facilement dans la bouche et d'atteindre les dents, quelles qu'elles soient.

§ 3. **Principe des appareils de redressement simple.** — Les applications de la mécanique à la dentisterie ont conduit aussi à la conception des appareils de redressement prenant point d'appui sur des parties plus ou moins résistantes du maxillaire, ou du palais. Dans le redressement, il s'agit, au moyen d'un appareil assez puissant, mais qui agit d'une façon progressive, d'imprimer à une ou plusieurs dents des mouvements d'inclinaison ou de rotation. Les appareils employés à cet usage sont extrêmement variés et doivent être appropriés à chaque cas particulier. Cependant, on peut indiquer quelques principes généraux.

On trouvera, dans le volume *Clinique de Prothèse dentaire* de cette collection, la description des principaux appareils, simples ou compliqués, employés pour le redressement et l'orthopédie dentaire.

Nous nous contenterons ici d'indiquer comme appareil le plus simple et d'un mode d'action se prêtant à l'emploi le plus général, l'usage de la vis prenant point d'appui sur la dent elle-même, sur une dent voisine, ou même sur une plaque base ; son action peut être à volonté continue, ou intermittente, on peut la suivre, la maintenir à la même intensité, ou l'augmenter, enfin, à l'aide d'un écrou, la vis peut agir en arrière, comme vis de rappel.

TROISIÈME PARTIE
LE TRAVAIL

CHAPITRE PREMIER
TRAVAIL ET ÉNERGIE

§ 1er. **Définitions fondamentales.** — On dit qu'une force produit du travail lorsqu'elle déplace son point d'application. Ainsi, la pesanteur produit du travail lorsqu'elle fait tomber un corps.

Le travail dépend de deux éléments : l'intensité de la force et la longueur du chemin parcouru. On définit le travail le produit de la force par le déplacement du point d'application, si la force agit dans le sens du déplacement, et, si elle agit dans une direction oblique, le travail est le produit du déplacement par la composante de la force dans le sens du mouvement.

Pour mesurer le travail, on emploie comme unité le kilogrammètre. C'est le travail produit par 1 kilogramme tombant de 1 mètre. Dans le système des physiciens, ou système CGS, les unités sont différentes : l'unité de force étant la dyne, force capable d'imprimer à une masse de 1 gramme une accélération de 1 cm., l'unité du travail est l'erg, ou travail produit par une dyne déplaçant son point d'application de 1 cm.

L'unité pratique de travail est le joule, qui vaut 10^7 ergs, ou environ 1/10 de kilogrammètre.

Le travail est la mesure de l'énergie. L'énergie d'un

système quelconque est le travail maximum que peut produire ce système. Ainsi, un corps pesant de 10 kgr., placé à 100m. de haut, possède une énergie de 1000 kilogrammètres ; lorsqu'il est tombé de 50m., son énergie n'est plus que de 500 kilogrammètres. Une partie de son énergie semble donc avoir disparu. En réalité, elle s'est transformée en force vive, qui produirait, sur un corps placé à l'endroit où arrive le mobile, un effet de choc, de transmission de force vive.

C'est là le principe de la conservation de l'énergie. L'énergie que possède le corps au repos et dont on peut disposer s'appelle l'énergie potentielle ; l'énergie qui est due au mouvement antérieur du corps et qui se transforme en force vive est l'énergie actuelle, énergie cinétique ou de mouvement. Ces deux énergies mécaniques peuvent se transformer l'une dans l'autre.

Pour un corps pesant donné, l'énergie potentielle dépend de la hauteur d'où il peut tomber et elle est proportionnelle à cette hauteur. Si P représente le poids du corps et h la hauteur d'où il peut tomber, l'énergie potentielle est en kilogrammètres, si P est évalué en gramme et h en mètres :

$$P \times h.$$

Pour le même corps, dont la masse est M, l'énergie actuelle dépend de la vitesse acquise par la chute antérieure ; elle est proportionnelle au carré de cette vitesse et se représente par :

$$Mv^2$$

Si h représente la hauteur dont a dû tomber le corps pour acquérir la vitesse v, on démontre que l'on a :

$$P \times h = \frac{Mv^2}{2}$$

C'est d'après cette formule que les deux énergies mécaniques se transforment l'une dans l'autre,

La physique nous fait connaître des énergies très variées : énergies calorifique, lumineuse, électrique, magnétique. Ces diverses énergies peuvent, comme nous l'avons vu, se transformer l'une dans l'autre. Le principe de la conservation de l'énergie est aussi général que le principe de la conservation de la matière.

§ 2. De la masse. Formule de la force. — La notion de masse joue un rôle important dans la partie de la mécanique que l'on appelle la dynamique, et où l'on étudie les effets des forces, c'est-à-dire le travail qu'elles produisent, et l'énergie.

L'expérience prouve que la même force, appliquée à des corps différents, ne leur imprime pas dans des temps égaux des vitesses égales : il faudrait pour cela des forces différentes. C'est ce que nous exprimerons en disant que des corps différents n'ont pas en général la même masse.

La notion de masse ne peut guère se définir autrement. Mais nous définirons ce qu'on entend par masses égales, par la somme, ou le rapport de deux masses.

Deux corps ont des masses égales lorsque, sollicités dans le même temps par des forces égales, ils acquièrent des vitesses égales au bout de ce même temps.

Si deux corps de masses m et m' sont liés invariablement entre eux, ils constituent une nouvelle masse égale à leur somme, et l'on peut alors concevoir des masses double, triple, quadruple d'une autre.

On peut comparer les forces aux masses et montrer qu'elles sont proportionnelles.

Lorsqu'une force F est appliquée à une masse m, elle lui imprime une accélération a. Si une masse $2m$ est sollicitée par une force 2F, on peut supposer que chaque masse m est sollicitée par une force F : chacune des masses prendra l'accélération a et l'ensemble de masse $2m$ prendra, sous l'action de la force

2F, l'accélération a. De même, une masse $3m$ prendra, sous l'action de la force $3F$ l'accélération a, etc.

Supposons maintenant deux forces F et F′ qui, agissant sur les deux masses m et m', leur communiquent l'accélération a. Si m' est égal à un certain nombre de fois m, il faudra, d'après ce qui précède, que F′ soit égal au même nombre de fois F. On a donc :

$$\frac{m'}{m} = \frac{F'}{F}$$

et les forces sont proportionnelles aux masses, auxquelles elles communiquent la même accélération.

On peut démontrer que des forces différentes sont proportionnelles aux accélérations qu'elles impriment à un même corps. Soit F une force qui communique à la masse m une accélération a, F′ une autre force qui communique à la même masse m une autre accélération a'. Si la force F vaut n fois une force f qui produirait sur la masse m l'accélération c, la force F produit l'accélération

$$a = nc$$

De même, la force F′ valant n' fois f produit l'accélération

$$a' = n'c$$

On a donc :

$$\frac{F}{F'} = \frac{nf}{n'f} = \frac{n}{n'} = \frac{nc}{n'c} = \frac{a}{a'}$$

Les forces sont donc proportionnelles aux accélérations qu'elles communiquent à un même corps, et c'est généralement l'accélération que l'on prend pour mesure de la force.

Il en résulte que si les forces F, F′, F″... impriment à un même corps les accélérations, a, a', a''... on doit avoir :

$$\frac{F}{a} = \frac{F'}{a'} = \frac{F''}{a''}$$

C'est ce rapport constant entre la force et l'accélération qu'elle imprime à un corps qu'on prend comme mesure mathématique de la masse et qu'on désigne en mécanique sous le nom de masse.

On peut déduire des relations précédentes une expression de la force que l'on emploie généralement en dynamique. Si m est la masse d'un corps auquel une force F communique l'accélération a, on a, d'après la définition précédente de la masse :

$$\frac{F}{a} = m.$$

D'où :

$$F = a \times m.$$

Le gramme étant l'unité fondamentale de masse, on prend comme unité de force la dyne, qui communique à la masse de 1 gr. une accélération de 1 cm.

Dans le cas particulier où la force qui sollicite le corps est le poids, l'accélération est l'accélération de la pesanteur g, et l'on a :

$$P = m \times g.$$

§ 3. Théorie du volant. — Les théories et les formules précédentes trouvent leur application dans les usages du volant et du marteau.

Le volant, employé comme régulateur dans les machines à vapeur et les divers moteurs, est formé d'une circonférence matérielle de grande masse qui tourne autour d'un axe fixe passant par son centre et perpendiculaire à son plan ; il est calé sur l'axe de rotation au moyen d'un moyeu central, que des rayons unissent à la circonférence extérieure. Dans la pratique, si le moyeu et les rayons sont relativement assez légers, tout se fera comme si le volant était constitué par une circonférence matérielle, de masse égale à sa masse totale, et de rayon légèrement inférieur à son rayon réel.

Dans le mouvement de rotation qui lui est imprimé, le volant prend une vitesse v et une force vive Mv^2, qui reste constante tant que le mouvement du volant est uniforme. Mais si une cause quelconque fait varier la vitesse du volant, la force vive varie et la demi-variation de force vive $\frac{1}{2} M (v'^2 - v^2)$ mesure la variation de la force ou des travaux des forces extérieures, motrice ou résistante. Si la variation de force extérieure est motrice, v' est plus grand que v et la force vive a augmenté ; si au contraire la variation est résistante, v' est plus petit que v, et la force vive a diminué. Mais, à une même variation des forces extérieures, et par conséquent du produit M $(v'^2 - v^2)$, correspond une variation d'autant plus petite de la vitesse que la masse M est plus grande.

Donc, plus le volant aura de masse et moins les causes qui tendent à accélérer ou à retarder la machine auront d'action sur la vitesse du volant et par conséquent de l'arbre de la machine, puisque le volant est calé sur l'arbre.

Le volant a donc pour effet de s'opposer par sa masse à l'accélération ou au retard de la machine. Il fonctionne donc comme un régulateur de mouvement.

§ 4. Théorie du marteau. Maillets divers. — Les formules de la force vive permettent également d'expliquer l'action du marteau.

Lorsqu'on veut enfoncer un clou dans un plancher de bois, ou fouler et condenser un corps quelconque, par exemple dans une obturation, on frappe sur ce clou, ou sur ce corps, des coups répétés avec un marteau, c'est-à-dire avec une masse pesante fixée à l'extrémité d'un manche en bois. L'effet ainsi obtenu est tout à fait différent de celui que produirait la même masse, ou même une masse plus grande, placée simplement sur le corps. La masse exercerait une pression, qui serait équilibrée par la résistance du corps et de son support, et tout le système resterait en équilibre.

Au contraire, lorsqu'on frappe le corps avec le marteau, qui possède une force vive dépendant à la fois de sa masse et de sa vitesse, on communique cette force vive au corps frappé, qui doit alors accomplir un certain travail ; quelle que soit la résistance du corps et de ses supports la production du travail exige un certain déplacement du corps. C'est ainsi qu'un clou s'enfonce à chaque coup de marteau.

Telle est aussi la théorie des divers maillets employés en art dentaire. Ces appareils servent en général à condenser l'or, ou les métaux, dans les cavités qu'ils doivent obturer. A chaque coup de maillet, le métal très divisé, qui est employé à l'état de feuilles ou de petits cylindres, est foulé par la force vive du maillet et l'on obtient ainsi, en condensant par petites quantités à la fois, une obturation très résistante.

Le maillet le plus simple est le maillet à main, sorte de marteau dont la partie percutante en plomb possède une grande masse.

On emploie aussi des maillets mécaniques, tels que le maillet automatique, dans lequel, en appuyant sur le morceau à fouler, on tend un ressort, qui en se déclanchant lance une petite masse agissant comme un marteau, ou encore le maillet d'Abbot, qui permet le coup en arrière pour les faces linguales. Aujourd'hui, on emploie de préférence le maillet électrique, qui agit plus rapidement et avec moins de vibrations.

CHAPITRE II

TRANSMISSION DU TRAVAIL

§ 1ᵉʳ. **Machines diverses.** — Les machines peuvent être considérées à deux points de vue différents : au point de vue statique et au point de vue dynamique.

Au point de vue statique, les machines sont des appareils destinés à équilibrer des forces. Pour étudier le fonctionnement des machines à ce point de vue, on cherche les conditions d'équilibre des forces qui agissent sur la machine, ainsi que nous l'avons fait notamment pour le levier.

Au point de vue dynamique, les machines sont des appareils destinés à transmettre du travail. On peut alors distinguer, au point de vue du fonctionnement, les machines motrices et les machines outils. Les premières, dont nous avons déjà parlé à propos de la production du mouvement, sont ce que l'on appelle aussi des récepteurs, ou mieux des récepteurs de mouvement : elles reçoivent le mouvement de la force motrice naturelle ou artificielle, qui agit sur elles directement, et elles fournissent elles-mêmes du mouvement sous la forme mécanique. Telles sont les moteurs de mouvement d'horlogerie, les moteurs hydrauliques, les moteurs à vapeur, les moteurs à gaz tonnants et les moteurs électriques.

Les secondes, les machines-outils, sont destinées à accomplir un certain travail d'atelier : elles remplacent un ouvrier manuel. Elles reçoivent le mouvement des premières et leurs organes sont disposés pour accomplir avec ce mouvement le travail demandé.

Telles sont le tour, les fraiseuses, etc. Ces machines.
outils sont nombreuses dans l'art dentaire.

§ **2. Puissance et rendement.** — Pour se rendre
compte de la qualité d'une machine, on détermine sa
puissance et son rendement.

La puissance d'une machine dépend du travail
qu'elle peut produire en un temps donné. Dans la
pratique, on prend comme unité de puissance mécanique le cheval-vapeur : c'est la puissance d'une
machine qui produit 75 kilogrammètres en une
seconde.

On sait qu'il existe un autre système de mesure,
adopté par les physiciens, et qu'on appelle système
CGS. Dans ce système, l'unité de force étant la dyne
et l'unité de travail l'erg, produit par une dyne effec-
tuant un déplacement de 1 cm., l'unité de puissance
est l'erg seconde, puissance d'une machine, qui produirait un travail d'un erg en une seconde.

Cette unité est extrèmement faible et ne peut être
employée pratiquement. En effet, le kilogramme
valant 981.000 dynes et le mètre 100 centimètres, le
kilogrammètre vaut $981.000 \times 100 = 98.100.000$ ergs,
et le cheval-vapeur $9.810.000 \times 75 = 735.750.000$
ergs secondes. Ainsi, un petit moteur d'un quart de
cheval aurait une puissance de 183.432.500 ergs secondes.

On peut employer aussi les unités électriques : le
joule, comme unité de travail, et le watt comme
unité de puissance. Le joule vaut 10^7 ergs et le watt
est la puissance d'un joule en une seconde.

D'après cela, le kilogrammètre vaudra en joules
$\dfrac{98.100.000}{10^7}$, c'est-à-dire 9 joules, 81 et le cheval-va-

peur vaudra en watts, c'est-à-dire en joule secondes,
$\dfrac{735.750.000}{10^7} = 73$ watts, 575 ou 7 hectowatts, 36 ou

0 kilowatts, 736. On voit que le kilowatt et le cheval-vapeur sont des grandeurs du même ordre et que le cheval vaut 0,736 kilowatt, ou, en nombres ronds, $0,75 = \dfrac{3}{4}$ de kilowatts.

En employant ces unités, on évalue le travail en puissance employée pendant un temps donné. Ainsi il est d'usage d'évaluer le travail électrique en kilowatt-heure. C'est le travail produit pendant une heure par une puissance de 1 kilowatt. Comme le kilowatt vaut 1 joule par seconde et que l'heure vaut 3.600 secondes, le kilowatt-heure vaut 3.600 joules. L'hectowatt-heure vaudrait 360 joules.

Lorsqu'une machine reçoit du travail, elle ne reproduit pas la totalité du travail reçu. Ainsi le travail produit par un moteur n'est pas rigoureusement égal au travail de la force motrice qui l'actionne : les résistances passives, telles que les frottements, les liaisons des divers organes, absorbent une partie du travail fourni à la machine. Il en est de même des machines-outils; une partie du travail fourni par le moteur est absorbé par les résistances passives de la machine-outil.

Pour une machine quelconque, on appelle travail moteur T_m le travail fourni à la machine, travail utile T_u le travail que la machine peut fournir à son tour. Si l'on désigne par T_r le travail absorbé par les résistances passives, on a pour le travail utile :

$$T_u = T_m - T_r$$

Le rendement est le rapport de travail utile au travail moteur. En le désignant par R, on a :

$$R = \frac{T_u}{T} = \frac{T_m - T_r}{T_m} = 1 - \frac{T_r}{T_m}$$

Dans les meilleures machines mécaniques, le rendement ne dépasse guère 50 0/0, c'est-à-dire 1/2.

Dans certains appareils électriques, il peut acquérir une bien plus grande valeur.

§ 3. Moteurs employés en art dentaire. — L'art dentaire utilise les moteurs mécaniques pour mettre en mouvement un certain nombre d'appareils : le tour d'atelier et le tour dentaire, la pompe à salive, le maillet, etc.

A l'origine, les tours étaient actionnés au pied ; certains autres appareils étaient mis en marche à la main. Aujourd'hui encore, le tour d'atelier est souvent mis en mouvement par le pied à l'aide de la pédale ; mais pour le tour dentaire, les dentistes ont cherché depuis longtemps à s'affranchir de l'obligation de l'actionner par le pied, en même temps que l'opérateur emploie ses mains à soigner le patient.

La force la plus économique à employer est la force hydraulique. Le moteur à eau, qui présente la disposition d'une turbine, demande une pression assez forte. Mais là où existe et où l'on peut établir une canalisation, ce moteur présente de grands avantages. Les dentistes anglais l'emploient sur une grande échelle. La chute d'eau présente aussi l'avantage de pouvoir actionner la pompe à salive.

Le moteur à air comprimé est aussi d'un emploi courant, dans les villes où il existe des canalisations de cette force motrice. Les conduites s'installent aussi facilement que celles de gaz et d'eau, et la pression sous laquelle l'air est distribué suffit pour actionner le tour ; l'air comprimé peut également servir à faire fonctionner la pompe à salive, le maillet à air comprimé, etc. Il peut également servir de force motrice pour faire marcher une dynamo, ce qui permet alors d'utiliser l'électricité dans un lieu où elle ne serait pas distribuée. Certains dentistes parisiens l'ont employé avec succès.

On a utilisé autrefois les moteurs à vapeur, on

pourrait employer aujourd'hui les moteurs à gaz, ou à pétrole. Mais les appareils un peu encombrants et très bruyants sont généralement abandonnés.

Le moteur le plus pratique est le moteur électrique, qui est employé dans tous les endroits où l'électricité est distribuée. Les moteurs, qui ont été étudiés en physique, présentent tous les avantages : faible volume, bruit nul, transmission non encombrante. L'électricité distribuée dans le cabinet est alors utilisée pour actionner en général les autres appareils : cautère, lampe, bouillotte à eau chaude, tube à air chaud. Partout où cela est possible, l'emploi de l'électricité s'impose, sinon au point de vue de l'économie, du moins au point de vue de la commodité.

LIVRE III
MÉTALLURGIE APPLIQUÉE

INTRODUCTION

Définition. — Le mot métallurgie veut dire travail des métaux. Il peut s'entendre dans deux sens : ou bien c'est le travail de l'extraction des métaux de leurs minerais, et c'est alors une opération surtout chimique, dont l'étude est du domaine de la chimie ; ou bien c'est le travail de façonnage des métaux pour les divers usages auxquels on les destine, et c'est alors une opération qui est surtout du domaine de l'ingénieur et de l'artisan. C'est à ce dernier point de vue que nous nous placerons ici pour étudier la métallurgie appliquée.

Cette étude ne pourra être faite utilement que si nous connaissons les propriétés mécaniques des métaux et leurs diverses résistances dans les différentes circonstances où on les emploie et sous l'action des forces très variées auxquelles ils peuvent être soumis. Pour cela, il faudra d'abord que nous définissions et que nous étudiions les propriétés mécaniques générales des corps, que nous appliquions ces résultats aux métaux, et que nous apprenions à connaître les propriétés spéciales de chacun d'eux qui les rendent propres aux emplois auxquels on les destine.

Divisions de la métallurgie appliquée. — Nous diviserons donc la métallurgie appliquée en deux grandes sections : 1º les propriétés générales ; 2º la monographie des métaux. Chacune de ces sections sera elle-même subdivisée en deux autres. La première comprendra les propriétés générales des corps, puis les propriétés générales des métaux ; dans la seconde, nous étudierons d'abord les métaux précieux, si employés dans l'art dentaire, puis les métaux usuels, très employés encore, mais d'un usage moins spécial.

PREMIÈRE PARTIE
PROPRIÉTÉS GÉNÉRALES

CHAPITRE PREMIER
FORCES MOLÉCULAIRES

§ 1er. De l'élasticité. — Nous avons vu en physique que les corps sont formés de molécules. Ces molécules étant en équilibre dans une certaine position y sont maintenues par des forces qui s'exercent entre elles et que l'on appelle forces moléculaires. Si une force extérieure, en déformant le corps, en déplaçant les molécules, vient à rompre cet équilibre, les forces moléculaires seront modifiées, des forces nouvelles paraîtront s'exercer entre les molécules, pour résister aux forces extérieures et les équilibrer. C'est ce que l'on appelle la résistance élastique. Un nouvel équilibre s'établira entre cette résistance et les forces extérieures. On peut donc définir l'élasticité la résistance à la déformation.

Les corps les plus élastiques sont les gaz. L'expérience du briquet à air montre que, par la compression, l'on peut réduire beaucoup le volume d'un gaz, mais que, lorsque la pression cesse, le gaz reprend exactement son volume primitif. Les gaz sont des ressorts parfaits. L'élasticité des gaz est régie par une loi très simple, la loi de Mariotte, qui a été étudiée en physique. Mais l'élasticité des gaz a une limite.

On sait, en effet, qu'en comprimant un gaz on finit par le liquéfier ; alors le corps sous la forme liquide a une loi de compressibilité et d'élasticité tout à fait différente.

Les liquides sont fluides, c'est-à-dire que leurs molécules sont très mobiles, ils coulent et doivent, comme les gaz, être contenus dans des récipients. Mais ils sont très peu compressibles. Les premières expériences montrèrent qu'il fallait des efforts très énergiques pour obtenir des variations de volume très faibles. D'ailleurs, il faut tenir compte en même temps de la compression du récipient, qui n'est pas négligeable par rapport à celle du liquide, et des expériences modernes très précises, ont montré que, pour une pression de 1 kgr. par cmq., la diminution de volume dépasse à peine 0,000045. Pratiquement, on peut donc dire que les liquides sont incompressibles. Mais ils sont très élastiques et, d'après le principe de Pascal, transmettent les pressions qu'ils subissent avec la même valeur dans toutes les directions. L'eau est donc encore un excellent organe de transmission. Les appareils hydrauliques, et en particulier la presse hydraulique, sont d'un usage courant.

Enfin, les solides résistent plus ou moins énergiquement aux changements de forme. Cependant, les solides ne sont pas complètement incompressibles et indéformables ; sous des actions qu'il faut quelquefois très énergiques, le corps solide se déforme. Mais alors deux cas peuvent se présenter.

Ou bien la déformation du corps est permanente, soit que le corps ait été simplement déformé (corps mous, soit qu'il ait été en partie brisé (corps durs). Ces deux faits peuvent être mis en évidence au moyen de deux boules, l'une de graisse, ou de plomb, l'autre de verre, qu'on laisse tomber sur un plan de marbre.

Ou bien la déformation est passagère et engendre

une réaction, qu'on appelle la réaction élastique,
égale et contraire à l'action déformatrice. Elle est
due à l'élasticité des solides. On la met en évidence
en laissant tomber une bille d'ivoire sur un plan de
marbre. Si la bille est humide, elle laisse une trace
de dimension sensible (déformation) et remonte à la
même hauteur d'où elle est tombée (élasticité).

On est donc conduit à diviser les corps solides en
corps élastiques, qui reprennent leur forme primitive
quand l'action déformatrice cesse (tels sont le caoutchouc, l'ivoire, l'acier, etc.), et corps non élastiques,
pour lesquels la déformation est permanente. Ces
derniers se subdivisent en corps durs, comme le
verre, les roches, et corps mous, comme la gutta
chauffée, les corps gras, la plupart des amalgames.
Les corps mous peuvent être, et sont souvent, doués
de plasticité, ou propriété de pouvoir être modelés :
telle est la gutta-percha chauffée.

La déformation d'un solide élastique devient permanente lorsqu'on dépasse une certaine limite, appelée limite d'élasticité. A ce point de vue, on peut dire
que les solides non élastiques sont des solides dont
la limite d'élasticité est dépassée à la moindre déformation. Lorsque la limite d'élasticité n'est pas dépassée, pendant que le corps est élastique, le changement de forme est proportionnel à la force extérieure, ou, en d'autres termes, la réaction élastique
est proportionnelle à la déformation.

Pour les gaz et les liquides, les forces extérieures
agissant sur ces corps sont toujours des pressions.
Mais, pour les solides, les causes déformatrices peuvent être d'origines diverses. Ce peut être des efforts
de pression, ou écrasement, de tension, de flexion,
de torsion, de cisaillement. Dans chaque cas, pour
chaque mode d'action et quelquefois pour chaque
nature de corps, les lois de l'élasticité sont différentes.

§ **2. Résistance à la traction.** — Pour agir par traction sur un corps et étudier sa résistance, on le réduit en fil, on pince l'une de ses extrémités dans un étau, et l'on suspend à l'autre un récipient quelconque dans lequel ou met des poids. Ceux-ci exercent sur la barre une traction, ses éléments s'écartent les uns des autres, la barre s'allonge à peu près uniformément sur toute sa longueur, puis, si la force est assez grande, elle se rompt. Pour mesurer les allongements du fil, on dispose sur le fil des mouches, faites ordinairement d'un morceau de papier sur lequel sont marqués deux traits, et on vise ces mouches avec des lunettes, que l'on doit déplacer de quantités mesurant l'allongement.

Dans la traction d'un fil, on distingue trois périodes : la période d'élasticité complète, ou période élastique ; la période d'élasticité incomplète, ou période de déformation permanente ; enfin, la période de rupture.

Dans la période élastique, le fil, ou la barre, revient exactement à sa longueur primitive lorsqu'on supprime la force qui exerce la traction. En relevant pendant cette période le déplacement des repères, ou mouches, on vérifie les lois suivantes : l'allongement pour une substance déterminée est : 1º directement proportionnel à la charge ; 2º inversement proportionnel à la section ; 3º directement proportionnel à la longueur.

Cette seconde loi conduit à la notion de la traction par unité de surface.

Pour un très grand nombre de corps, il faut un très long temps, au moins une heure, avant que l'action de la traction se fasse complètement sentir et que le fil prenne sa longueur d'équilibre ; il en est de même pour le retour en sens inverse à la longueur primitive. Ce retard, particulièrement important dans

les substances organiques, se fait aussi sentir dans
le verre et les métaux.

L'allongement dépend aussi de la nature du corps.

On appelle coefficient d'élasticité d'un corps le poids
en kilogrammes qu'il faudrait appliquer à une barre,
ou à un fil, de ce corps ayant 1 millimètre carré de
section pour l'allonger de sa propre longueur. Si une
barre de longueur L et de section S s'allonge de l sous
l'action d'une traction P, on aura, d'après les lois
précédentes :

$$l = \mathrm{K}\,\frac{\mathrm{LP}}{\mathrm{S}}$$

Si, pour avoir le coefficient d'élasticité, on fait dans
la formule

$$\frac{l}{\mathrm{L}} = 1 \qquad \mathrm{S} = 1$$

il vient :

$$\mathrm{P} = \frac{1}{\mathrm{K}}.$$

C'est le coefficient d'élasticité. En le désignant par
E, la formule de l'allongement devient :

$$l = \frac{1}{\mathrm{E}}\,\frac{\mathrm{LP}}{\mathrm{S}}.$$

Il est égal pour le fer et l'acier à 20.869 kgr., à
6.040 kgr. pour l'or, à 921 kgr. pour le bois de chêne
et à 861 kgr. pour la soie. Le coefficient d'élasticité
du caoutchouc diminue quand la température s'é-
lève.

Lorsque la charge augmente suffisamment, il arrive
un moment où les allongements croissent plus rapidement que les charges et la barre conserve une longueur supérieure à sa longueur primitive. On dit
alors que la limite d'élasticité a été dépassée et que
l'on est dans la période d'élasticité incomplète. La
barre s'arrête à une longueur nouvelle et reste élas-

tique jusqu'à une nouvelle limite ; puis, cette limite dépassée, elle reste de nouveau élastique jusqu'à une certaine limite, et ainsi de suite, tant que la barre ne file pas ou ne se rompt pas.

Pour plusieurs corps, la limite d'élasticité est fort incertaine, la barre filant sous des charges faibles. Tels sont le plomb et le zinc. En général, la limite d'élasticité s'abaisse très vite lorsque la température s'élève. Dans la pratique, on ne doit jamais exercer de traction qui se rapproche de celle produisant la déformation permanente. La charge pratique de traction dépend d'ailleurs de la nature de la substance : pour le fer très fibreux et très résistant, la charge pratique peut atteindre la moitié de la charge limite d'élasticité, tandis que, pour la fonte, cristalline et beaucoup plus cassante, elle ne doit pas dépasser le tiers.

Dans les deux premières périodes, les différentes parties de la barre ou du fil s'allongent également, et le diamètre, constamment égal tout le long de la barre, diminue fort peu.

Mais, sous des charges assez fortes, on voit, en un point de la barre qui varie avec l'état moléculaire de celle-ci, mais qui est souvent le milieu, se produire une diminution très sensible de section correspondant à un grand allongement de la barre. Cette déformation, qu'on appelle striction, est bientôt suivie de la rupture de la barre. Quand la striction est un peu considérable, elle est accompagnée d'une notable élévation de la température. Cette déformation n'intéresse qu'une partie assez restreinte de la barre.

§ 3. Résistance à la compression. — Pour n'observer que les effets de compression proprement dite, c'est-à-dire de pression s'exerçant normalement et en même temps sur tous les points d'une pièce d'une substance quelconque, il faut prendre des morceaux de dimensions restreintes, courts et peu élevés. Les difficultés d'expérimentation dans ces conditions font que les expériences de résistance à la compression sont difficiles à réaliser et peu nombreuses.

Cependant, l'expérience prouve que les lois de la compression sont les mêmes que celles de la traction, mais dans un ordre inverse : diminution de la longueur, accroissement de la section, diminution du volume et accroissement de la densité.

Le phénomène peut encore se diviser en trois périodes : la période élastique, la période d'élasticité incomplète, ou de déformation permanente, et la période où l'élasticité fait complètement défaut.

Dans la première période, on peut constater des lois identiques à celles de la traction : les raccourcissements sont directement proportionnels aux charges et à la longueur de la pièce ; ils sont inversement proportionnels à la section droite (pression par unité de surface). On peut encore ici définir un coefficient d'élasticité, qui serait la charge par millimètre carré pour que la barre se raccourcisse de sa propre longueur, et l'on peut représenter les raccourcissements sous l'action de la compression par une formule analogue à celle qui représente les allongements par traction.

Les coefficients d'élasticité par traction et par compression ne sont pas toujours égaux. Ainsi celui de la fonte est plus grand par compression que par traction.

En augmentant la charge de compression, on peut constater à un certain moment l'existence d'une déformation permanente. On a dépassé la limite d'élasticité et atteint alors une pression que l'on ne doit jamais employer dans la pratique. Comme précédemment, la charge pratique est une fraction de la charge limite d'élasticité. Elle peut varier avec la charge pra-

12.

tique de traction. Ainsi, pour la fonte, la charge pratique à la traction est de 2 kgr. 50 par millimètre carré, tandis qu'à la compression elle atteint 10 kgr. Aussi, toutes les fois que des pièces métalliques travaillent à la compression emploie-t-on la fonte.

Aux deux premières périodes, succède, dans le cas de la compression, une période dite de fluidité. Il ne se manifeste plus aucune élasticité et la substance comprimée s'écoule vers les bords du solide. Si l'on superpose des lames parallèles et que l'on exerce une pression, on voit ces lames se rapprocher fortement vers le milieu et s'exfolier vers les bords. En faisant passer ces lames à travers une ouverture circulaire on peut les déformer comme une matière plastique. C'est ainsi que l'on fabrique les tubes d'étain destinés à contenir les substances médicamenteuses : vaseline, etc.

C'est à cette période que se place la malléabilité, ou propriété de se déformer et de s'étendre sous l'action du marteau et du laminoir, que l'on rencontre surtout chez les métaux.

§ 4. Résistance à la flexion. — La flexion est la déformation qui se produit quand une barre est soumise à des efforts transversaux.

Deux cas peuvent se présenter : ou bien la barre est fixée à l'une de ses extrémités et la force qui produit la flexion agit à l'autre bout; ou bien la barre est fixée à ses deux extrémités et la force qui produit la flexion agit au milieu de la barre. Nous supposerons toujours la barre horizontale et l'effort de flexion vertical.

Considérons d'abord le premier cas, où l'on dit que la barre est encastrée. Pour observer les déplacements de l'extrémité fléchie, on vise à la lunette un repère tracé sur cette extrémité, en ayant soin de s'assurer chaque fois que l'extrémité encastrée n'a pas bougé. On obtient alors des lois analogues à celles de la traction : les flexions sont proportionnelles aux charges : elles sont proportionnelles aux cubes des portées.

L'expérience prouve que la flexion est accompagnée d'une courbure de la barre. En traçant des lignes transversales, équidistantes sur la barre non fléchie et mesurant les intervalles des extrémités de ces lignes sur la barre fléchie, on constate que la flexion produit une incurvation des fibres horizontales, qui s'allongent à la partie supérieure et se raccourcissent à la partie inférieure. Il existe dans la partie moyenne des fibres qui ne se raccourcissent, ni ne s'allongent, et que l'on appelle fibres neutres. On constate que les raccourcissements et les allongements des fibres extrêmes sont égaux dans le cas de solides géométriques et homogènes ; mais, dans le cas où il y a excès de matière d'un côté, les raccourcissements ou allongements des fibres sont moindres de ce côté de la barre. Les fibres neutres se confondent avec les fibres moyennes dans le cas où la barre est soumise à des efforts transversaux seulement.

Dans le second cas, où la flexion a lieu sur le milieu de la barre, fixée à ses deux extrémités, on peut appliquer les résultats précédents, si l'on considère cette barre comme formée de deux barres encastrées, réunies à leur extrémité, et dont chacune supporterait un effort de flexion égal à la moitié de l'effort total. Les lois précédemment indiquées sont applicables.

Les résultats qui précèdent montrent que la flexion peut être assimilée à un double effort, l'un de compression, l'autre de traction. Dans le cas de la poutre encastrée, la compression s'exerce sur les fibres inférieures, la traction sur les fibres supérieures. Dans le cas de la poutre appuyée ou fixée aux deux extrémités, la compression s'exerce sur les fibres supérieures, la traction sur les fibres inférieures.

L'expérience prouve que les flèches de flexion, et par conséquent la résistance à la flexion, sous une même charge, pour des barres diversement fixées, n'est pas la même. La barre fixée aux deux extrémités résiste mieux que la barre simplement appuyée, cette dernière résiste mieux que la barre encastrée.

La flexion présente d'ailleurs des phénomènes tout à fait analogues à ceux des déformations précédentes. Ainsi l'effet de flexion ne se fait sentir complètement qu'au bout d'un certain temps. Il y a pour les phénomènes de flexion une limite d'élasticité, enfin le temps pendant lequel a duré la flexion influe sur la valeur de la déformation permanente.

Dans le cas d'une poutre encastrée de section constante, la partie de la poutre qui fatigue le plus est la section d'encastrement : il se produit un effet de cisaillement, que l'on observe quelquefois, dans les crochets qui servent à fixer les dents. Pour remédier à cet inconvénient, la théorie indique une forme de barre, dite solide d'égale résistance, qui correspond à une barre d'épaisseur constante, limitée sur les deux faces verticales par une parabole.

§ 5. Résistance à la torsion. — Les lois de la torsion ont été trouvées par Coulomb, qui a fait un grand usage dans l'électricité et le magnétisme des balances de torsion.

La torsion est l'effort que subit une barre, ou un fil, lorsque, l'une de ses extrémités étant maintenue, on agit à l'autre extrémité pour faire tourner la barre autour de son axe. Les fibres longitudinales qui composent la substance se déforment et deviennent des hélices. Comme dans tous les cas précédents, si les efforts de torsion sont assez faibles, la barre reprend sa position primitive, lorsqu'on cesse d'exercer une action ; si, au contraire, les efforts sont assez considérables, la déformation deviendra permanente ; enfin, sous un effort assez grand, la barre se rompra.

Considérons la première période. L'effet produit est analogue à celui qui résulterait des déplacements angulaires successifs de disques superposés, de même diamètre, dont chacun se tournerait d'un certain angle par rapport au précédent. Les éléments qui subissent l'effort le plus grand sont ceux qui sont les plus près de la surface extérieure. L'effort de torsion est donc proportionnel au diamètre de la barre, à l'angle de torsion et à un coefficient numérique, qu'on appelle le coefficient de torsion.

Coulomb a trouvé que le coefficient de torsion dépend d'abord de la nature de la substance. Pour un fil, ou une barre, de nature déterminée, le coefficient dépend de la longueur et du diamètre : il varie en raison inverse de la longueur et en raison directe de la quatrième puissance du diamètre.

Si l'on fait cesser l'effort de torsion, le fil, à cause de la résistance, se détord jusqu'à sa forme primitive, la dépasse en vertu de la vitesse acquise, se tord en sens inverse et s'arrête à peu près pour un déplacement égal en sens inverse. Puis le mouvement recommence et le fil exécute des oscillations isochrones.

La force de torsion est toujours proportionnelle à l'angle de torsion. On a donc là le moyen de mesurer de faibles forces, telles que les forces de répulsion et d'attraction électriques et magnétiques. C'est le principe des balances de torsion, employées par Coulomb.

Coulomb a encore reconnu qu'une torsion assez forte peut amener une déformation permanente. Le fil prend alors, comme dans la traction, une nouvelle limite d'élasticité. Ces limites d'élasticité se succèdent jusqu'à la période de rupture.

Enfin, d'autres expérimentateurs ont observé dans la torsion, comme dans les autres déformations, un retard en vertu duquel la position du fil, sous l'influence d'une torsion déterminée, ne devient définitive qu'au bout d'un certain temps et par déplacements progressifs.

CHAPITRE II

PROPRIÉTÉS DES MÉTAUX

§ 1er. Propriétés physiques. — Les métaux, en dehors de leur définition chimique, et au point de vue des usages auxquels on les emploie, ont des propriétés physiques et mécaniques spéciales. (Il ne s'agit, bien entendu, que des métaux solides, à l'exclusion du mercure, et même des métaux usuels, à l'exception du potassium, du sodium, etc.)

Les métaux peuvent prendre des états moléculaires très divers : solides fondus, cristallisés, en poudre (limaille), en poudre très divisée (précipité). Sous ces divers états, leurs propriétés peuvent varier beaucoup. Ainsi, la couleur d'un précipité n'est pas celle du métal fondu : l'or précipité est brun, ou violet : l'argent précipité est noir.

Les métaux sont bons conducteurs de la chaleur et de l'électricité, et cette propriété est souvent prise pour définition de ces corps. C'est en vertu de la conductibilité des métaux pour la chaleur que leur contact cause une impression de froid, en particulier dans la bouche. Les parties métalliques des appareils s'échauffent, ou se refroidissent, très vite.

Les conductibilités relatives des métaux pour la chaleur et pour l'électricité, tout en étant comparables, ne se succèdent pas absolument dans le même ordre. Elles sont données dans le tableau suivant :

	Conductibilités	
	pour la chaleur	pour l'électricité
Argent...............	1000	1000
Cuivre...............	736	941
Or...................	532	729
Zinc.................	190	267
Platine..............	84	165
Etain................	145	113
Fer..................	119	133
Plomb...............	85	76

Les corps non métalliques conduisent beaucoup plus mal. Ainsi le bois peut être considéré comme non-conducteur; mais la guttapercha et le caoutchouc conduisent plus mal encore.

La conductibilité électrique diminue, quand la température s'élève, d'environ $\dfrac{1}{300}$ de sa valeur par degré.

Le contact de deux métaux différents engendre toujours une petite quantité d'électricité, que les métaux transmettent aux tissus quand ils sont en contact avec eux.

Les métaux purs ne sont pas durs. Ils sont au contraire, en général, comme le platine, le cuivre, l'or, l'argent, l'étain, rayés par le carbonate de calcium, ou calcaire. Le plomb, particulièrement mou, est rayé par l'ongle. Les métaux durs, comme le nickel, le fer, le zinc, ne sont pas rayés par le calcaire, mais ils le sont par le verre. Le chrome seul, parmi les métaux usuels, raye le verre.

Les métaux ont des densités, ou masses spécifiques,

très variables avec leur nature. Les métaux usuels ordinaires ont des densités comprises entre 6 et 10 : le cuivre a pour densité 8,8, le fer 7,8, l'étain 7,24, le zinc 7,1. L'aluminium, particulièrement léger, a pour densité 2,56. Les métaux lourds et les métaux précieux ont des densités supérieures à 10 : le plomb 11,35, l'argent 10,44, le mercure 13,6, l'or 19,35, le platine 21,5.

Les métaux fondent et se solidifient à des températures très variables avec leur nature. Aujourd'hui, on possède dans le four électrique, qui donne une température de 3500°, le moyen de fondre et de volatiliser tous les métaux. Mais, même sans four électrique, on peut fondre tous les métaux, en employant pour quelques-uns d'entre eux, le cuivre, l'or, le fer et le platine, les moyens industriels les plus énergiques. Pour la plupart des métaux usuels, les appareils de chauffage des laboratoires suffisent parfaitement.

Les métaux les plus réfractaires qui fondent le plus difficilement fondent au-dessus de 1000°, le platine à 1775°, le fer à 1500°, le cuivre et l'or vers 1050°. Les métaux usuels fondent à des températures beaucoup plus basses : le zinc à 415°, l'aluminium à 625°, le plomb à 325°, l'étain à 226°.

Dans les appareils de chauffage, pour utiliser complètement la chaleur de combustion du combustible, il faut lui donner la quantité de comburant exactement nécessaire à la combustion. Les combustibles qui se prêtent le mieux à cette meilleure utilisation de la chaleur sont les combustibles gazeux, dont on peut régler le mélange avec la quantité de comburant nécessaire. Le meilleur appareil pour cela est le chalumeau à gaz oxhydrique, où, par des tuyauteries différentes, les gaz arrivent au point où la combustion doit avoir lieu. Ils ne se mélangent donc qu'au moment de brûler et sans qu'il y ait danger d'explosion. L'emploi d'oxygène et d'hydrogène donne la température la plus élevée, mais on peut remplacer l'hydrogène par le gaz d'éclairage, et même l'oxygène par l'air ; on aura des températures un peu inférieures, mais encore très élevées. Le brûleur de Bunsen, où le gaz en passant devant des ouvertures entraîne une certaine quantité d'air, donne encore des températures capables de rougir la platine et le fer. On peut d'ailleurs, avec ce dernier, obtenir soit la flamme non éclairante, incolore, bleue, qui est très chaude et où tout le carbone est brûlé, ou bien la flamme éclairante, qui est moins chaude et qui contient du carbone non brûlé.

Les métaux ont aussi la propriété de se dilater sous l'action de la chaleur, comme nous l'avons vu en physique. Les coefficients de dilatation des métaux sont en général très supérieurs à ceux des autres corps. Seuls, le platine a un coefficient de dilatation à peu près égal à celui du verre. C'est pour cette raison que l'on emploie toujours les fils de platine lorsqu'on veut souder des fils métalliques dans du verre.

§ 2. **Propriétés mécaniques.** — Les propriétés mécaniques des métaux sont : la malléabilité, ou propriété, sous l'action du marteau, ou du laminoir, de s'étendre en surface sans se couper ; la ductilité, ou propriété d'être étiré en fil, en passant par des trous de filière, dont les diamètres vont en diminuant ; enfin, la ténacité ou résistance à la traction, qui se mesure par la charge nécessaire pour rompre un fil de diamètre donné.

On peut remarquer, d'une façon générale, que la ténacité est une résistance à la traction et la malléabilité un manque de résistance à la compression. Les métaux, tenaces et malléables, ont donc une grande résistance à la traction et une faible résistance à la compression. Ils nous offrent un exemple frappant de corps dont les deux résistances sont très différentes.

Les métaux les plus malléables étant les métaux précieux, platine, or et argent, c'est généralement ces métaux que l'on réduit en feuilles. Mais on peut en principe faire subir la même opération à tous les métaux, et le procédé est aussi appliqué au cuivre et à l'aluminium.

Pour obtenir les feuilles d'or, on prend de l'or fin, la malléabilité étant fortement altérée par la présence de métaux étrangers. On le fond avec du borax et on le coule en lingots prismatiques de 20 mm. de côté. On les martèle, puis on les passe au laminoir de façon à obtenir des rubans de $\dfrac{1}{30}$ de mm. d'épaisseur. On coupe ces rubans en morceaux de 30 mm. de longueur, on les place entre des morceaux de peau, on les empile en mettant environ 20 feuilles de peau au-dessus et 20 en dessous, et l'on enfonce le tout dans deux fourreaux en fort parchemin ouverts sur les côtés et disposés à angle droit. On bat alors cette pile de feuilles sur un bloc de marbre poli avec un marteau, en la retournant de temps en temps, et l'on continue jusqu'à ce que toutes les feuilles d'or occupent la totalité de l'intervalle des feuilles de vélin, en enlevant de temps en temps celles qui remplissent cette condition. Chacune des feuilles est divisée en quatre, au moyen d'un couteau à pointe émoussée, les morceaux sont placés chacun entre deux feuilles de baudruche, ces feuilles sont superposées et l'on recommence la même opération. Pour avoir les feuilles d'or destinées à la dorure industrielle, on recommence le battage une troisième fois et l'on arrive à étendre la feuille d'or primitive sur une surface 256 fois plus grande, ce qui donne pour chaque feuille une épaisseur de $\dfrac{1}{800}$ de mm. environ.

Ceci est bien au-dessous de l'épaisseur minima que l'on pourrait obtenir, mais on préfère ne pas aller plus loin à cause des difficultés de travail du batteur, de la difficulté d'emploi de feuilles aussi peu épaisses, et du peu de solidité de la dorure que l'on obtiendrait. Pour les usages dentaires, les feuilles et les rubans ont une épaisseur beaucoup plus grande; on s'arrête après le premier, ou le second battage.

Les métaux malléables sont également ductiles, à la condition qu'ils soient suffisamment tenaces. Pour étirer un métal en fil, on le passe d'abord au laminoir à cylindres cannelés, pour le réduire d'abord en barres, et on achève en passant à la filière, plaque de fonte percée de trous dont les diamètres vont en diminuant. Pour pouvoir faire cette opération, on amincit d'abord l'extrémité de la barre au marteau, puis on l'introduit dans le trou de la filière, on tire avec une pince, et l'on enroule sur un tambour, si le fil est un peu long. On comprend donc que le métal doit non seulement avoir de la malléabilité, pour se prêter à la déformation que produit la filière, mais encore de la ténacité, pour résister à la traction que l'on exerce sur lui. Aussi, si l'on dresse un tableau des malléabilités que présentent les méteaux au marteau, au laminoir et à la filière trouve-t-on des différences assez notables, qui sont indiquées dans le tableau suivant :

Au marteau.	Au laminoir.	A la filière.
Plomb.	Or.	Platine.
Etain.	Argent.	Argent.
Or.	Cuivre.	Fer.
Zinc.	Etain.	Cuivre
Argent.	Plomb.	Or.
Cuivre.	Zinc.	Zinc
Platine.	Platine.	Etain.
Fer.	Fer.	Plomb.

On obtient des fils très fins de platine par le procédé Wollaston, qui consiste à prendre un gros cylindre formé d'un axe de platine entouré d'une gaîne d'argent. On passe ce cylindre à la filière, l'axe et toute la portion qui l'entoure s'allongent en même temps. Quand on a atteint la limite de ductilité, on dissout l'argent à l'acide nitrique, qui n'attaque pas le platine, et il reste un fil de platine beaucoup plus fin qu'on n'aurait pu l'avoir directement. Ce sont ces fils de platines qui servent de suspension dans un grand nombre d'appareils de physique. On peut par le même procédé obtenir des fils d'or.

Enfin, les métaux sont tenaces, c'est-à-dire qu'ils résistent bien à la traction. Cette résistance dépend de la nature du métal ; pour un métal donné, elle est proportionnelle à la section du fil. On mesure cette résistance par la valeur de la charge capable de produire la rupture. Les valeurs de cette charge sont indiquées dans le tableau suivant, en les exprimant en kilogrammes par millimètre carré :

Plomb	2
Étain	3
Zinc	16
Or	27,5
Argent	30
Platine	35
Cuivre	41
Fer	64
Acier fondu	84

§ 3. Alliages et amalgames. — Les propriétés mécaniques des métaux les rendent particulièrement précieux dans un grand nombre d'applications. Mais il arrive souvent que, pour une application déterminée, il n'y a pas de métal répondant exactement aux conditions qu'on lui impose. Alors on fabrique pour ainsi dire des métaux artificiels, ou alliages, auxquels on peut communiquer telle propriété fixée à l'avance.

L'usage des alliages est plus considérable encore que celui des métaux eux-mêmes et remonte, pour beaucoup d'entre eux, à une époque très éloignée. Le bronze, ou airain, par exemple, a été fabriqué dans les temps préhistoriques.

En règle générale, pour obtenir un alliage, on fond ensemble, dans des proportions déterminées, les métaux qui doivent entrer dans l'alliage. On emploie pour cela des creusets chauffés au moyen de fourneaux à gaz. Dans la grande industrie, les creusets sont chauffés par des fourneaux à vent, donnant une température très élevée; pour fabriquer de grandes quantités d'alliages industriels, comme les aciers, on emploie des fours à reverbère. Pour les alliages très fusibles, on emploie souvent des chaudrons, à la place des creusets. Au moment de la préparation de l'alliage, certains tours de main peuvent être employés pour avoir un alliage plus homogène et empêcher certaines attaques par l'air.

Par exemple, on obtient des alliages plus homogènes en les laissant refroidir une première fois et en les refondant. C'est pour cette raison que tous les déchets de préparation d'un alliage sont utilisés ensuite pour être mélangés à du métal neuf dans la préparation d'une nouvelle quantité d'alliage.

Il faut, autant que possible, éviter l'oxydation des métaux en fusion, parce que l'oxyde formé peut se dissoudre et se mélanger dans le métal fondu et rendre l'alliage très défectueux. On évite l'oxydation en recouvrant d'une couche de charbon en poudre les métaux en fusion. C'est ainsi que les plombiers, lorsqu'ils fabriquent leur soudure, mettent toujours sur l'alliage en fusion des morceaux de charbon de bois, pour éviter l'oxydation du plomb.

Si les métaux à allier ont des températures de

fusion très différentes, comme par exemple le cuivre (1050°) et l'étain (226°), qui forment le bronze, on fait fondre d'abord le métal le plus fusible et on y dissout ensuite l'autre métal. On peut aussi allier d'abord, en les fondant ensemble, le cuivre et l'étain par parties égales, puis dissoudre cet alliage avec un excès de cuivre.

Enfin, si l'un des métaux est volatil, on le dissoudra le dernier.

En dissolvant les différents métaux dans le mercure, on obtient des amalgames. Il est quelquefois nécessaire de chauffer un peu le mercure, mais la plupart des métaux se dissolvent fort bien dans le mercure, même à froid. Cette dissolution est souvent accompagnée d'un dégagement de chaleur. D'ailleurs le même phénomène de dégagement de chaleur se produit aussi en général dans la préparation des alliages, mais il est masqué par la chaleur que l'on doit donner aux métaux pour les fondre.

Les alliages ont, d'une façon générale, les propriétés des métaux : éclat métallique, conductibilité, dilatabilité, malléabilité, ductilité et ténacité. Ce sont de véritables métaux artificiels et composés. Mais la plupart de ces propriétés ne sont pas la moyenne des propriétés des métaux composants. Ainsi, le cuivre et l'étain, qui sont deux métaux, mous donnent un alliage dur, le bronze. C'est surtout la fusibilité des alliages qui diffère beaucoup de celle des métaux constituants. Ainsi, avec l'étain, qui fond à 226°, le bismuth à 260°, et le plomb à 320°, on peut faire un alliage qui fond au-dessous de la température de l'eau bouillante, à 95°, et même à une température inférieure.

D'ailleurs, ces propriétés varient beaucoup avec les proportions des métaux alliés. Aussi a-t-on pendant longtemps considéré les alliages comme de simples mélanges, se basant sur ce fait qu'un alliage peut être fait dans des proportions quelconques. L'empirisme a donc pendant longtemps présidé à la confection des alliages. Nous allons voir cependant que la formation de ces corps obéit à certaines lois.

Deux propriétés essentielles permettent de ne pas considérer un alliage comme un simple mélange. D'abord, dans un alliage, il est impossible de distinguer à simple vue, ou même au microscope, lorsqu'il est bien fabriqué et bien homogène, les traces d'un mélange quelconque; le corps paraît pur, il est impossible d'en séparer mécaniquement les deux composants; ils ne peuvent être séparés que par des moyens chimiques, par exemple la coupellation, qui sert à séparer l'argent du plomb.

En second lieu, l'alliage a des propriétés tout à fait propres, bien distinctes le plus souvent de celles des métaux qui le forment. Nous avons déjà cité le cas des alliages très fusibles et du bronze, dont la dureté est supérieure à celle de chacun de ses constituants. La densité est elle-même souvent plus élevée que la moyenne des densités des métaux alliés.

Toutes ces circonstances montrent que les alliages ne sont pas de simples mélanges. On ne peut d'ailleurs pas les considérer comme des combinaisons analogues aux combinaisons chimiques ordinaires, puisqu'ils peuvent être faits en toutes proportions, ou tout au moins en proportions dans lesquelles n'entre en aucune manière la considération des poids atomiques. Si l'on recherche de quelles sortes de corps se rapprochent le plus les alliages, on trouve que c'est des dissolutions. Il existe certainement des alliages à proportions définies. Ainsi le mercure forme avec les métaux alcalins, potassium et sodium, des alliages définis et cristallisés, que l'on peut obtenir en dissolvant les métaux dans un excès de mercure et chassant ensuite cet excès par compression dans une peau de chamois. Ces alliages définis sont, comme la plupart des métaux, solubles dans les métaux fondus. Un alliage ne serait donc autre chose que la dissolution d'un ou plusieurs de ces alliages à proportion définie dans un excès de l'un des métaux. Ainsi s'expliquerait la diversité de propriété des alliages suivant la concentration de ces dissolutions et la nature des divers alliages définis contenus dans cette dissolution.

Les alliages ont reçu le nom de dissolutions solides.

§ **4. Modifications apportées aux propriétés des métaux.** — Les propriétés physiques et mécaniques des métaux peuvent être modifiées, quelquefois profondément, par le travail mécanique auquel ils sont soumis.

La température est une première action capable de modifier certaines propriétés mécaniques. Ainsi, le fer, assez peu malléable à froid, devient très malléable au rouge ; il en est de même du platine. Le zinc, peu malléable à froid, ne se laisse laminer que vers 150° ; au-dessus de 200°, il devient au contraire tellement cassant qu'on peut le pulvériser dans un mortier.

L'écrouissage est la modification que subit un métal lorsqu'il est soumis à l'action du marteau, du laminoir, ou de la filière. Il devient alors en général plus dense, plus élastique, plus dur et plus cassant.

Aussi la densité des métaux ne peut-elle être comparée que lorsqu'ils ont été soumis aux mêmes actions, tous fondus ou tous martelés.

Le cuivre est un des métaux qui s'écrouissent le plus. La densité du cuivre fondu est 8,729 et celle du cuivre étiré 8,933.

L'une des actions les plus importantes sur les métaux est celle de la trempe. C'est l'effet produit par un refroidissement brusque du corps, le plus souvent par immersion dans un liquide. Le métal se refroidit rapidement sur la surface extérieure, puis la masse intérieure se refroidit à son tour et tire sur l'enveloppe extérieure solidifiée. De là une modification dans l'état moléculaire du métal et aussi dans la densité. La modification de densité est facile à constater. Des mesures ont montré que la densité de l'acier trempé pouvait, après trente trempes successives, varier de 7,817 à 7,743. La trempe diminue aussi la densité du cuivre : elle augmente celle du laiton, et aussi celle des bronzes riches en étain.

L'effet produit par la trempe varie donc avec la nature du métal. Il varie aussi avec la nature du liquide dans lequel le métal est trempé. Ainsi, la trempe de l'acier dans l'eau froide augmente sa dureté, mais diminue son élasticité. Au contraire, la trempe de l'acier dans l'huile augmente son élasticité.

On modifie les effets de la trempe par le recuit, qui se pratique en élevant progressivement la température du métal. On arrive ainsi à corriger graduellement les effets de la trempe dans l'eau froide, à faire disparaître l'aigreur et à redonner au métal de l'élasticité. On apprécie la température du recuit en observant la couleur superficielle du métal ; celui-ci, préalablement poli, s'oxyde faiblement à la surface quand on le chauffe et présente le phénomène d'irisation des lames minces (interférence). Ces températures sont :

Jaune paille	220°
Jaune d'or	240
Pourpre	260
Violet	270
Bleu clair	290
Bleu foncé	320
Bleu noir	330

Les instruments destinés à travailler les métaux se recuisent au jaune paille, ou au jaune d'or, les

13.

objets de coutellerie et instruments tranchants au pourpre, les ressorts au violet ou au bleu clair, enfin les scies fines et les forets, qui doivent présenter une grande résistance élastique, se recuisent au bleu noir.

Le verre et le soufre subissent aussi des modifications remarquables sous l'action de la trempe. Les objets en verre ne doivent pas être abandonnés à un refroidissement trop brusque après leur fabrication et doivent être doucement réchauffés.

L'alliage des métaux modifie aussi leurs propriétés moléculaires, et il suffit d'une petite quantité de métal étranger pour changer profondément les propriétés d'un métal donné.

La dureté est la première propriété qui est modifiée par l'alliage. Elle augmente dans une certaine proportion par l'addition des métaux nouveaux, fussent-ils même moins durs que le métal auquel on les mélange. Le cuivre est un peu plus dur que l'étain et dans un bronze qui contient 95 0/0 de cuivre et 5 0/0 d'étain, la dureté de l'alliage est doublée. Si l'on augmente la proportion d'étain, la dureté de l'alliage va en croissant jusqu'à une proportion de 20 0/0 d'étain et 80 0/0 de cuivre, pour rester ensuite stationnaire. L'or et l'argent durcissent aussi beaucoup par addition de cuivre et c'est pour cela que les alliages monétaires d'or et d'argent contiennent une très notable proportion de cuivre. Le plomb devient 4 à 5 fois plus dur par son alliage avec l'antimoine et c'est cet alliage qui sert à faire les caractères d'imprimerie, qui doivent résister à l'écrasement par la presse.

La ténacité des alliages, comme celle des métaux, dépend du mode de travail auquel ils sont soumis. Ainsi le martelage à froid peut quelquefois doubler cette résistance. L'alliage apporte à la ténacité des métaux alliés une modification donnée par la loi suivante :

La ténacité d'un métal est augmentée, en général, par l'addition de métaux étrangers ; elle augmente en proportion de la quantité de métal ajouté et cela jusqu'à une certaine limite, où la résistance devient maxima, pour diminuer ensuite. Ainsi un alliage de cuivre et d'étain a une résistance de 22 kg. 5 pour une proportion de 3,7 0/0 d'étain, de 25 kg. 5 avec 17,3 0/0 d'étain, mais elle n'est plus que de 22 kg. pour une proportion de 18,8 0/0 d'étain.

Les mêmes lois s'observent en soumettant les alliages à des efforts de pression, ou de flexion. Un alliage de cuivre et d'étain présente un maximum de résistance à la compression lorsque la proportion d'étain est de 30 0/0, et un maximum de résistance à la flexion avec une proportion de 17,5 0/0. L'augmentation de résistance par l'alliage est encore très nette pour l'or et l'argent, alliés au cuivre.

L'addition d'un troisième métal à un alliage de deux métaux produit souvent une nouvelle augmentation de la résistance. Les alliages de cuivre et de zinc, ou laitons, ne présentent en général que peu de résistance ; celle-ci augmente beaucoup par l'addition d'une petite quantité d'étain, ou d'aluminium. Ainsi l'addition de 1 0/0 d'aluminium augmente très notablement la ténacité d'un alliage de cuivre et de zinc. Cependant, les bronzes, qui ne contiennent que du cuivre et de l'étain, perdent une partie de leur ténacité par l'addition de faibles quantités de zinc.

En même temps que la résistance augmente, la limite d'élasticité s'éloigne aussi.

Au contraire, la malléabilité des métaux diminue par l'alliage. La loi est la suivante : les métaux malléables sont les métaux purs ; l'alliage amoindrit considérablement leur malléabilité et parfois même l'annule complètement. Ainsi, l'alliage de 6 0/0 d'étain avec le cuivre suffit pour lui faire perdre presque totalement sa malléabilité. Il peut arriver cependant que l'addition d'une faible quantité de corps étranger améliore les qualités du métal, même la malléabilité. Mais c'est qu'alors le corps ajouté agit chimiquement pour réduire les oxydes métalliques que le métal pouvait avoir dissous. C'est ainsi qu'en ajoutant au cuivre de faibles quantités de phosphore, de silicium, et, comme on l'a plus récemment reconnu, d'aluminium, qui sont tous des réducteurs énergiques, on améliore les qualités de ce métal.

La conductibilité varie dans le même sens que la malléabilité : les métaux purs sont toujours meilleurs conducteurs ; l'alliage leur fait perdre, au moins en partie, cette propriété. La variation a lieu dans le même sens aussi bien pour la conductibilité à la chaleur que pour la conductibilité à l'électricité. De plus, l'action de la chaleur sur la variation de la conductibilité est beaucoup moins grande pour les alliages que pour les métaux purs. Le maillechort, par exemple, alliage de cuivre, de nickel et de zinc, ne subit par l'action de la chaleur qu'une variation de conductibilité huit fois moindre que celle du cuivre.

La couleur des alliages se rapproche en général beaucoup de celle des métaux, qui est d'ailleurs la même pour tous, gris ou blancs. Mais, si l'on emploie pour fabriquer l'alliage des métaux à coloration propre très prononcée, comme le cuivre et l'or, la coloration de l'alliage pourra être très particulière ; et cette coloration se modifie, non pas progressivement, par addition successive de l'un des métaux, mais par soubresauts, ce qui correspond bien à l'idée que l'on se fait des alliages, composés définis dissous dans un excès de métal : chaque coloration correspondrait à un alliage défini.

Les alliages de cuivre et d'étain blanchissent pour d'assez faibles proportions d'étain : à 30 0/0 d'étain, ils sont tout à fait blanc. Au contraire, les alliages de cuivre et de zinc restent jaunes, même pour une proportion de 5 0/0 de zinc.

Les alliages d'or et de cuivre prennent rapidement la couleur du cuivre : à 1 d'or pour 3 de cuivre, l'alliage est rouge.

Les alliages d'or et d'argent sont blancs lorsque la teneur en or est de moins de 300/0. Avec 65 0/0 d'or, l'alliage est jaune verdâtre.

Enfin, le phénomène le plus important que présentent les alliages est la liquation. En laissant refroidir lentement un alliage fondu, on observe souvent sur la paroi du récipient une première couche solide, formée d'un alliage à point de fusion plus élevée. Autour de cette première couche, il s'en déposera une seconde, formée d'un second alliage de composition différente et plus fusible que le premier, et ainsi de suite. Il restera finalement autour du noyau un alliage très fusible. Ee même phénomène se produira en sens inverse, si l'on fait fondre l'alliage lentement. On voit se former des gouttelettes liquides, que l'on peut recueillir et qui sont constituées par l'alliage le plus fusible, le liquide suivant sera formé par un alliage moins fusible, et ainsi de suite.

La liquation, qui est utilisée dans certaines opérations industrielles de l'extraction des métaux, constitue, dans la fabrication des alliages, un grave inconvénient : un alliage qui a subi cette transformation manque d'homogénéité. Pour éviter la liquation, on peut refroidir l'alliage rapidement, et surtout exercer sur lui une pression.

DEUXIÈME PARTIE

MONOGRAPHIE DES MÉTAUX

CHAPITRE PREMIER

MÉTAUX PRÉCIEUX

§ 1er. **Or.** — L'or, Au, se trouve dans la nature à l'état natif. Les procédés pour l'extraire de son minerai ont été donnés en chimie.

C'est un métal jaune, mou, pratiquement le plus malléable et le plus ductile. On peut le réduire en feuilles ayant $\frac{1}{1000}$ de mm. d'épaisseur et avec 5 centigrammes d'or on peut faire un fil de 162 mm. de long. Sa densité est 19,25 et sa température de fusion 1060°. Sa chaleur spécifique est 0,028. On le représente par le symbole Au.

On emploie l'or dans les usages dentaires aux obturations et à la confection de plaques et de crochets.

L'or est la matière d'obturation par excellence, à cause de sa résistance aux actions mécaniques et chimiques auxquelles sont soumises les dents dans la bouche. Il est employé dans la majorité des cas et l'aurification bien faite assure la conservation indéfinie de la dent.

L'or à aurifier doit être absolument pur. Il s'emploie sous diverses formes : l'or mou ou non adhé-

sif, ne se soudant pas à lui-même, et l'or adhésif
qui, au contraire, se soude à lui-même.

L'or pur se soude à lui-même. Lorsque des impuretés répandues à sa surface lui enlèvent cette propriété, on la lui rend en le recuisant. L'or adhésif
des fournisseurs pour dentiste est de l'or pur possédant cette propriété : ils le préparent sous diverses
formes : en cylindres, en rubans, en blocs ou bien
sous la forme d'or cristallisé. Ce dernier, très léger
et très spongieux, s'obtient en chauffant lentement
dans un moule un amalgame d'or : le mercure se
volatilise et l'or reste. On peut obtenir un or cristallisé plus léger encore et plus spongieux, en attaquant
légèrement l'amalgame par l'acide nitrique avant de
le chauffer. Certains fabricants préparent aussi l'or
adhésif sous la forme d'or mousse, ou d'or fibreux.

L'or mou, ou non adhésif, ne se soude plus à lui-
même. Il doit cette propriété à l'action de vapeurs
ammoniacales ; il la perd en général lorsqu'il est
chauffé. Sous l'action du maillet, l'or mou se condense beaucoup plus rapidement que l'or adhésif.

Pour les plaques et les crochets, on emploie des
alliages d'or et de cuivre, qui offrent plus de résistance mécanique que l'or pur. L'or des plaques est
en général de l'or à 18 carats, l'or des crochets contient toujours un peu de platine.

Les alliages d'or sont surtout des alliages d'or et de
cuivre, comme les alliages monétaires, les alliages de
bijouterie et les alliages dentaires pour plaques. Le
titre de ces alliages s'évaluait autrefois en carats ; c'é-
tait la vingt-quatrième partie du poids total de l'alliage, de sorte qu'un or à 24 carats était de l'or fin.
Aujourd'hui on évalue le titre d'un alliage d'or en
millièmes, les alliages les plus usités étant d'abord
l'alliage à 900 millièmes employé pour les monnaies,
puis les alliages à 916 millièmes, pour les médailles,

à 850, 800 et 750 millièmes pour les alliages de bijouterie.

Il est facile de passer du titre en millième au titre en carats, ou inversement. On écrit pour cela que

$$\frac{n}{1000} = \frac{x}{24}$$

On trouve ainsi que l'or à 24 carats est pur, que l'or à 22 carats est au titre de 920 millièmes, 20 carats 840 millièmes et 18 carats 50 millièmes. C'est ce dernier qui est le plus employé.

Souvent, au lieu d'employer l'or pur, on se contente de recouvrir d'or les appareils, de les dorer. La dorure se pratiquait autrefois par plusieurs procédés :

1º Au trempé, c'est un procédé basé sur le déplacement du métal d'un sel dissous par un autre métal, que l'on plonge dans la dissolution. Le procédé consiste à tremper l'objet à dorer dans une solution alcaline d'un sel d'or, par exemple une solution de cyanure d'or et de cyanure de potassium. La couche déposée ainsi est peu épaisse, parce que l'action du métal trempé cesse aussitôt qu'il est entièrement recouvert d'or ;

2º Au mercure. Le procédé consiste à étendre sur l'objet que l'on veut dorer une couche d'amalgame d'or pâteux, et de chasser ensuite le mercure par l'action d'une chaleur modérée. Le procédé donne de bons résultats, mais il est coûteux et nuisible pour les ouvriers;

3º Par le courant galvanique. C'est ce procédé, basé sur l'électrolyse, qui est généralement employé aujourd'hui et qui a été appliqué en art dentaire, pour dorer des plaques et des appareils.

§ **2. Platine.** — Le platine, Pt, dont le nom rappelle le nom espagnol de l'argent, auquel il ressemble comme aspect, n'est connu que depuis 1750 en Europe, où il fut introduit par Wood. On le trouve à l'état natif en Colombie, où il fut découvert, au Brésil, et surtout dans les Monts Ourals, d'où l'on en retire aujourd'hui la plus grande partie. Dans son minerai, il est le plus souvent mélangé avec d'autres métaux, dont les principaux sont le palladium et l'iridium.

Il est rare que le platine ne reste pas mélangé ou allié à une petite quantité d'iridium, dont la présence n'est pas nuisible : elle donne au platine à la fois plus d'élasticité et de dureté. La plupart des objets en platine sont en platine iridié.

Le platine est un métal de couleur blanche, intermédiaire entre celles de l'argent et de l'étain. Il est très malléable et pur il est presque aussi mou que l'argent. Il est très ductile, plus ductile que l'or et par le procédé de Wollaston on peut obtenir des fils dont la finesse atteint $\dfrac{1}{12.000}$ de mm. de diamètre. Ils sont invisibles à l'œil nu et cependant capables de supporter des poids appréciables.

Le platine est presque aussi tenace que le fer, surtout quand il est iridié. C'est le métal le plus dense, sa densité varie de 21, 5 à 22, suivant le travail auquel il a été soumis. Très réfractaire, il ne fond qu'à 1750°; c'est le moins fusible des métaux. Sa chaleur spécifique est de 0,031.

En résumé, le platine est analogue à l'argent pour la couleur et la mollesse et à l'or pour l'inaltérabilité. On lui a donné le nom d'or blanc.

Le platine au rouge se soude à lui-même. On peut, en utilisant cette propriété, réparer les fils de galvanocautère brisés, en rapprochant leurs extrémités et faisant passer le courant qui les porte à l'incandescence blanche. C'est une sorte de soudure autogène.

Pour les fils de platine plus gros, on peut opérer de même, en les entourant d'un morceau de ruban de platine.

Les principaux usages dentaires du platine sont la confection d'alliages pour plaques et la fabrication d'amalgames pour obturation.

Le platine mou, utilisé pour les besoins chimiques, est fréquemment allié à une petite quantité de cuivre pour lui donner la dureté nécessaire aux usages dentaires. Cet alliage est communément employé en Angleterre par les dentistes. Il est informé de

Platine 95   Cuivre 5

C'est cet alliage qui est employé dans le commerce, en bijouterie. Les Américains emploient aussi le platine dans l'or destiné aux plaques, l'or est ainsi plus dur, mais il est moins résistant et plus attaquable aux acides.

Le platine et l'or forment un alliage à la fois dur et élastique.

Le platine en feuilles, recouvert d'or cohésif, a été employé pour faire des obturations. Difficile à employer, excepté dans les cavités d'accès facile, il donne de bons résultats et des obturations dont la surface est presque blanche.

Enfin, ce métal sert aussi à faire des amalgames, auxquels il communique des qualités particulières.

On peut aussi, par des procédés analogues à ceux de la dorure, déposer du platine sur des objets quelconques. Mais cette opération est jusqu'à présent peu pratiquée.

§ **3. Palladium.** — Le palladium, Pd, est un métal assez analogue au platine, avec lequel il est d'ailleurs mélangé dans son minerai. Les métaux s'y trouvent à l'état natif, tous les deux.

Le palladium est un métal de couleur blanche, d'aspect intermédiaire entre le platine et l'argent.

Très malléable. Moins ductile que le platine, sa dureté est à peu près la même que celle de ce métal. Sa densité varie de 11,3 à 11,8. Il est le plus fusible des métaux de platine, et fond vers 1600°.

Sa chaleur spécifique est 0,059. Si l'on pouvait l'obtenir à un prix modéré, le palladium pur serait le meilleur métal connu pour les plaques des pièces de prothèse, à cause de sa haute chaleur spécifique, de sa légèreté, de sa dureté, et de sa résistance aux actions chimiques des liquides de la bouche.

Le palladium a, d'une façon très marquée, la propriété d'absorber les gaz.

Le palladium peut former des alliages avec la plupart des métaux. Il s'unit à l'or en diverses proportions. A parties égales, l'alliage est gris de fer. Si la proportion d'or augmente, l'alliage devient blanc.

Avec le platine, le palladium forme un alliage peu ductile, mais aussi dur que le fer forgé.

§ **4. Argent.** — L'argent, Ag, est un des métaux les plus répandus dans la nature, connu et employé depuis les temps les plus reculés. On le trouve à l'état natif et aussi à l'état de composés, d'où l'on extrait le métal par des procédés qui ont été indiqués en chimie.

C'est un métal blanc et très brillant, susceptible d'un très beau poli. Assez mou, assez malléable, on peut le réduire en feuilles ayant $\frac{1}{300}$ mm. d'épaisseur. Très ductile, on peut, avec 5 centigr. d'argent, faire un fil de 430 m. de long. C'est le meilleur conducteur de la chaleur et de l'électricité.

Sa densité est 10,5, sa chaleur spécifique 0,056 et la température de fusion 950°. L'argent fondu, à moins d'être recouvert de charbon ou de flux, absorbe de l'oxygène, qu'il abandonne en se refroidissant. Ce gaz, en se dégageant, détermine une projection du métal, qui forme en se solidifiant une sorte de rocaille à la surface : on dit alors que l'argent roche.

Malgré certaines qualités de résistance et de malléabilité, l'argent pur a peu d'usages dentaires parce qu'il a l'inconvénient de noircir au contact du soufre et des corps qui en contiennent, par exemple du caoutchouc vulcanisé. On l'utilise surtout à l'état d'alliages pour confectionner des amalgames.

§ 5. Mercure. Amalgames.— Le mercure, Hg, est le seul métal liquide à la température ordinaire. Aussi est-il employé à des usages très spéciaux, comme pour la construction de certains appareils en physique, et la confection d'alliages dans les arts industriels et l'art dentaire.

Le mercure se trouve dans la nature seulement en quelques points du globe, presque jamais à l'état natif, toujours à l'état de sulfure.

L'extraction en est simple, comme on l'a vu en chimie.

Il a pour densité 13,59, pour chaleur spécifique 0,032. Il se solidifie à — 40° et bout à 357°.

Le mercure conservé à l'air s'altère superficiellement. On peut facilement le purifier, par exemple en l'essuyant avec du papier filtre, si l'attaque est faible, ou mieux en le lavant avec de l'acide nitrique, et le conservant dans un flacon, sous l'acide sulfurique.

Le mercure a la propriété d'attaquer presque tous les métaux, et surtout les métaux précieux, pour produire des amalgames. Seul, le fer n'est pas attaqué par le mercure et peut même servir à fabriquer les récipients pour le transporter.

Les amalgames dentaires se préparent en général avec des alliages pour amalgames, vendus par les fournisseurs. On malaxe l'alliage en limaille avec un excès de mercure, que l'on exprime ensuite fortement. Les proportions de mercure dans les amalgames doivent être indiqués avec autant de soin que celles des autres métaux.

Les amalgames, généralement pâteux au moment de leur fabrication, ont la propriété de se laisser alors façonner comme des substances plastiques quelconques. C'est pour cette raison qu'on les emploie couramment pour l'obturation des dents. Mais ils durcissent plus ou moins rapidement et font prise avec le temps. Ce durcissement est généralement accompagné d'un changement de volume, souvent d'un retrait, quelquefois, au contraire, d'une expansion, qui peut amener la rupture de la dent.

Les principaux amalgames sont d'abord les amalgames alcalins. L'amalgame d'ammonium, si curieux par sa consistance butyreuse grasse, et les amalgames de sodium et de potassium, très fluides, presque liquides, qui ne sont d'aucun emploi direct, mais que l'on peut utiliser pour amalgamer indirectement certains autres métaux et en faciliter la soudure forte.

Les métaux précieux se combinent particulièrement bien au mercure. Nous avons déjà mentionné l'usage spécial que l'on fait de l'almagame d'or pour la dorure. Certains dentistes ont l'habitude d'ajouter un peu d'or à leurs amalgames. La présence de ce métal rend les amalgames plus propres et plus agréables à employer ; mais il diminue leur propriété de prise, et dans une certaine mesure leur retrait. Le platine donne aux amalgames la propriété de durcir rapidement et de conserver leur forme après la prise, s'il est en quantité suffisante ; il tache alors les doigts, mais on peut, comme il vient d'être dit, remédier à cet inconvénient en ajoutant une assez forte proportion d'or fin. Le palladium, mélangé à 70 ou 80 p. 100 de mercure, donne un amalgame à prise rapide.

L'argent se combine très bien au mercure et donne

des amalgames qui se dilatent beaucoup en durcissant ; il peut même y avoir danger d'éclatement des dents. Si l'on mélange du mercure à de l'argent précipité, on a un grand dégagement de chaleur et un durcissement rapide. Si à l'argent précipité on mélange de la limaille, le durcissement est moins rapide. Mais les amalgames faits avec de l'argent pur ont l'inconvénient de noircir beaucoup, et pour cette raison on préfère confectionner les amalgames avec des alliages pour amalgames, que nous étudierons à propos des métaux usuels.

CHAPITRE II

MÉTAUX USUELS

§ **1er. Cuivre.** — Le cuivre, Cu, est un métal remarquable par sa couleur et par sa grande conductibilité pour la chaleur et l'électricité.

On le trouve dans la nature, quelquefois à l'état natif, mais plus généralement sous la forme de composés divers, d'où l'on extrait le métal par des procédés chimiques parfois assez compliqués. L'usage de l'électrolyse a permis de simplifier beaucoup l'extraction du cuivre.

Le métal est de couleur rouge et même, dans certaines conditions, écarlate. Il est un peu plus dur que l'or et l'argent purs. Il est très malléable et peut être réduit en lames minces, transparentes à la lumière, ou en fils fins. Après le nickel et le fer, c'est le plus tenace des métaux. Après l'argent, c'est le plus conducteur.

Sa densité varie de 8, 8 à 8, 9, suivant qu'il est fondu ou martelé. Il fond vers 1100°, en s'oxydant à l'air. Sa chaleur spécifique est 0,095. Il se volatilise au-dessus de 1200°, en colorant la flamme en vert. Obtenu par précipitation d'un sel, ou par refroidissement du métal fondu, il a une constitution grenue et cristalline, que l'on peut modifier par le martelage. En même temps, il s'écrouit et sa densité augmente. Au rouge, il se soude à lui-même.

Malgré ses précieuses qualités, le cuivre est peu employé directement en art dentaire à l'état métallique. Mais on l'emploie beaucoup à l'état de composés, alliages et amalgames.

Ainsi, les métaux précieux, l'or et l'argent, sont presque toujours alliés pour leurs usages à une certaine proportion de cuivre. Le platine, de même. Nous avons déjà parlé de ces alliages à propos des métaux précieux.

Le cuivre forme aussi, avec les métaux usuels, les alliages bien connus sous les noms de bronze (cuivre et étain) et de laiton (cuivre et zinc).

C'est surtout dans les amalgames dentaires que l'on emploie le cuivre. Le plus connu de ces amalgames est l'amalgame de Sullivan. Il renferme 30 p. 100 de cuivre et 70 p. 100 de mercure. Il possède une propriété remarquable, qui l'a fait employer comme mastic dentaire : chauffé vers le point d'ébullition du mercure (360°), il se gonfle et se couvre de gouttelettes de mercure et si, après l'avoir broyé dans un mortier, on le laisse refroidir, il est assez mou pour être pétri entre les doigts. Puis, au bout d'un certain temps, il durcit et prend une texture cristalline à grains fins.

Pour le préparer, on fait dissoudre une quantité déterminée de mercure dans l'acide sulfurique, à chaud, et l'on triture le mélange froid et pâteux de sulfate mercuroso-mercurique avec du cuivre en poudre fine et de l'eau à 60° ou 70°. L'amalgame est ensuite lavé et exprimé dans une peau, pour en séparer le mercure libre. On peut l'obtenir en triturant longtemps du cuivre précipité par le fer avec une solution de nitrate mercureux, obtenue en dissolvant à froid du mercure dans l'acide nitrique, lavant à l'eau et ajoutant du mercure.

Par sa plasticité, il constitue une substance d'obturation précieuse. Il conserve parfaitement les dents, parce que les sels de cuivre sont toxiques et antiseptiques et que la petite quantité de composés cuivriques, qui pénètre la dent et qui est sans danger, suffit cependant pour aider à la conservation. Son seul inconvénient est la coloration noir bleu qu'il prend à la longue et qui lui fait préférer aujourd'hui les amalgames à l'étain. Dans ces dernières années, on a trouvé à l'amalgame de Sullivan une autre application. Il adhère si bien à la surface du verre, de la porcelaine et des métaux qu'on peut l'employer pour souder les matières qui ne peuvent supporter une température élevée.

Le cuivre possède une propriété qui le fait employer comme métal auxiliaire dans certains amalgames. Dans les proportions de 5 à 7 0/0, il peut, jusqu'à un certain point, remplacer le platine et donne à l'amalgame la propriété de durcir rapidement. Il aurait même sur le platine l'avantage de ne pas tacher les doigts, mais les amalgames en durcissant ne conserveraient pas leurs formes aussi bien qu'avec le platine. Ce qui est certain, c'est qu'en l'absence de ce dernier le cuivre améliore tous les amalgames, sans en modifier sensiblement la couleur.

§ **2. Etain.** — L'étain (Sn, stannum) est un métal connu de toute antiquité, d'un blanc terne, susceptible d'acquérir un beau poli. Très mou et très malléable, on peut, quand il est en baguette, le ployer facilement, il fait alors entendre un cri particulier, dû à sa texture cristalline et dont la nature peut permettre de reconnaître la pureté du métal. Il est peu tenace et faiblement conducteur de la chaleur et de l'électricité. Sa densité est 7,29.

C'est le plus fusible des métaux usuels, il fond à 226° et peut être coulé sur du linge ou du carton. Mais il ne se volatilise pas sensiblement aux températures des foyers ordinaires.

Enfin, l'étain est fort peu attaquable par les acides et les agents atmosphériques, à la température ordinaire. On peut le considérer pratiquement comme un métal inaltérable.

L'étain est principalement employé, à cause de sa grande fusibilité, à fabriquer des objets par moulage. En art dentaire, on l'emploie surtout pour faire des porte-empreinte, ou des moulages.

On remplace, dans ces usages, bien souvent le métal pur par un alliage. Dans les usages industriels et pratiques, on emploie le bronze et le laiton, dont nous avons parlé au cuivre. En art dentaire, les principaux sont la potée d'étain, ou le métal anglais, qui sont faits dans les proportions suivantes :

Potée d'étain { Etain.................. 12
              { Antimoine 1

Métal anglais { Etain................. 42
              { Antimoine........... 3
              { Cuivre.............. 1
              { Laiton.............. 1

Mais le métal pur est préférable, parce qu'il s'altère moins facilement.

Pour faire les moulages, on emploie souvent les alliages suivants :

Etain................... 1
Zinc................... 2

Ou bien :

Etain................... 12
Cuivre.................. 2
Antimoine.............. 3

Ces alliages sont préférables au zinc.

L'étain est aussi employé pour faire des amalgames, ou ciments dentaires, destinés à remplacer l'amalgame de cuivre. On fait des amalgames d'étain pur, mais souvent on y ajoute de l'argent, ou du cadmium. Ainsi, un alliage d'argent et d'étain pour amalgame est fait dans la proportion suivante.

Etain................... 5
Argent................. 4

On y ajoute quelquefois 1/2 0/0 d'or. L'amalgame d'Evans, qui avait remplacé celui de Sullivan, était composé d'étain, de cadmium et de mercure.

L'étain, à cause de sa malléabilité et de son inaltérabilité, est aussi employé, soit seul, soit combiné avec l'or, comme matière obturatrice. D'après la plupart des dentistes, c'est une substance d'obturation excellente pour les dents imparfaitement calcifiées. Il serait même, dans certains cas, supérieur à l'or, parce qu'il forme dans la bouche des combinaisons chimiques favorables à la texture des dents.

Enfin, l'étain combiné au plomb sert à fabriquer la soudure faible.

§ 3. Zinc. Cadmium. — Le zinc, Zn, est un métal d'un blanc gris bleuâtre, d'une structure cristalline, en longues lames. Sa malléabilité varie beaucoup avec la température : à froid, il est peu malléable et un peu cassant ; à 150°, il se lamine facilement et peut être étiré en fil ; à 200°, il devient si fragile qu'on peut le réduire en poudre dans un mortier. Il est très peu tenace. Il graisse la lime et ne peut être travaillé avec cet outil.

La densité du zinc varie de 6,9 à 7, 2, suivant qu'il a été fondu ou laminé. Il fond à 410° et se volatilise à 1000°. Ses vapeurs brûlent avec un éclat comparable à celui du magnésium et en donnant un produit blanc, l'oxyde de zinc, dont nous reparlerons plus loin. Sa chaleur spécifique est 0,092.

Le zinc est employé à l'état métallique pour faire des récipients divers. Il sert aussi dans la confection de certains alliages, dont les principaux sont les laitons.

En art dentaire, on l'utilise surtout pour la confection des moules. On peut faire les moules en zinc pur, et alors le moule est moins fusible. Mais on les fait aussi en un alliage de zinc et d'étain, qui est préférable au zinc pur au point de vue de l'altération, mais qui a l'inconvénient d'être plus fusible, de sorte que, si l'on verse du plomb fondu dans ce moule, il faut que le plomb n'ait pas été chauffé au-dessus de sa température de fusion.

Les composés du zinc sont employés dans la confection des ciments dentaires. Ces composés rendent les plus grands services dans un grand nombre de cas, où les obturations métalliques présenteraient des inconvénients. Ils se composent de deux parties : l'une liquide, de consistance sirupeuse, de réaction acide, l'autre en poudre, de réaction basique. Une fois mélangées, les deux parties réagissent l'une sur l'autre, comme dans les ciments employés en maçonnerie, et donnent un composé cristallisé, qui prend une consistance dure.

On a employé d'abord comme liquide du chlorure de zinc dilué, mélangé de borax et comme poudre l'oxyde de zinc mélangé de verre porphyrisé. Mais il est un peu trop soluble et a une action caustique.

La plupart des ciments employés aujourd'hui utilisent comme liquide de l'acide phosphorique sirupeux, obtenu en dissolvant de l'acide glacial dans une petite quantité d'eau et évaporant à consistance sirupeuse. La poudre est formée d'oxyde de zinc, avec un peu de silice en poudre fine et de verre pulvérisé. Ces ciments d'oxyphosphate de zinc prennent très rapidement. Les poudres doivent être conservées à l'abri de l'humidité, dans des flacons bien bouchés.

Le cadmium, Cd, est un métal analogue au zinc, auquel il est mélangé dans tous ses minerais. On le retire des résidus de la fabrication du zinc, dits cadmies. Très malléable et très ductile quand il est pur, il perd ces qualités aussitôt qu'il est mélangé à de petites quantités de zinc. Sa densité est 8,7. Il fond à 320° et bout à 860°. Sa chaleur spécifique est 0,038.

Le cadmium a été récemment introduit dans les amalgames, auxquels il communique une grande malléabilité. Mais les avis des dentistes sur les avantages de ce métal sont tout à fait contradictoires : tandis que Evans le préconisait depuis longtemps, Fletcher le condamne d'une façon absolue.

§ 4. Plomb. Bismuth. Antimoine. — Ces trois corps se rapprochent, sinon au point de vue chimique, du moins au point de vue de leurs usages dans les alliages.

Le plomb, Pb, est un métal gris, très mou, se laissant rayer par l'ongle et produisant une trace sur le papier. Il est très malléable, surtout au marteau, et peut facilement être travaillé sur une enclume de bois ; mais il est très peu tenace et par suite peu ductile.

C'est un métal lourd, sa densité est 11, 39. Il fond vers 320° et bout vers 1040°. Déjà, à sa température de fusion, il s'oxyde facilement à l'air et pour le préserver il faut le fondre sous une couche de charbon. Sa chaleur spécifique est 0,030.

Comme l'indique le mot plombage, ce métal a dû être employé à un moment pour faire des obturations. Mais il est aujourd'hui complètement abandonné. Il est utilisé aujourd'hui à la confection de soudures et d'alliages fusibles, utilisés pour les moulages.

Le plomb et l'étain s'unissent en toutes proportions pour former les soudures molles. Les plus employées sont la soudure des plombiers (étain 1, plomb 2) et celle des ferblantiers (étain 1, plomb 1).

Le bismuth, Bi, est un métal dont l'aspect rappelle beaucoup celui du plomb. Il est cependant très peu malléable, de structure cristalline, très peu tenace et très peu ductile. Sa densité est 9,65. Il fond à 260° et sa chaleur spécifique est 0,029.

Le bismuth donne aux alliages une très grande résistance. Il rend les amalgames très adhésifs et l'on peut alors les employer comme ciment métallique pour former les joints de certains appareils. On peut aussi employer un alliage de 1 partie de bismuth et 2 d'étain pour le travail au tour. Enfin, le bismuth, le plomb et l'étain peuvent donner des alliages très fusibles : ainsi l'alliage de Darcet contenant 5 parties de plomb, 8 de bismuth et 3 d'étain fond à 94° ; l'alliage de Wood, qui fond entre 65° et 70°, contient 2 parties de plomb, 7 à 8 de bismuth, 4 d'étain et 1 à 2 de cadmium. Ces alliages fusibles peuvent servir dans les moulages.

L'antimoine (Sb, stibium) n'est pas regardé comme un métal par les chimistes. Cependant, son aspect brillant et son emploi dans les alliages en font un véritable métal, au point de vue métallurgique. C'est un métal blanc bleuâtre, se rapprochant par son aspect du zinc. Sa structure est lamelleuse, il ne présente aucune résistance aux actions mécaniques et peut être facilement pulvérisé dans un mortier. Sa densité est 6,7. Il fond vers 500° et se volatilise au rouge très vif en donnant des fumées blanches d'oxyde d'antimoine. Il se dilate en se refroidissant.

L'antimoine n'est jamais employé à l'état métallique pur. Mais, dans les alliages, il communique aux autres métaux une grande dureté, tout en leur donnant une plus grande fusibilité. Ainsi, les caractères d'imprimerie, les balles et les plombs de chasse sont faits en plomb additionné d'antimoine. Un alliage de 12 parties d'étain, 3 d'antimoine et 2 de cuivre constitue un excellent alliage pour moules, donnant des moules beaucoup plus durs que le zinc seul et supérieurs à beaucoup d'égards.

§ 5. Aluminium. — L'aluminium, Al, est un des métaux les plus intéressants, appelé sans doute à un grand avenir.

C'est un métal blanc d'argent, mais d'un éclat beaucoup plus faible et d'une teinte légèrement bleuâtre. Il est très malléable, très ductile et remarquablement tenace, malgré sa faible densité. Sa ténacité se rapproche de celle du fer et du platine. Mais il ne peut pas être facilement travaillé à la lime, qu'il graisse. Il résiste également très mal à l'écrasement et au frottement.

Sa densité est 2,5, c'est-à-dire à peu près celle du verre ou de la porcelaine, et elle constitue l'un de ses principaux avantages. Il fond à 625°. Il est très fixe et se ne volatilise pas au feu de forge dans un creuset de charbon. Sa chaleur spécifique est très élevée, elle est de 0,22. Un récipient d'aluminium chauffé se maintient chaud pendant beaucoup plus de temps qu'un récipient d'argent ou de cuivre.

L'aluminium résiste très bien à l'action des acides en général et des agents atmosphériques : ainsi, il ne noircit pas à l'air, comme l'argent. Mais l'acide chlorhydrique, les chlorures et les alcalis l'attaquent plus ou moins rapidement, les premiers sur-

tout. Aussi l'emploi de l'aluminium en art dentaire
est-il très controversé; tandis que Telschow en pré-
conise l'usage pour la confection des dentiers artificiels, Fletcher s'étonne qu'on ait pu songer à employer
dans la bouche un métal aussi sensible à l'action des
liquides alcalins.

Les chimistes eux-mêmes sont divisés sur la question des avantages de l'aluminium. On a reconnu
d'ailleurs que de petites quantités de sodium rendaient
l'aluminium beaucoup plus attaquable. Or, l'ancien
minerai, la cryolithe, contenait du sodium, tandis
que le nouveau, la bauxite, en est complètement
exempt, et permet d'obtenir de l'aluminium pur, sans
traces de sodium.

Aujourd'hui l'aluminium est très employé dans la
métallurgie du fer, où il communique à l'acier de
précieuses qualités, et en aluminothermie, pour l'obtention de hautes températures.

§ 6. Fer. Fonte. Acier. — Le fer, Fe, est un des
métaux les plus précieux dans les applications industrielles par sa ténacité et sa résistance, dues à la
consistance fibreuse qu'il prend par le forgeage. En
art dentaire, on n'emploie guère le fer lui-même,
mais on utilise les composés métalliques que fournit
la métallurgie du fer, la fonte et l'acier, qui sont
d'ailleurs employés très couramment à cause de leurs
propriétés spéciales.

La fonte, qui est le premier produit métallurgique
du traitement des minerais de fer, est un mélange,
ou une combinaison de fer et de carbone, une sorte
d'alliage d'un métal avec un métalloïde. Le carbone y
est en proportion variable de 2 à 5 0/0, avec un peu
de silicium, et de faibles quantités de diverses substances. On distingue la fonte blanche, qui est la matière première de la fabrication du fer, et la fonte grise,
qui est employée à la confection des objets en fonte.

La fonte grise fond vers 1200° et devient très fluide ; elle se dilate en se refroidissant : ces qualités la rendent précieuse pour les moulages et on l'a utilisée quelquefois pour faire des moulages dentaires d'une très grande finesse. La fonte grise est dure et très résistante à la compression. Elle se laisse facilement travailler à la lime et au tour.

L'acier, qui est aussi formé de fer et de carbone, en contient des proportions très variables, de 1 à 0, 15 0/0. Les plus riches en carbone se rapprochent des fontes, ils sont plus fusibles et moins faciles à forger. Les moins riches en carbone se rapprochent du fer et sont plus malléables. L'acier est principalement employé à la fabrication des instruments et des outils. Il peut prendre par la trempe dans l'eau froide une très grande dureté et sert alors à confectionner des outils pour travailler les corps les plus durs. Si la trempe a donné à l'acier une trop grande dureté, on peut diminuer les effets de la trempe par le recuit. Ces deux opérations de la trempe et du recuit servent à modifier les propriétés de l'acier. Ainsi, la nature du liquide, ou du corps, dans lequel on fait la trempe, modifie les effets de celle-ci. Les petits instruments destinés à travailler les métaux précieux, sont trempés de temps en temps dans une chandelle de suif.

LIVRE IV
PHYSIQUE APPLIQUÉE

INTRODUCTION

Définition. — La physique est l'étude des phénomènes naturels qui n'entraînent pas l'altération des corps. Ces phénomènes sont dus à l'action des forces physiques : pesanteur, chaleur, lumière, électricité. Elles peuvent, comme nous le verrons, se transformer l'une dans l'autre, et les phénomènes qu'elles produisent apparaissent comme les manifestations d'une cause unique, l'énergie.

On peut donc dire que la physique est l'étude de l'énergie et de ses transformations. C'est ainsi qu'on la définit en général aujourd'hui.

Etats physiques. — La méthode employée dans l'étude de la physique consiste dans l'observation et l'expérience.

On constate, dans une première observation, que les corps se présentent sous trois états physiques : l'état solide, qui présente une forme et un volume déterminés : l'état liquide, une forme variable et un volume déterminé ; l'état gazeux, une forme et un volume également indéterminés.

Un même corps peut, suivant les circonstances, se présenter sous l'un ou l'autre des trois états. L'exemple le plus commun est l'eau.

Souvent, il n'y a pas discontinuité entre les trois états physiques, et un corps peut présenter des états intermédiaires entre l'état de solide très résistant et celui de liquide très mobile. Par exemple, le verre passe par tous les états de solide mou, pâteux, très plastique, de liquide sirupeux, visqueux, fluide, ce qui en facilite beaucoup le travail.

Constitution moléculaire. — Pour expliquer les divers phénomènes physiques, on est conduit à admettre que la matière des corps n'est pas continue, qu'ils sont formés de parties extrèmement petites, ou molécules, séparées par des intervalles relativement très grands.

Mais les corps ainsi constitués ne formeraient qu'une poussière, s'il n'existait pas de forces agissant entre les molécules, pour les maintenir plus ou moins rigidement dans des positions déterminées. Ces forces, appelées forces moléculaires, agissent de façon différente dans les solides, les liquides et les gaz.

Propriétés des corps. — De ce qui précède, résultent pour les corps un certain nombre de propriétés faciles à constater :

Ils sont poreux, il y a dans leur matière des solutions de continuité ou pores. Cette porosité est souvent visible comme dans la pierre, le bois, la peau. Mais même quand elle est complètement invisible, comme dans le verre où les métaux polis, elle existe par suite de la constitution moléculaire. La porosité des corps donne lieu aux phénomènes de filtration et d'osmose. Les forces moléculaires en jeu produisent les phénomènes de capillarité.

Les corps sont divisibles, car l'on peut, par des moyens appropriés, séparer l'un de l'autre des groupes de molécules. La divisibilité pourrait aller jusqu'à la molécule elle-même, si celle-ci par ses dimensions n'échappait à toute mesure.

Les corps sont compressibles, car l'on peut, en employant des forces extérieures suffisamment intenses, rapprocher les molécules et diminuer le volume du corps.

Mais cette action donne lieu en général à une réaction égale et contraire, due aux forces moléculaires, et qui tend à ramener les molécules dans leur position primitive. Cette réaction s'appelle l'élasticité et les corps qui la présentent sont dits élastiques.

Division de la physique. — La division de la physique nous est fournie tout naturellement par les diverses forces dont elle étudie les effets. Ce sont : la pesanteur, la chaleur, l'acoustique (étude du son), l'optique (étude de la lumière), le magnétisme et l'électricité.

PREMIÈRE PARTIE

ACTION DE LA PESANTEUR SUR LES SOLIDES, LES LIQUIDES ET LES GAZ

CHAPITRE PREMIER

PESANTEUR DES SOLIDES

§ 1er. Définition et éléments de la pesanteur. — La pesanteur est la cause qui fait tomber les corps vers la terre, qui produit la chute des corps. Un corps pesant est donc un corps qui tombe, ou du moins qui tend à tomber, car on peut empêcher sa chute par un obstacle, une table sur laquelle il repose, ou bien un support auquel il est attaché par un fil.

La pesanteur est une force, car on appelle ainsi en mécanique toute cause capable de produire du mouvement. Elle est définie par ses éléments : son point d'application, sa direction et son intensité.

Le point d'application de la pesanteur s'appelle le centre de gravité du corps. C'est le point où se trouvent concentrées toutes les actions de la pesanteur sur les différentes parties du corps. Dans un corps homogène, c'est-à-dire identique à lui-même en toutes ses parties, et de forme géométrique, le centre de gravité est placé par raison de symétrie au milieu du corps : au milieu d'une barre rectiligne, au centre d'un cercle, au point de rencontre des médianes de

la surface d'un triangle, des diagonales d'un parallélogramme. Si le corps n'est pas homogène, ou bien
s'il n'a pas une forme géométrique, la recherche du
centre de gravité est plus complexe ; mais on peut
toujours déterminer expérimentalement sa position
en utilisant les conditions d'équilibre des corps pe-
sauts (p. 254).

La direction de la pesanteur s'appelle la verticale.
Elle est matérialisée par le fil à plomb, c'est-à-dire par
un fil quelconque à l'extrémité duquel est suspendu
un corps lourd. Le plan perpendiculaire à la verticale
s'appelle plan horizontal. L'expérience prouve que la
verticale est perpendiculaire à la surface d'un liquide
tranquille : cette dernière nous fournit donc la repré-
sentation matérielle d'un plan horizontal, mais seulement sur une faible étendue, parce qu'en la supposant prolongée cette surface est courbe. L'emploi
du niveau des maçons pour vérifier l'horizontalité
des assises de pierre est basé sur les définitions précédentes.

Enfin, l'intensité de la pesanteur peut se définir de
deux façons différentes. L'intensité de la force avec
laquelle la pesanteur agit sur un corps est le poids
de ce corps.

Le poids d'un corps s'évalue à l'aide d'unités :

1° Une unité C. G. S. la dyne, qui est aussi l'unité
de force et que nous retrouverons en mécanique. C'est
environ le poids d'un milligramme;

2° Une unité décimale, le kilogramme.

Mais cette action de la pesanteur qui apparaît
comme une attraction de la terre sur le corps, dépend
d'une part de la terre et d'autre part du corps, de la
masse du corps, c'est-à-dire de la quantité de matière
qu'il contient. Si l'on veut connaître la part de la
terre dans cette action, il faut mesurer l'intensité de
la pesanteur agissant sur l'unité de masse d'un corps.

On a alors ce que l'on appelle le champ terrestre, l'accélération, ou l'intensité de la pesanteur. C'est le nombre 981 que nous retrouverons plus loin.

§ 2. **Equilibre des corps pesants.** — Un corps pesant est en équilibre quand son centre de gravité ne tombe pas. Pour cela, il faut que le corps soit arrêté par un obstacle, table horizontale sur laquelle il est posé, point fixe auquel il est relié.

Pour que, dans ces conditions, le corps pesant soit en équilibre, il faut et il suffit que le centre de gravité ne puisse pas tomber.

L'équilibre peut d'ailleurs être stable, instable ou indifférent,

Il est stable si le corps, écarté de sa position d'équilibre, y revient de lui-même; instable si, dans les mêmes conditions, le corps s'en écarte davantage ; indifférent si, dans la nouvelle position, le corps reste en équilibre.

Si le corps pesant repose sur un plan horizontal par une base qu'on appelle base de sustentation, la condition d'équilibre est alors que la verticale du centre de gravité passe à l'intérieur de la base de sustentation.

Cette condition sera d'autant mieux remplie que le centre de gravité sera plus bas. On rend donc l'équilibre plus facile, on donne de la stabilité au corps, en abaissant le centre de gravité.

Si le corps est relié à un point fixe, la condition pour qu'il soit en équilibre est que la verticale du centre de gravité passe par le point fixe.

L'équilibre sera stable si le centre de gravité est au-dessous du point fixe, instable s'il est au-dessus, indifférent si le centre de gravité coïncide avec le point fixe.

On peut tirer de là une méthode pour déterminer expérimentalement la position du centre de gravité.

En suspendant le corps à un fil, puis lui laissant prendre sa position d'équilibre, le prolongement du fil, qui est la verticale passant par le point de suspension, doit passer par le centre de gravité. Ce prolongement nous fournit donc une ligne passant par le centre de gravité. En recommençant l'opération, on aura une seconde ligne, qui coupera la première au centre de gravité.

§ 3. **Mouvement des corps pesants.** — Lorsqu'un corps pesant est abandonné librement, il tombe suivant la verticale.

Si le mouvement a lieu dans le vide, il obéit aux lois suivantes :

1º Tous les corps tombent avec la même vitesse, comme on peut le constater avec le tube de Newton;

2º Les espaces parcourus sont proportionnels aux carrés des temps. A Paris, un corps qui tombe parcourt 4 m. 90 après une première seconde de chute; il a parcouru 4 m. 90 $\times$ 25 = 122 m. 5 après cinq secondes;

3º Les vitesses acquises sont proportionnelles au temps employé à les acquérir. A Paris, la vitesse acquise, après une seconde de chute est de 9 m. 81; elle est de 9,81 $\times$ 5 = 49 m. 05 après cinq secondes.

On appelle vitesse acquise à un instant donné, après un certain temps de chute, celle que conserverait le corps si à cet instant la pesanteur cessait d'agir sur lui.

Dans la pratique, les espaces sont souvent évalués en mètres. Mais théoriquement, en physique, l'unité de longueur est le centimètre et l'unité de temps la seconde.

Ces lois sont celles du mouvement uniformément accéléré sans vitesse initiale.

L'accélération est l'augmentation de vitesse par

seconde. A Paris, elle est de 9 m. 81 ou 981 cm. Elle varie aux différents points de la terre.

Si la chute a lieu dans l'air, le mouvement se complique de la résistance de l'air, qui est proportionnelle à la surface normale au mouvement, et à certaine puissance de la vitesse, dépendant de la valeur de cette dernière. C'est cette résistance qu'utilisent les aviateurs pour s'élever du sol après un lancement à une vitesse suffisamment grande.

Dans ces conditions, tous les corps ne tombent plus avec la même vitesse et le mouvement est plus complexe. Si la hauteur de chute est suffisante, la vitesse et par suite la résistance de l'air augmentant sans cesse, et cette dernière plus rapidement, il arrive un moment où la résistance de l'air devient égale au poids du corps, l'action de la pesanteur est alors annulée et le mouvement devient uniforme.

Un corps pesant peut s'élever verticalement de bas en haut. Pour cela, il suffit qu'une force lui imprime une vitesse initiale dans ce sens. Le mouvement, dans le vide, est alors un mouvement uniformément retardé avec vitesse initiale, l'accélération, toujours de 981 cm., est alors une diminution de vitesse. Le corps finit par s'arrêter, puis retombe et revient au sol avec une vitesse acquise égale à la vitesse initiale qui lui avait été imprimée.

Il peut arriver qu'un corps pesant ne tombe pas librement et soit dans sa chute gêné par un obstacle.

Le cas le plus intéressant est celui du pendule. C'est un corps pesant relié à un point fixe et qui, écarté de la position d'équilibre, exécute de part et d'autre de cette position une série de mouvements alternatifs, appelés oscillations.

L'étude du pendule composé, formé d'un corps quelconque, est assez complexe. Mais on la rend beaucoup plus facile en supposant le corps pesant de dimensions négligeables, quoique de masse assez grande, et le fil de poids et de résistance négligeables aussi. On a ainsi le pendule simple, qui n'est pas parfaitement réalisable, mais dont on se rapproche beaucoup en prenant un fil très fin auquel est suspendue une petite boule très lourde. Les lois du mouvement de cet appareil sont alors les suivantes :

1o Pour de petites oscillations, la durée de l'oscillation est indépendante de l'amplitude (isochronisme des petites oscillations) ;

2o Les durées d'oscillation de plusieurs pendules sont proportionnelles aux racines carrées de leur longueur ;

3o La durée d'oscillation ne dépend pas de la nature du corps pesant (dans le vide) ;

4o Aux différents points de la terre, les durées d'oscillation d'un même pendule sont inversement proportionnelles aux accélérations de la pesanteur en ces points.

Cette dernière loi a permis d'effectuer diverses mesures géodésiques pour déterminer la forme de la terre.

Sur la première loi est basé l'usage le plus répandu du pendule, le réglage de la marche des horloges, au moyen de l'échappement à ancre.

Dans son mouvement de chute, tout corps qui tombe produit du travail. Ce travail dépend à la fois et de la force qui le produit, le poids du corps, et de la longueur du chemin parcouru. On l'évalue à l'aide d'unités :

1o Une unité C. G. S., l'erg, qui est le travail produit par une force d'une dyne produisant un déplacement de 1 cm. ;

2o Une unité décimale, le kilogrammètre, qui est le travail produit par un poids de 1 kilogr. tombant de 1 m. ;

3º Une unité pratique, que nous retrouverons en électricité et en mécanique, le joule, qui vaut 10^7 ergs.

§ 4. Balance. — La balance est un appareil destiné à mesurer la masse du corps.

On distingue en physique, et aujourd'hui aussi dans le système métrique légal, la masse et le poids. La masse d'un corps représente la quantité de matière qu'il contient et ne dépend à aucun degré des conditions extérieures dans lesquelles il est placé. Le poids d'un corps est l'action que la pesanteur exerce sur lui : il change aussitôt qu'on déplace le corps parce que l'intensité de la pesanteur varie d'un point à un autre à la surface de la terre.

Si l'on désigne par P le poids d'un corps, par m sa masse et par g la valeur de l'intensité de la pesanteur au point considéré, on a :

$$P = m \times g.$$

La balance se compose d'une tige rigide, ou fléau, généralement en forme de losange très allongé, traversée en son centre et perpendiculairement par un prisme triangulaire, appelé couteau, qui sert à faire reposer le fléau sur son support. Aux extrémités du fléau sont suspendus des plateaux, pour placer les corps à peser et les masses marquées, et une aiguille fixée au fléau se déplace sur un cadran, pour indiquer les mouvements du fléau.

A cet appareil est jointe une boîte de masses marquées, contenant l'unité de masse, le gramme, ainsi qu'un certain nombre de ses multiples, ou sous-multiples. Cette boîte est organisée pour que l'on pèse tous les corps avec le moins grand nombre de masses possibles. Elle comprend, par exemple : une masse de 1 gr., deux de 2 gr., une de 5 gr., deux de 10 gr., un de 20 gr., une de 50 gr., deux de 100 gr., une de 200 gr., etc.

Il existe aussi des balances, dites balances romaines, dans lesquelles on n'emploie qu'un poids unique en le déplaçant sur le fléau. Elles sont peut-être plus commodes, mais moins précises, que les premières.

Pour effectuer une pesée avec une balance romaine, il faut d'abord la graduer, en suspendant successivement à la balance des poids de 1, 2, 3, etc., kilogrammes, en les équilibrant chaque fois au moyen du poids mobile convenablement placé et en marquant à cette place la masse qu'il équilibre. En cherchant ensuite où l'on doit placer le poids mobile pour équilibrer un corps suspendu à la balance, on lira la masse de ce corps.

Pour effectuer une pesée avec une balance ordinaire, on peut mettre dans l'un des plateaux le corps à peser et dans l'autre des masses marquées de manière à obtenir l'équilibre du fléau, qui est alors horizontal. Mais pour que l'on ait alors exactement la masse du corps, il faut que la balance soit juste, que des masses égales mises dans les deux plateaux se fassent bien équilibre, et pour cela il faut que les deux bras du fléau soient égaux.

Cette condition n'est pas toujours remplie. On peut cependant faire une pesée très exacte avec une balance qui n'est pas juste, en employant par exemple la méthode dite de la double pesée de Borda. On met le corps dans le plateau, on en fait la tare en l'équilibrant au moyen de matières quelconques (grain de plomb, sable, etc.), placés dans l'autre, puis on enlève le corps à peser et on le remplace par des masses marquées qui équilibrent la tare : ces masses marquées représenteront la masse du corps.

La sensibilité d'une balance varie avec diverses circonstances. On emploie, suivant les usages auxquels on les destine, des balances sensibles seulement au gramme, comme les balances du commerce, ou bien au décagramme et même à l'hectogramme, pour les très gros poids, et aussi des balances sensibles au décigramme, au centigramme et au milligramme pour la pharmacie, la chimie et les mesures scientifiques.

Les balances de précision sont particulièrement soignées. Elles sont enfermées dans des cages de verre contenant des substances desséchantes et pendant les opérations préliminaires le fléau est soulevé au-dessus de son support. Lorsque l'on veut effectuer un équilibre, on ferme la cage et l'on manœuvre un bouton qui fait reposer le fléau sur son support.

Toutes les pesées ont lieu par la méthode de Borda, parce qu'ici la moindre différence entre les deux bras du fléau fausserait le résultat d'une pesée simple. Pour les poids très faibles, comme les fractions de centigrammes et les milligrammes, on ne peut avoir des masses marquées qui les représentent et on opère comme dans la balance romaine, au moyen de petits cavaliers de fil métallique que l'on place en des points marqués du fléau.

Dans le commerce et l'industrie, on utilise un grand nombre de balances de formes diverses, que nous ne pouvons décrire ici.

CHAPITRE II

HYDROSTATIQUE

§ 1er. Action de la pesanteur sur les liquides. Pression sur le récipient. — L'observation journalière nous montre que les liquides sont pesants, comme les solides. Mais ils ne peuvent être considérés à l'état libre : pour les retenir et les empêcher de couler, on est obligé de les enfermer dans des récipients, sur les parois desquels ils exercent des pressions.

La manière dont ces pressions s'exercent et se répartissent s'explique à la fois par l'action de la pesanteur et par la mobilité spéciale des molécules liquides, qui peuvent rouler les unes sur les autres.

Un liquide contenu dans un récipient est en général en contact avec l'air extérieur par une certaine partie de sa surface, qu'on appelle surface libre, tandis que toutes les autres parties sont en contact avec le récipient.

La surface libre d'un liquide est horizontale, comme on peut le constater avec un fil à plomb et une équerre. Si le liquide est contenu dans plusieurs récipients communiquants, qui forment comme un récipient à plusieurs ouvertures, les morceaux de la surface libre correspondant à ces ouvertures seront tous dans un même plan horizontal, le liquide sera dans tous les vases au même niveau. C'est sur ce principe qu'est basé l'appareil appelé niveau d'eau. Si l'un des vases n'est pas assez élevé pour que le liquide y atteigne ce niveau, il se produira un jet, comme dans les puits artésiens et dans les jets d'eau artificiels.

Les molécules situées au-dessous de la surface libre supportent la pression des molécules supérieures, qui augmente à mesure que l'on descend dans le liquide. Dans chaque plan horizontal, la pression sur 1 cm² est la même partout; mais si l'on passe à un plan horizontal inférieur, cette pression augmente, et elle atteint sa plus grande valeur sur le fond. L'expérience prouve qu'elle est alors égale au poids d'une colonne cylindrique du liquide, ayant pour

15.

base le fond et pour hauteur la distance verticale du fond à la surface libre.

La valeur de cette pression est indépendante de la forme du vase, comme l'a montré Pascal avec des formes diverses dont le fond était relié par un fil au fléau d'une balance; de cette manière, la pression sur le fond agissait seule sur la balance. Quand on place au contraire sur le plateau de la balance le récipient contenant le liquide, à la pression sur le fond viennent s'ajouter les pressions sur les parois.

Ces dernières sont mises en évidence par de nombreuses expériences, telles que le tourniquet hydraulique. C'est à elles qu'est dû l'écoulement du liquide lorsqu'on pratique une ouverture dans la paroi. En chaque point de celle-ci, la pression du liquide est égale au poids d'une colonne cylindrique de liquide ayant pour base la portion de paroi et pour hauteur sa distance verticale à la surface libre ; de plus, elle est normale à la paroi pressée. Les pressions sur les parois peuvent donc être tantôt horizontales, tantôt dirigées vers le bas, tantôt dirigées vers le haut : elles peuvent s'annuler, s'ajouter à la pression sur le fond, ou s'en retrancher.

§ 2. Pression sur les corps plongés. Principe d'Archimède. — Lorsqu'un corps solide est plongé dans un liquide, chacun des points de la surface supporte de la part du liquide environnant une pression, comme s'il était un point de paroi de récipient. Toutes ces pressions partielles donnent lieu à une pression totale sur le corps, dont la valeur est fournie par le principe d'Archimède :

Tout corps plongé dans un liquide éprouve une poussée verticale, de bas en haut, égale au poids du liquide déplacé.

Ce principe se vérifie par diverses expériences, au moyen de la balance hydrostatique. C'est une balance dont le fléau, muni d'une crémaillère, peut monter et descendre, permettant ainsi de plonger dans un liquide le corps suspendu au-dessous de l'un des plateaux.

Il résulte de ce qui précède qu'un corps plongé dans un liquide est soumis à deux forces directement opposées : son poids, vertical, de haut en bas, appliqué en son centre de gravité ; la poussée du liquide, verticale, de bas en haut, appliquée au centre de poussée, qui est le centre de gravité du liquide déplacé. Si le poids est plus grand que la poussée, le corps tombe, d'un mouvement ralenti ; si le poids est égal à la poussée, le corps reste en équilibre au milieu du liquide ; si enfin le poids est inférieur à la poussée, le corps s'élève de bas en haut. Ces résultats peuvent être vérifiés au moyen du ludion.

Dans le cas où le corps s'élève, il arrive un moment où il commence à sortir de l'eau. Alors la poussée va constamment en diminuant ; il arrive un moment où elle devient égale au poids. Le corps reste alors immobile, en partie seulement plongé dans l'eau ; on dit qu'il flotte. Dans cette position, la poussée qu'éprouve la partie plongée est égale au poids du corps.

Tous ces principes trouvent leur application dans un grand nombre d'appareils de physique, et aussi dans l'usage des vaisseaux, qui flottent sur l'eau, et des sous-marins, qui sont entièrement plongés.

§ **3. Mesure des densités.** — Le principal usage que l'on fasse en physique du principe d'Archimède et du principe des corps flottants est la mesure des densités des corps solides et liquides.

On appelle densité d'un solide ou d'un liquide la masse de l'unité de volume de ce corps. De telle sorte que, si D représente la densité d'un corps homogène de volume V, sa masse M sera donnée par la relation :

$$M = V \times D$$

Cette relation permet de déterminer la masse d'un corps connaissant son volume, ou le volume connaissant sa masse, quand la densité est donnée.

La masse du corps est connue au moyen de la balance. Pour mesurer le volume du corps, on peut employer divers moyens. Le plus précis consiste à mesurer la poussée que le corps éprouve dans l'eau, ce qui peut être fait facilement avec la balance hydrostatique. D'après le principe d'Archimède, cette poussée est égale au poids de l'eau déplacée, qui, mesuré en grammes, donne en centimètres cubes le volume de cette eau, c'est-à-dire du corps lui-même.

Si l'on veut mesurer par cette méthode la densité d'un liquide, ou prendra un corps quelconque, par exemple une boule de verre lestée, et on déterminera la poussée qu'elle éprouve d'abord dans le liquide, puis dans l'eau : la première fera connaître la masse de liquide déplacé, la seconde son volume.

On emploie aussi, pour se rendre compte de la densité des corps, et surtout des liquides, des appareils spéciaux, appelés aréomètres. Ce sont des appareils flotteurs munis d'une tige qui porte, tantôt un plateau sur lequel on ajoute des poids pour faire toujours affleurer l'appareil au même point dans les différents liquides, tantôt une graduation sur laquelle on lit les profondeurs différentes auxquelles l'appareil s'enfonce.

Ces appareils servent tantôt à mesurer la densité, tantôt à se rendre compte de la concentration d'une solution, ou des proportions d'un mélange liquide. Chacun de ces appareils est gradué empiriquement d'après l'usage auquel on le destine. Tels sont les pèse-sels, pèse-esprit, pèse-sirop, pèse-lait, etc.

La mesure de la densité des gaz est basée sur des

principes tout différents, que nous verrons plus loin (p. 284).

§ 4. Transmission des pressions. Presse hydraulique. — La mobilité particulière des molécules liquides donne lieu à une réaction élastique spéciale, la transmission des pressions, qui s'effectue d'après une loi découverte par Pascal, et qu'on appelle le principe de Pascal. Il s'énonce ainsi :

Toute pression exercée sur une surface quelconque d'un liquide se transmet normalement et intégralement sur toute surface égale.

Si l'on considère une surface quelconque à l'intérieur d'une masse liquide, cette surface supporte sur chacune de ses faces une pression normale ; les deux pressions, étant égales et directement opposées, se font équilibre. Ainsi, une expérience simple, faite avec un gros tube cylindrique ouvert aux deux bouts et un disque maintenu par un fil permet de constater l'existence, sur une surface horizontale, d'une pression de bas en haut, égale à la pression de haut en bas.

Quand on parle de la pression sur une surface liquide, on entend l'une quelconque de ces deux pressions et l'on indique en général le sens dans lequel on la considère.

Il résulte du principe de Pascal que les pressione sur des surfaces égales prises à l'intérieur d'une masss liquide devraient être les mêmes, quel que soit le point où on les considère. Mais la pesanteur vient ajouter son action à celle de la transmission des pressions et, comme nous l'avons vu précédemment, la pression augmente de ce fait avec la profondeur.

La conséquence la plus importante du principe de la transmission des pressions est la presse hydraulique, dont le principe a été indiqué par Pascal : si deux cylindres qui communiquent contiennent un liquide et que leurs surfaces soient différentes, par exemple dans le rapport de 1 à 5, un piston placé dans le premier cylindre et supportant un poids de 1 kilo transmettra sur un piston placé dans le second cylindre une pression 5 fois plus grande.

La presse hydraulique se compose d'une pompe aspirante et foulante, dont l'eau est envoyée par un tuyau assez fin dans un cylindre beaucoup plus large, où peut s'élever un piston. Pour éviter les fuites, ce piston est plus étroit que le cylindre et entre les deux est placée une gouttière en cuir embouti, que la pression exercée appuie sur le cylindre et sur le piston.

On peut avec cet appareil exercer des pressions énormes sans violence et progressivement. Il est particulièrement précieux en art dentaire pour l'estampage des plaques dans la construction des appareils de prothèse.

CHAPITRE III
ÉTUDE DES GAZ

§ 1er. Pesanteur et pression dans les gaz. — Les gaz sont pesants. Il est facile de le constater par expérience. Un ballon plein de gaz, équilibré sous le plateau d'une balance, n'est plus en équilibre lorsqu'on y fait le vide.

D'autre part, les molécules d'un gaz sont douées d'une très grande mobilité, comme celles d'un liquide, et les pressions s'y transmettent de la même façon. Le gaz obéit au principe de Pascal : le principe d'Archimède s'applique aux corps qui y sont plongés. On peut le constater par expérience et on en trouve une application importante dans l'usage des aérostats.

On pourrait donc définir et calculer la pression dans un gaz comme on le fait dans un liquide. Mais la valeur de cette pression due à la pesanteur est généralement négligeable. Ainsi, le calcul donne pour une colonne d'air de 1 cm² de section et 10 m. de hauteur un poids de 12 gr. 93, ce qui veut dire qu'à 10 m. de profondeur dans une masse d'air la pression sur 1 cm² ne dépasse que de 12 gr. 93 la pression au niveau supérieur. Dans une masse d'eau, elle la dépasserait de 12 kg. 930.

Dans l'évaluation des pressions gazeuses, on néglige donc les variations de pression dues à la pesanteur et l'on ne considère que la pression propre du gaz, celle qui est due à la force élastique, à la répulsion que ses molécules exercent les unes sur les autres. Ainsi considérée, la pression ou force élastique d'un gaz est la même en tous ses points. Le seul cas où l'on aurait à tenir compte des variations dues à la pesanteur est celui d'une masse de très grandes dimensions, l'atmosphère, par exemple.

Pour mesurer la pression d'un gaz, on le met en communication avec un tube recourbé contenant un liquide quelconque. Dans le plan horizontal sur lequel presse le gaz, la pression est la même dans les deux branches du tube. Il suffit donc de savoir l'évaluer dans l'autre branche, ce qui est facile si cette branche est ouverte dans l'atmosphère.

C'est le principe de l'appareil appelé manomètre.

Le liquide employé sera de l'eau pour la mesure des faibles pressions, du mercure pour celle des pressions élevées. Les pressions seront évaluées en hauteur d'eau ou de mercure, ou bien en atmosphères (76 cm. de mercure), ou bien en kilogrammes par centimètre carré.

§ 2. Pression atmosphérique. Baromètre. — Parmi les pressions gazeuses, la plus importante est la pression atmosphérique, qui joue un rôle dans un grand nombre de phénomènes et d'appareils.

Sur chaque surface considérée dans l'air atmophérique, il y a deux pressions égales et opposées, qui se détruisent. C'est pour cela que les animaux et les objets divers ne sont pas écrasés par ces pressions. Lorsqu'on parle de la pression atmosphérique, on entend l'une quelconque de ces deux pressions. Pour la mettre en évidence, il faut supprimer la pression opposée.

Ainsi, on met en évidence la pression atmosphérique de haut en bas, en s'en servant pour introduire un œuf dans une carafe, où l'on a fait brûler un peu de papier. On montre la pression de bas en haut en renversant un verre plein d'eau sur les bords duquel on a appliqué un morceau de papier. Mais l'expérience la plus concluante et la plus démonstrative est celle de Toricelli.

Un tube de verre, d'environ 80 centimètres, fermé à un bout et ouvert à l'autre, est rempli de mercure, bouché avec le doigt, et retourné sur une cuve à mercure. Si alors on enlève le doigt, on voit le mercure d'abord s'abaisser, puis rester suspendu à environ 76 cm. au-dessus du niveau de la cuve. C'est la pression atmosphérique, transmise par le liquide et s'exerçant de bas en haut dans le tube, qui le soutient ainsi.

On a donc là le moyen de mesurer la valeur de cette pression. C'est le principe du baromètre (fig. 18).

Dans la construction de cet appareil, il faut prendre de grandes précautions pour éviter l'introduction de l'air au-dessus du mercure et il faut avoir soin de mesurer bien verticalement la différence des niveaux du mercure. Les baromètres de précision sont fort bien organisés pour cela.

Mais, dans la pratique courante, on a remplacé le

baromètre à mercure par le baromètre anéroïde, ou
métallique, formé d'une boîte métallique très mince,
sur laquelle agit la pression atmosphérique et qui actionne une aiguille
mobile sur un cadran. On le gradue
par comparaison avec un baromètre à
mercure.

**§ 3. Compressibilité des gaz. Loi
de Mariotte.** — L'une des principales propriétés des gaz est la compressibilité, mise en évidence par l'expérience du briquet à air : un piston, mobile dans un cylindre plein de gaz,
d'air, par exemple, peut être amené
presque au fond du cylindre, réduisant
ainsi le volume de gaz à une valeur
extrêmement faible. L'appareil porte
le nom de briquet, parce qu'une compression rapide et énergique peut dégager assez de chaleur pour enflam-
mer un morceau d'amadou, ou de coton-poudre, placé à la base du piston.

Il existe une relation simple entre le
volume occupé par une masse de gaz
et la pression qu'elle supporte, ou, en
d'autres termes, sa force élastique. Cette
relation est donnée par la loi de Mariotte :

Les volumes occupés par une même
masse de gaz, dont la température reste
constante, sont inversement proportionnels aux pressions qu'elles supportent.

On vérifie cette loi avec le tube de
Mariotte pour les pressions supérieu-
res à la pression atmosphérique, la cuvette profonde

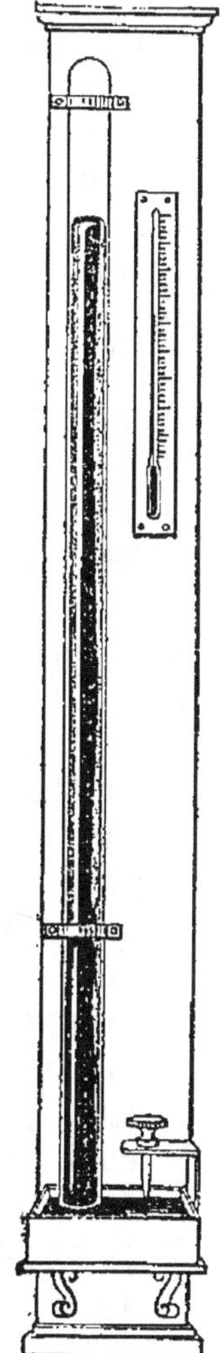

Fig. 18. —
Baromètre
de Regnault.

pour les pressions inférieures, ou bien tout simplement avec un appareil très simple, qui convient à tous les cas et qui est formé d'un tube fermé contenant la masse de gaz et qui communique avec une sorte de manomètre, contenant du mercure, ouvert dans l'atmosphère et relié au tube par un tuyau en caoutchouc. En élevant ou abaissant le manomètre, on fait varier à la fois le volume et la pression du gaz. Le volume se lit sur le tube, qui est gradué, la pression se mesure avec le manomètre. Si l'on désigne par V et V' deux volumes différents, par P et P' les pressions correspondantes, on doit avoir, d'après la loi :

$$\frac{V}{V'} = \frac{P'}{P}$$

Cette relation peut s'écrire :

$$V \times P = V' \times P'$$

et la loi de Mariotte peut s'énoncer ainsi : le produit du volume d'une masse de gaz par la pression qu'elle supporte est constant. C'est sous cette forme qu'on l'emploie le plus dans la pratique.

§ 4. **Pompes et siphons.** — La pression atmosphérique et la compressibilité des gaz produisent divers effets, tels que le fonctionnement des pompes et du siphon.

Une pompe se compose en principe d'un cylindre, ou corps de pompe, dans lequel se meut un piston. Lorsqu'on soulève le piston, le vide se produit dans le corps de pompe et, si celui-ci est muni d'une soupape s'ouvrant vers l'intérieur, les fluides extérieurs se précipitent dans le cylindre vide. Quand on abaisse le piston, le fluide est comprimé, et s'échappe, si le cylindre possède une soupape s'ouvrant vers l'extérieur.

Il y a des pompes à gaz, servant ainsi à aspirer les gaz et en particulier l'air. Il y a aussi des pompes à liquide, principalement à eau.

Les pompes à gaz peuvent servir à puiser l'air dans un récipient, à y faire le vide. Elles portent alors le nom de machines pneumatiques. C'est avec la machine pneumatique que l'on fait le vide dans le tube de Newton pour montrer l'action de la résistance de l'air sur la chute des corps. On l'emploie également pour mettre en évidence la pression atmosphérique dans les expériences du crève-vessie et des hémisphères de Magdebourg.

On peut aussi employer une pompe à gaz pour comprimer de l'air dans des récipients. On l'appelle alors pompe de compression et l'industrie utilise souvent de puissantes machines de compression. Mais dans les laboratoires on utilise le plus souvent des pompes à main qui présentent deux tubulures munies de soupapes qui s'ouvrent l'une vers l'intérieur, l'autre vers l'extérieur du corps de pompe. Ces pompes peuvent servir aux deux usages : raréfaction ou compression.

Les pompes à liquide offrent deux types principaux : la pompe aspirante et la pompe foulante. La première, qui est représentée par la pompe ménagère, employée dans les campagnes, est destinée à aller puiser l'eau dans les nappes souterraines. Son corps de pompe se prolonge par un tuyau vertical, dit tuyau d'aspiration, dans lequel l'eau s'élève et qui ne doit pas présenter une longueur supérieur à 10 m., parce que la pression atmosphérique, qui soulève l'eau dans les pompes, ne l'élève qu'à 10 m. 33.

La pompe foulante, telle que la pompe employée dans les jardins pour arroser au moyen d'un seau d'eau, n'a pas de tuyau d'aspiration, pour que le cylindre plonge directement dans l'eau. Mais elle possède un tuyau latéral de refoulement par lequel l'eau se répand à l'extérieur. La pompe à incendie est une pompe foulante à deux corps.

On peut d'ailleurs combiner de plusieurs manières

dans une même pompe les systèmes d'aspiration et de refoulement.

Le siphon (fig. 19), appareil utilisé pour le transva-

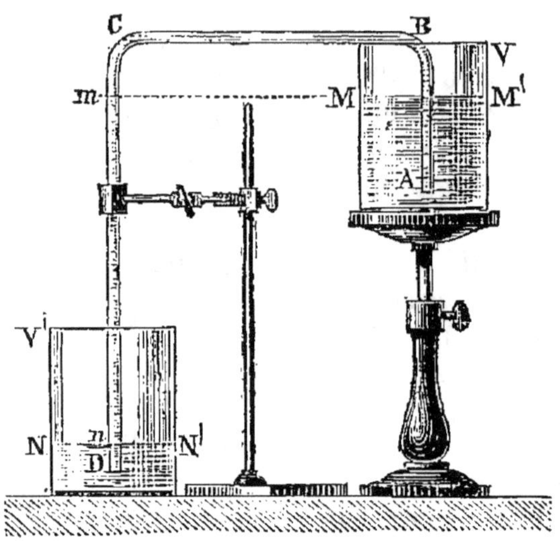

Fig. 19. — Siphon.

sement des liquides, est formé d'un tube recourbé à deux branches inégales. Si l'on plonge la petite branche dans un récipient contenant un liquide et qu'on amorce le siphon, c'est-à-dire qu'on le remplisse du liquide, en aspirant par exemple à l'extrémité de la grande branche, on verra le liquide s'écouler continuellement vers la branche la plus longue, jusqu'à ce que la petite branche ne plonge plus dans le liquide. On peut ainsi vider complètement un récipient sans y toucher.

Le fonctionnement du siphon s'explique ainsi : le liquide s'écoulant par la grande branche, le vide se fait dans le tube, et la pression atmosphérique, qui s'exerce sur le liquide du récipient, le fait monter dans la petite branche.

DEUXIÈME PARTIE

CHALEUR

CHAPITRE PREMIER

PRODUCTION ET TRANSMISSION DE LA CHALEUR

§ 1er. Modes de production de la chaleur. — La chaleur est la cause qui produit sur nous les impressions de chaud et de froid.

La principale source de chaleur est le soleil. Mais on a souvent besoin d'une source artificielle de chaleur et pour l'obtenir on a recours à divers phénomènes.

La compression, le frottement, le choc peuvent produire de la chaleur. Pour la compression, le fait est mis en évidence par l'expérience du briquet à air; c'est un cylindre, dans lequel on enfonce un piston portant à sa partie inférieure un morceau d'un corps combustible, amadou ou coton poudre. Si l'on enfonce le piston fort et rapidement, l'amadou ou le coton-poudre s'enflamme.

Pour le frottement, on sait que les sauvages font du feu en frottant des morceaux de bois l'un contre l'autre. D'ailleurs, chez les peuples civilisés, on frotte une allumette, qui n'est autre chose qu'un morceau de bois portant à son extrémité un peu de soufre et de phosphore.

Enfin, on peut répéter une expérience curieuse due à Tyndall. On remplit d'éther un tube de cuivre, que l'on ferme ensuite avec un bouchon de liège et que l'on place sur un appareil permettant de lui imprimer un rapide mouvement de rotation. Si pendant ce mouvement on saisit le tube avec une pince, la chaleur du frottement fait bouillir l'éther, et le bouchon saute.

Avant l'invention de l'allumette, on battait le briquet en frappant une pierre dure, du silex, avec un morceau de fer. Le choc détachait des particules de fer incandescentes, qui servaient à mettre le feu à un morceau d'amadou, ou à une mèche de coton. C'est également par choc que les chevaux en frappant du pied sur le pavé de grès font jaillir des étincelles de leur fer, et par frottement que les étincelles jaillissent des rails lorsqu'un train serre rapidement ses freins.

Tous ces modes de production nous offrent des exemples de transformation d'énergie mécanique en chaleur. Nous en citerons également un, qui montre que la pesanteur, comme les autres forces, peut engendrer de la chaleur. Lorsqu'un corps tombant d'une assez grande hauteur arrive au sol, il s'échauffe parce que le travail de la pesanteur se transforme en chaleur. On a même pu ainsi fondre du plomb.

Pour obtenir de la chaleur d'une façon continue pendant un temps un peu prolongé, on fait brûler des combustibles convenablement choisis, charbon, pétrole, gaz d'éclairage, auxquels on a communiqué le feu obtenu par l'un des moyens précédents.

§ 2. Modes de transmission. Conductibilité. — La chaleur peut se transmettre de deux manières différentes : par rayonnement et par conductibilité. La transmission par rayonnement a lieu comme celle de la lumière, à travers le vide et aussi à travers certains corps, comme l'air, très rapidement et sans réchauffer les corps qu'elle traverse. La transmission par conductibilité n'a lieu qu'à travers certains corps matériels, surtout solides et métalliques, de proche en proche, par échauffement successif des points voisins.

Nous allons d'abord dire un mot de la conductibilité.

On divise les corps en deux groupes, les corps bons conducteurs de la chaleur et les corps mauvais conducteurs, suivant qu'ils transmettent, ou non, la chaleur comme nous venons de l'expliquer. Le premier groupe comprend surtout des solides, et particulièrement des métaux, auxquels il faut ajouter un liquide, le mercure, qui est un métal, et aussi un gaz, l'hydrogène, auquel certains chimistes attribuent des propriétés métalliques, et qui conduit un peu la chaleur, beaucoup mieux que les autres gaz. Parmi les corps mauvais conducteurs, au contraire, il faut ranger le bois, le papier, l'ivoire, la laine, la soie, l'eau et presque tous les liquides, l'air et presque tous les gaz.

On peut montrer la différence entre les corps bons et mauvais conducteurs par l'expérience suivante : on tend fortement une étoffe de toile fine sur diverses boules de cuivre, de bois, etc., et on les expose ainsi tendues à la flamme d'une bougie. Si la boule est en cuivre, l'étoffe ne subit aucune altération, parce que la chaleur passe tout entière sur la boule conductrice ; si au contraire la boule est en bois, l'étoffe roussit et s'enflamme.

On peut comparer les conductibilités des différents corps au moyen de l'appareil d'Ingenhouz. C'est une caisse de tôle sur l'une des parois de laquelle sont implantées des tiges égales et de diverses substances : argent, cuivre, laiton, fer, acier, zinc, étain, verre et bois. Ces tiges ayant été au préalable trempées toutes ensemble dans de la cire fondue, lorsque cette cire est sèche, on remplit la caisse d'eau bouillante. La chaleur transmise par les tiges fait fondre la cire sur une longueur d'autant plus grande que la tige est plus conductrice, et l'on possède ainsi un moyen de comparaison.

On reconnaît que les liquides sont mauvais conducteurs, en mettant dans le fond d'un tube de verre un morceau de glace, le recouvrant d'eau et faisant bouillir cette eau dans la partie supérieure du tube. Il s'écoule un temps assez long avant que la glace ne fonde.

Cependant, dans une masse liquide chauffée par la partie inférieure, la température s'élève assez rapidement, parce qu'il s'établit des courants de liquide chaud vers le haut et de liquide froid vers le bas. C'est le phénomène de la convection.

Les propriétés des corps bons et mauvais conducteurs sont utilisées dans un grand nombre d'applications.

Ainsi, l'on emploie les toiles métalliques, bonnes conductrices de la chaleur, pour se protéger de la chaleur d'un foyer, ou bien pour répartir cette chaleur sur la surface du corps chauffé. On utilise la mauvaise conductibilité de la laine pour conserver la chaleur, celle du corps humain, par exemple, et aussi pour conserver la glace, en la protégeant de l'action de l'air extérieur. Les fourrures protègent du froid en immobilisant entre leurs poils une couche d'air, mauvaise conductrice. Les doubles fenêtres et les doubles parois agissent de même.

§ 3. Rayonnement. — C'est par rayonnement que nous est transmise la chaleur du soleil. Elle nous arrive à travers les espaces interplanétaires, qui sont vides, et à travers l'air, qu'elle ne réchauffe pas. Les régions supérieures de l'atmosphère sont toujours très froides et c'est au contact de la terre, ayant absorbé la chaleur, que les couches d'air se réchauffent.

La quantité de chaleur envoyée par rayonnement peut être mesurée soit avec le thermomètre différentiel, dû à Leslie, soit avec une pile termo-électrique, imaginée par Melloni, et qui produit un faible courant électrique quand la chaleur tombe sur l'une de ses faces. Les mesures ainsi effectuées conduisent aux résultats suivants.

De même que la lumière traverse certains corps, appelés transparents, ou diaphanes, la chaleur rayonnante traverse certains corps qu'on appelle corps diathermanes. Tels sont l'air, le verre, le quartz, le sel gemme. Les corps que ne peut traverser la chaleur rayonnante s'appellent corps athermanes. Les métaux, par exemple, sont des corps athermanes. Certains corps, très transparents, sont cependant athermanes. C'est ce qui arrive pour une solution d'alun, avec laquelle on peut arrêter la chaleur du soleil, sans en arrêter la lumière. Enfin la diathermanéité dépend de la nature de la source calorifique. Ainsi le verre est diathermane pour la chaleur lumineuse, il laisse très bien pénétrer la chaleur solaire, mais il ne laisse pas ressortir la chaleur obscure provenant du sol et des objets qu'il abrite. Ainsi s'explique l'usage que font les horticulteurs des serres et des cloches de verre.

La chaleur rayonnante se transmet comme la lumière. En particulier elle suit les mêmes lois de la réflexion. On le montre par l'expérience des miroirs ardents. Ce sont deux miroirs paraboliques, installés de manière que leurs axes coïncident (fig. 20). Une source de chaleur, placée au foyer de l'un, met le feu à un morceau de coton-poudre placé à l'autre foyer ; une masse de glace, placée au premier foyer, abaisse la température d'un thermomètre placé au

second. Or, d'après les lois de la réflexion et les propriétés des miroirs paraboliques, dans les miroirs
ainsi installés, les rayons partis de l'un des foyers et
réfléchis par les deux miroirs doivent se concentrer
au foyer du second miroir.

La quantité de chaleur émise par un corps dépend

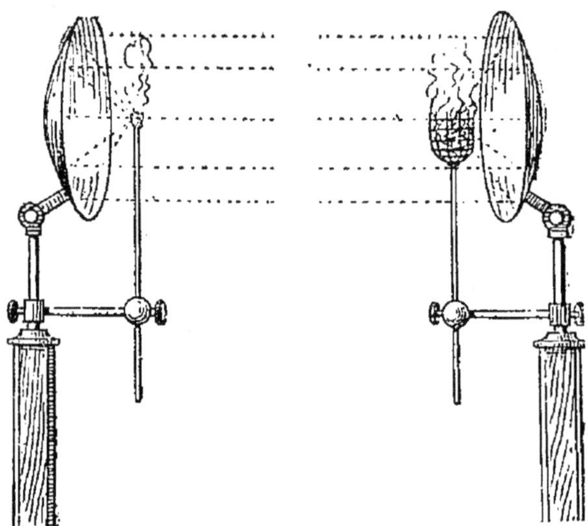

Fig. 20. — Miroirs conjugués.

non seulement de sa température, mais aussi de sa
nature, de sa couleur, et de l'état de sa surface polie
ou mate. On le constate au moyen du cube de Leslie; c'est un cube plein d'eau bouillante, dont les faces
sont couvertes de corps différents : noir de fumée,
argent poli, blanc d'Espagne, rouge de Saturne, etc.
Le corps qui émet le plus de chaleur est le noir de
fumée, les corps blancs en émettent beaucoup moins,
surtout les métaux polis; ces propriétés expliquent
l'usage des récipients en métal poli pour conserver
les boissons chaudes.

Les corps absorbent la chaleur rayonnante dans

l'ordre où ils l'émettent, les corps noirs abondamment, les corps blancs, et surtout polis, beaucoup moins. Cette propriété explique l'usage des vêtements foncés l'hiver et des vêtements blancs l'été.

C'est sur les différentes propriétés des corps au point de vue de la transmission de la chaleur qu'est basée la construction des vases vacuum destinés à conserver l'air liquide.

CHAPITRE II

THERMOMÉTRIE ET DILATATION

§ 1er. Construction et usages du thermomètre. — La plupart des mesures effectuées sur la chaleur exigent l'emploi du thermomètre.

Cet appareil est basé sur le phénomène qui se produit quand deux corps sont mis en contact, et sur l'un des effets de la chaleur. De nombreuses observations et expériences montrent, en effet, qu'un corps chauffé se dilate, c'est-à-dire augmente de volume, tandis qu'en se refroidissant il se contracte, diminue de volume. D'autre part, quand on met deux corps en contact, on observe en général que le volume de l'un augmente, tandis que celui de l'autre diminue, jusqu'à ce qu'ils restent enfin stationnaires. C'est que le premier était plus froid que le second et qu'ils ont échangé de la chaleur jusqu'à devenir également chauds. On dit alors qu'ils sont à la même température, ou en équilibre de température. Un corps plus chaud qu'un autre est à une température plus élevée, moins chaud, à une température plus basse.

Le thermomètre, destiné à la mesure des températures, est formé d'un tube capillaire entièrement fermé, muni à la partie inférieure d'un réservoir et contenant un liquide. Ce dernier est le plus souvent du mercure ; on emploie aussi l'alcool coloré et même, pour certains usages spéciaux, d'autres liquides. Sur la tige capillaire, est tracée une échelle, que l'on obtient en marquant deux points fixes et divisant leur intervalle en parties égales, ou degrés. L'échelle la plus employée est l'échelle centigrade, où les points fixes sont marqués O (glace fondante) et 100 (eau bouillante), l'intervalle étant ensuite divisé en 100 degrés. Mais, en Amérique notamment, on emploie souvent aussi l'échelle Fahrenheit, où les points fixes sont marqués 32 (glace) et 212 (eau bouillante), l'intervalle étant divisé en 180 degrés. Il est facile de transformer les degrés de l'une des échelle en degrés de l'autre. Par exemple, on retranche 32 des degrés Fahrenheit et on multiplie le reste par 5/9.

On fait souvent usage de thermomètres à maxima et à minima, qui font connaître la température la plus haute et la plus basse à laquelle le thermomètre a été porté. Pour que celui-ci conserve la trace de ces températures, il y a généralement à l'intérieur du tube de petits index qui sont poussés par le liquide qui se dilate et restent en place quand il se contracte, ou inversement.

Les thermomètres médicaux (fig. 21) pour prendre la température des malades sont des thermomètres à maxima. Ils sont formés d'un réservoir en verre très mince, pour que le mercure se mette rapidement en équilibre de température avec le corps, surmonté d'une tige présentant une courbure au-dessus du réservoir et divisée en dixièmes de degré. Il suffit pour les besoins médicaux que l'échelle donne la température entre 35° et 45°.

Autrefois, il fallait, dans ces appareils si sensibles, pouvoir mesurer les déplacements du zéro, qui du-

rent encore longtemps après la construction du thermomètre et peuvent aller jusqu'à 2 degrés. Pour cela
on ménageait au-dessous du point 33
un réservoir auxiliaire qui permettait
d'avoir sur la tige le point zéro à une
faible distance au-dessous du 33. Mais
aujourd'hui on trouve dans le commerce des thermomètres contrôlés au
Conservatoire national des Arts et Mé-
tiers avec lesquels on peut compter
que l'erreur ne dépasse jamais 2 dixièmes de degré.

§ 2. Dilatation des solides. — La
dilatation d'un solide dépend de la
température à laquelle il a été chauffé,
de sa longueur ou de son volume, et
aussi de sa nature. Pour comparer
entre elles les dilatations des divers
solides, il faut donc les ramener à la
dilatation de l'unité de longueur ou de
volume pour une augmentation de
température déterminée. On définit
ainsi les coefficients de dilatation des
solides.

Le coefficient de dilatation linéaire
est l'augmentation de longueur de l'u-
nité de longueur passant de 0° à 1°. Le
coefficient de dilatation cubique est
l'augmentation de volume de l'unité
de volume pour la même élévation de
température. Le premier a été déterminé par Lavoisier et La place avec un
pyromètre où la dilatation est considérablement amplifiée. On le déter-

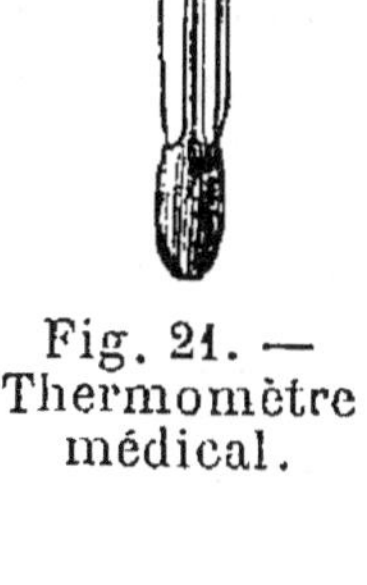

Fig. 21. —
Thermomètre
médical.

mine aujourd'hui avec plus de précision au moyen
du comparateur. Quant au coefficient de dilatation

16.

cubique, on le prend, en général, égal au triple du coefficient de dilatation linéaire, excepté pour les cristaux dans des systèmes autres que le système cubique, où les coefficients de dilatation linéaire suivant les trois axes sont différents.

Si l_0 représente la longueur d'une barre à 0° et d son coefficient de dilatation, $l_0\,dt$ sera l'allongement de cette barre à $t°$ et la nouvelle longueur l sera donnée par la relation :

$$l = l_0 + l_0\,dt = l_0\,(1 + dt)$$

De même, si V_0 est le volume d'un corps à 0°, C son coefficient de dilatation cubique, son volume à $t°$ sera :

$$V = V_0\,(1 + ct)$$

Ces formules permettent de résoudre tous les problèmes sur les dilatations. Les expressions $(1 + dt)$ et $(1 + ct)$ s'appellent les binômes de dilatation linéaire et cubique.

Les variations de volume dues à la dilatation entraînent une variation de la densité. La chaleur diminue la densité des corps. Si d_0 est la densité d'un corps à 0°, sa densité à $t°$ sera donnée par la relation :

$$d = \frac{d_0}{1 + ct}$$

La dilatation entraîne aussi une déformation des corps dans certains cas. C'est surtout les métaux que la chaleur dilate. Une barre métallique, encastrée à ses deux extrémités, se ploie sous l'action de la chaleur. Un ruban formé de deux lames métalliques de nature différente juxtaposées se déroule ou s'enroule quand on le chauffe. Dans les applications, il est souvent nécessaire de tenir compte de ces déformations, surtout avec les appareils métalliques.

Lorsqu'on soude des corps ensemble, il faut également ment tenir compte des coefficients de dilatation,

Ainsi, le verre et le platine ayant à peu près le même coefficient de dilatation linéaire, c'est toujours des fils de platine que l'on soude dans le verre.

§ 3. Dilatation des liquides. — Les liquides se dilatent aussi quand on les chauffe, et l'usage du thermomètre est une application de cette dilatation. Les mesures de dilatation s'effectuent dans des dilatomètres, sorte de gros thermomètres ouverts à l'extrémité supérieure.

Les formules de dilatation sont les mêmes que pour la dilatation cubique des solides et la densité du liquide varie de même. Mais lorsqu'on mesure la dilatation d'un liquide dans un récipient, ce n'est pas sa dilatation réelle que l'on observe, c'est sa dilatation apparente, dans laquelle intervient la dilatation du récipient. Cette circonstance complique un peu les expériences sur la dilatation des liquides.

En général, si l'on chauffe un corps à partir d'une température quelconque, ce corps se dilate. Il en est de même pour la plupart des liquides. Il y a cependant une exception pour l'eau.

Ce corps est liquide entre 0° et 100°. Si on le chauffe à partie de 0°, on observe qu'il diminue d'abord de volume jusque vers 4° pour augmenter ensuite. Il y a donc vers 4° un minimum de volume, et par conséquent un maximum de densité. Cette circonstance explique comment les poissons et d'autres animaux peuvent vivre au-dessous de la glace, l'eau au fond des lacs et des rivières étant toujours à cette température du maximum de densité.

On peut faire à ce sujet une expérience due à Hope. Si l'on a de l'eau dans une éprouvette à pied et qu'on la refroidisse à la partie supérieure, en entourant de glace le haut de l'éprouvette, on constate que la température baisse d'abord très vite dans le fond du récipient, parce que l'eau, devenant plus dense en se refroidissant, tombe au fond de l'éprouvette. Mais lorsque cette eau atteint 4°, sa température reste stationnaire, et la température de l'eau à la partie supérieure baisse jusque vers 0°.

C'est à cette température de 4° centigrades que l'on a mesuré la masse d'un centimètre cube d'eau pour déterminer le gramme, unité de masse.

§ **4. Dilatation des gaz.** — On étudie la dilatation des gaz comme celle des liquides, dans des récipients surmontés d'une tige graduée, ayant à peu près la forme de gros thermomètres ouverts à leur extrémité supérieure, et qu'on appelle des dilatomètres. On y introduit un gaz quelconque, sur la cuve à mercure, on y laisse un petit index de mercure pour limiter le volume du gaz et on porte successivement l'appareil à 0°, puis à 100°. Le dilatomètre est placé horizontalement.

On mesure ainsi pour les gaz un coefficient de dilatation analogue au coefficient de dilatation cubique des solides et au coefficient de dilatation des liquides, à la condition de mesurer les volumes du gaz aux diverses températures toujours sous la même pression, en pratique la pression atmosphérique. Gay-Lussac, qui a le premier effectué ces mesures, a énoncé une loi importante, qui est la suivante :

Tous les gaz, sous la même pression, ont le même coefficient de dilatation.

Cette loi, comme celle de Mariotte, n'est qu'approximative, mais on peut la considérer comme pratiquement exacte. La valeur du coefficient de dilatation des gaz, aujourd'hui adoptée, est de 0,00367, le volume à 0° sera donné par la relation :

$$V = V_0 (1 + 0,00367t)$$

en supposant que sa pression n'a pas varié, qu'elle est restée par exemple égale à la pression atmosphérique.

Mais, en général, dans la pratique, quand on chauffe un gaz, son volume et sa pression varient simultanément. On peut, en supposant qu'il s'agit d'un gaz parfait, suivant exactement les lois de Mariotte et de Gay-Lussac, ce qui est suffisamment exact dans la pratique, trouver une relation entre le volume, la pression et la température. Cette relation est la suivante :

$$V_0 P_0 = \frac{VP}{1 + 0,00367\, t}$$

qu'on appelle formule des gaz parfaits. Dans cette formule, V_0 et P_0 représentent le volume et la pression d'une masse de gaz à $0°$, et V et P les mêmes grandeurs de la même masse de gaz à $t°$.

On donne à cette relation une forme différente, en chassant le dénominateur et isolant le terme t. C'est :

$$V_0 P_0 \times 0,00367 \left(\frac{1}{0,00367} + t \right) = VP$$

$\dfrac{1}{0,00367}$ est égal à 273. La quantité $273 + t$ s'appelle la température absolue et se représente par T. C'est une température prise au moyen d'un thermomètre dont le 0 serait à $273°$ au-dessous de la glace fondante. La quantité $V_0 P_0 \times 0,00367$, qui est fixe, peut se représenter par une lettre R, et la formule des gaz parfaits devient :

$$RT = VP$$

La densité des gaz varie, comme celle des solides et des liquides, avec la température. Elle varie aussi très sensiblement avec la pression. D'ailleurs, si l'on prenait cette densité par rapport à l'eau, on obtiendrait des nombres beaucoup trop faibles. On la prend donc par rapport à l'air et on la définit ainsi :

La densité d'un gaz est le rapport de la masse d'un certain volume de ce gaz à la masse du même volume d'air, les volumes étant mesurés à 0° et sous la pression de 76 centimètres de mercure.

Il a donc fallu mesurer d'abord avec soin la masse du litre d'air dans les conditions normales. Par des méthodes très précises, Regnault a trouvé que cette masse est de 1 gr. 293.

Pour mesurer la densité d'un gaz, on en remplira donc un récipient de volume connu et on le pèsera. Le rapport de la masse du gaz à la masse du même volume d'air sera la densité.

Le récipient devra être rempli de gaz à la température de 0°, ce qui est facile en le mettant dans la glace fondante, et sous la pression de 76 cm. de mercure, ce qui n'est pas toujours possible. Pour éviter toute difficulté, on fait le remplissage sous la pression atmosphérique, et l'on calcule, en utilisant la loi de Mariotte, la masse de gaz qui remplirait le ballon à 0° et sous la pression 76, connaissant celle du gaz qui remplit le même récipient à 0° et sous la pression atmosphérique H. On sait en effet que les masses de gaz occupant un même volume sous des pressions différentes sont proportionnelles à ces pressions. On aura donc :

$$\frac{x}{M} = \frac{76}{H}$$

si x est la masse sous la pression 76 et M sous la pression H.

On peut maintenant établir une formule qui fait connaître la masse M d'un gaz, de densité D à 0° et 76 cm., qui occupe à $t°$ et sous une pression P un volume V. Cette formule est la suivante :

$$M = V \times D \times 1{,}293 \times \frac{P}{76} \times \frac{1}{1 + 0{,}00367\,t}$$

CHAPITRE III

CHANGEMENTS D'ÉTAT ET CALORIMÉTRIE

§ 1er. Fusion et solidification. — Après les impressions de chaud et de froid et les variations de volume, la chaleur produit un troisième effet, le changement d'état des corps. Sous l'action de la chaleur, à une température convenable, un corps solide devient liquide, un corps liquide devient gazeux.

On appelle fusion le passage de l'état solide à l'état liquide sous l'action de la chaleur. Ce passage peut se produire instantanément, à une température déterminée, c'est alors la fusion brusque, par exemple pour les métaux, le soufre ; ou bien, il peut se faire progressivement, avec passage successif par les états intermédiaires, c'est alors la fusion pâteuse, par exemple pour le verre.

La fusion, et en particulier la fusion brusque, obéit aux lois suivantes :

1° Chaque corps fond à une température déterminée, qu'on appelle sa température de fusion et qui constitue un de ses caractères distinctifs. Ainsi, le phosphore fond à 44°, le soufre à 118°, l'étain à 226°, le plomb à 330°, le zinc à 410°, l'argent à 950°, le platine à 1775° ;

2° Pendant tout le temps que dure la fusion, la température du corps qui fond reste constante, bien qu'on continue à le chauffer. Un corps en fusion constitue donc un corps à température fixe, et l'on utilise cette loi avec la glace fondante pour déterminer le premier point fixe du thermomètre.

Un corps en fondant change en général de volume, mais dans un sens qui varie avec la nature du corps.

Ainsi, la glace diminue de volume en fondant tandis que les corps gras et les métaux augmentent de volume. C'est ce qui explique que la glace fond plus facilement quand on la comprime.

La solidification est le retour de l'état liquide à l'état solide par refroidissement. Elle obéit aux mêmes lois que la fusion, auxquelles il faut ajouter la loi suivante :

La température de solidification d'un corps est la même que sa température de fusion.

Cependant, quand le refroidissement d'un corps a lieu lentement et à l'abri de l'air, il peut arriver qu'un corps se maintienne liquide au-dessous de sa température de fusion. On dit alors qu'il est surfondu. Le phénomène de la surfusion se présente très facilement pour l'eau et pour le phosphore. Quand un corps est surfondu, ses molécules sont pour ainsi dire en état d'équilibre instable; il suffit souvent de l'agiter, ou dans tous les cas d'y projeter un fragment du solide pour qu'il se solidifie brusquement. Sa température remonte alors jusqu'à la température de fusion, et on utilise ce phénomène pour mesurer cette dernière.

La solidification est accompagnée de variations de volume. L'eau augmente de volume en se solidifiant et peut ainsi briser les récipients et les tuyaux dans lesquels elle se trouve. En même temps, elle diminue de densité, c'est pourquoi la glace flotte à la surface de l'eau.

Lorsqu'un corps se solidifie lentement, il peut cristalliser, c'est-à-dire prendre une forme géométrique. Les métaux, le soufre, cristallisent ainsi par fusion et refroidissement.

§ 2. Dissolution et cristallisation. — Il n'est pas toujours nécessaire de chauffer un corps pour l'amener à l'état liquide : le simple contact avec un liquide

approprié suffit pour amener ce changement d'état.
C'est alors ce que l'on appelle la dissolution. Le liquide
choisi s'appelle dissolvant et le résultat de l'opération est une solution.

Chaque solide a son dissolvant : pour un grand
nombre de corps, tels que le sucre, le sel marin et
ceux que l'on appelle en chimie des sels, le dissolvant est l'eau ; pour l'iode, c'est l'alcool ; pour les
corps gras et le soufre, la benzine ; pour la plupart
des métaux, en particulier l'or et le cuivre, c'est le
mercure ; pour le carbone, la fonte de fer en fusion.

Pendant la dissolution, la température des corps
mis en contact s'abaisse, parce que le changement
d'état absorbe de la chaleur et qu'on ne lui en donne
pas, il la prend donc aux corps eux-mêmes. Toute
dissolution produit donc du froid, en laissant de côté
bien entendu celles qui sont des réactions chimiques ; dans certaines circonstances, le refroidissement
peut même être si intense qu'on l'emploie à la production du froid. C'est le principe des mélanges réfrigérants. Ainsi le mélange de sel et de neige ou de glace
pilée, peut produire une température de —10°, de même
une dissolution d'azotate d'ammoniaque dans l'eau ;
un mélange de sulfate de soude et d'acide chlorhydrique donne — 15° ; un mélange d'acide carbonique
solide et d'éther — 80°.

La dissolution, bien qu'étant un mélange, est limitée. Une certaine masse de dissolvant, 100 gr. par
exemple, ne peut dissoudre qu'une masse déterminée de solide, qui mesure la solubilité de ce solide,
on dit alors que la solution est saturée. Pour la plupart des solides, la solubilité augmente avec la température, et à 100° il faut, pour saturer 100 gr. de
dissolvant, plus de solide qu'à 15°. Il arrive alors que,
si l'on sature une solution à chaud et qu'on la laisse
refroidir, la quantité de solide qui serait en excès

dans la solution froide devra se déposer : elle se
déposera lentement et à l'état cristallisé. C'est ce que
l'on appelle la cristallisation par dissolution à chaud
et refroidissement, employée pour la plupart des
corps : sucre candi, alun, salpêtre, etc.

Cependant ce n'est pas ainsi que l'on fait cristalliser
le sel marin. Ce sel, dont la solubilité varie très peu
avec la température, est obtenu en faisant lentement
évaporer une de ses solutions, l'eau de mer dans les
marais salants, ou bien une solution obtenue artificiellement, dans les opérations de purification.

Il arrive quelquefois, pour les solides plus solubles
à chaud qu'à froid, que la solution saturée à chaud
ne cristallise pas par refroidissement. On dit alors
que la solution est sursaturée. Le phénomène de la
sursaturation, analogue à celui de la surfusion, se
produit dans les mêmes circonstances, quand le refroidissement a lieu à l'abri de l'air et de l'agitation,
et il consiste aussi dans une sorte d'équilibre instable
des molécules. Il cesse lorsqu'on agite la solution,
ou bien lorsqu'on y projette un fragment du solide
dissous.

§ 3. Ebullition et condensation. Distillation. —
On appelle ébullition le passage de l'état liquide à
l'état gazeux sous l'action de la chaleur.

Ce changement d'état obéit aux mêmes lois que la
fusion :

1° Chaque liquide bout à une température déterminée. C'est sa température d'ébullition, qui constitue
un des caractères distinctifs des corps. Ainsi l'eau
bout à 100°, le mercure à 360°, l'alcool à 78°, le soufre fondu à 440°, l'acide sulfurique à 336° ;

2° Pendant tout le temps que dure l'ébullition, la
température du liquide reste constante, la chaleur
qu'on lui donne étant employée à produire le changement d'état. Un liquide en train de bouillir consti-

tue donc un corps à température fixe, et l'on utilise cette propriété pour déterminer le second point fixe du thermomètre.

La condensation est le passage inverse de l'état gazeux à l'état liquide par refroidissement. Il obéit toujours aux mêmes lois, auxquelles il faut ajouter la loi suivante :

La température de condensation d'un corps est la même que sa température d'ébullition.

Ici, cette loi ne souffre pas d'exception.

L'ébullition et la condensation trouvent leur application principale dans la distillation. Cette dernière opération a pour but de purifier les liquides, soit en les débarrassant des solides qu'ils tiennent en dissolution, soit en les séparant des autres liquides auxquels ils sont mélangés. Dans le premier cas, par exemple pour l'eau, on fait bouillir le liquide dans un récipient et l'on fait arriver les vapeurs dans un réfrigérant, formé d'un tube souvent enroulé en serpentin et entouré d'une circulation d'eau froide, où elles se condensent, les solides restant dans le récipient. Dans le second cas, par exemple pour l'alcool, qui est toujours mélangé d'eau et souvent d'autres liquides, on utilise la propriété que possèdent les liquides de bouillir chacun à une température différente et l'on opère un fractionnement en recueillant séparément les liquides qui passent à chaque température fixe. L'appareil dans lequel se fait cette opération s'appelle un alambic.

La pression a une grande influence sur la température d'ébullition. La diminution de pression favorise l'ébullition, comme on le voit par l'expérience du bouillant de Franklin. Cette circonstance permet de faire bouillir sous pression réduite, des liquides qui se décomposeraient avant de bouillir sous la pression atmosphérique. Au contraire, l'augmentation

de pression retarde l'ébullition,comme on le constate
avec la marmite de Papin (fig. 22). Cette circonstance
permet de chauffer l'eau, en vase clos,à une tempéra-

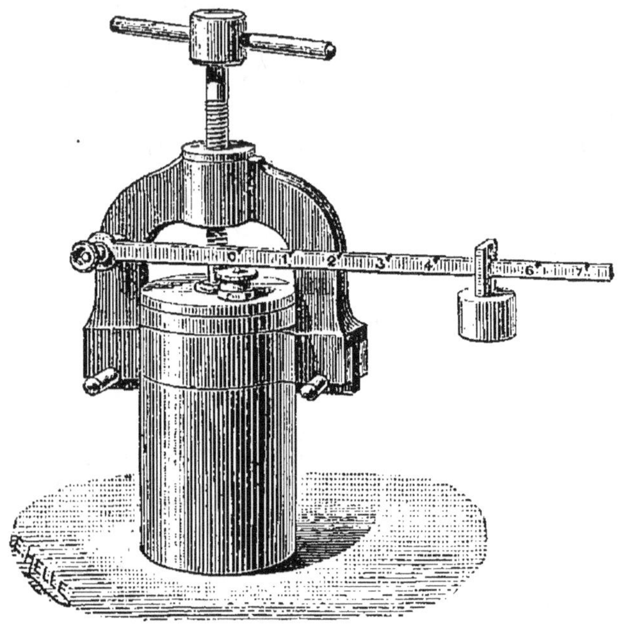

Fig. 22. — Marmite de Papin.

ture supérieure à 100°, tandis qu'à l'air libre à partir
de cette température l'eau se mettrait à bouillir sans
s'échauffer. L'eau chauffée au-dessus de 100° est employée pour extraire la gélatine des os (digesteur),
pour stériliser les bouillons de culture et divers liquides (autoclaves), et enfin pour vulcaniser le caoutchouc.

Le caoutchouc pur,ayant la propriété de se ramollir
facilement par la chaleur et de durcir facilement par le
froid, perd ainsi ses propriétés élastiques et ne peut
plus être utilisé. On augmente beaucoup les limites

de température entre lesquelles il conserve son élasticité et peut être utilisé en y incorporant du soufre, c'est la vulcanisation. On l'opère en le cuisant dans un moufle à une température un peu supérieure à 100°; et pour cela le moufle est introduit dans l'eau d'une marmite de Papin. Il existe une relation simple entre la pression et la température obtenues dans cet appareil : pour 1 atmosphère, ou 76 cm. de mercure, la température est 100°; pour 2 atmosphères, 120; pour 3 atmosphères, 134°; pour 4 atmosphères, 144°; pour 5 atmosphères, 152°; pour 6 atmosphères, 160°. De telle sorte que, pour avoir la température de l'eau dans cet appareil, on peut se servir d'un manomètre, qui indique la pression de la vapeur.

§ 4. Vaporisation. Evaporation. Caléfaction. Sublimation. — La chaleur n'est pas le seul moyen de produire le passage d'un liquide à l'état gazeux. Il résulte de ce qui vient d'être dit sur l'influence de la pression qu'en réduisant convenablement cette dernière on pourra transformer le liquide en vapeur à une température quelconque.

En particulier dans le vide tous les liquides se vaporisent instantanément. On le vérifie en introduisant un liquide dans la chambre d'un baromètre. C'est ce que l'on appelle la vaporisation dans le vide, ou simplement la vaporisation. Cette vaporisation n'est pas indéfinie; elle est limitée et s'arrête à la saturation de l'espace par la vapeur. On le voit en introduisant le liquide dans la chambre barométrique par petites quantités successives : les premières se vaporisent, puis il arrive un moment où le liquide reste non vaporisé. On dit alors que la vapeur est saturante.

Avant la saturation, les vapeurs non saturantes se comportent à peu près comme des gaz. Leur pression varie avec leur volume en suivant sensiblement la loi de Mariotte. Mais il n'en est pas de même des vapeurs saturantes : leur pression, qu'on appelle tension maxima du liquide, reste constante, quel que soit le volume. Quand le volume augmente, une nouvelle quantité de liquide se vaporise pour maintenir la saturation ; quand, au contraire, le volume diminue, une certaine quantité de vapeur se condense.

On mesure facilement la tension maxima d'une vapeur quelconque avec le baromètre qui permet de faire les expériences précédentes. Cette tension est donnée par la dépression qu'éprouve le mercure du baromètre, dans la chambre duquel on a introduit assez de liquide pour qu'après vaporisation il en reste en excès.

Un liquide se réduit en vapeur, non seulement dans un espace vide, mais encore dans un espace où se trouve déjà un gaz ou une autre vapeur. Dans ce cas, il y a production lente de vapeur à la surface du liquide. C'est ce que l'on appelle l'évaporation. C'est ainsi que la plupart des liquides s'évaporent dans l'air. L'évaporation est facilitée par une faible élévation de température, un rapide courant d'air et par l'absence dans le milieu de la vapeur du liquide. La tension de la vapeur produite dans ce phénomène atteint, mais beaucoup plus lentement, la même valeur que dans le vide, c'est-à-dire la tension maxima, s'il y a assez de liquide.

La vaporisation et l'évaporation entraînent un refroidissement de liquide et du récipient qui le contient, car le passage à l'état de vapeur exige de la chaleur et on n'en donne pas. Le froid produit par l'évaporation est utilisé dans un grand nombre de circonstances. Certains liquides volatils, comme l'éther, le chlorure et le bromure d'éthyle ou de méthyle, produisent des froids considérables qui sont employés pour obtenir l'anasthésie locale dans de petites opérations. Avec les gaz liquéfiés dont nous parlerons plus loin, on obtient des refroidissements beaucoup plus énergiques, qu'il serait même dangereux d'employer.

Les circonstances de production des vapeurs peuvent être extrêmement variées. L'une des plus curieuses est celle que l'on appelle la caléfaction.

Lorsqu'on laisse tomber une petite quantité de liquide sur une plaque de métal chauffée au rouge, le liquide se met en boule, tournoie rapidement et ne disparaît que très lentement, au bout d'un temps très long. De nombreuses expériences montrent que, dans ces conditions le liquide ne touche pas la plaque de métal et qu'il est froid. Voici comment on explique ce phénomène : En arrivant dans le voisinage de la plaque portée au rouge, le liquide s'évapore, la vapeur ainsi formée reste interposée entre la plaque et le liquide qu'elle empêche ainsi de toucher le métal. Cette évaporation se produisant continuellement maintient le liquide froid. Mais aussitôt que la température s'abaisse suffisamment pour que le liquide touche la plaque, il y a production brusque de vapeur et le liquide disparaît rapidement. On explique ainsi, dans certains cas, les explosions de machine à vapeur.

Enfin, un solide peut passer directement à l'état de vapeur sans passer par l'état liquide. C'est alors le phénomène de la sublimation. Un grand nombre de corps, le camphre, la naphtaline, l'iode, l'arsenic, ont la propriété de se sublimer. Les vapeurs de ces corps sublimés, reçues sur une paroi froide, se condensent en lamelles cristallines, et l'on emploie souvent ce procédé de cristallisation pour purifier les corps sublimables.

§ **5. Liquéfaction des gaz.** — Les corps qui sont gazeux à la température ordinaire peuvent, comme les vapeurs, être amenés à l'état liquide. C'est ce que l'on appelle la liquéfaction du gaz.

Un certain nombre de gaz peuvent être liquéfiés par simple refroidissement : tel est le gaz sulfureux, qui se liquéfie à — 10°. Ce liquide, dont on active l'évaporation par un rapide courant d'air, peut donner un abaissement de température qui va jusqu'à — 40°, — 50°, — 60° et qui peut alors servir à liquéfier d'autres gaz, le chlore, l'ammoniaque.

Mais on peut aussi liquéfier certains gaz par compression ; si la diminution de pression favorise l'évaporation, l'augmentation de pression favorisera la condensation, ou la liquéfaction. Ainsi, le gaz carbonique, le protoxyde d'azote, comprimés à 36 atmosphères, passent à l'état liquide.

Pendant longtemps, quelques gaz, tels que l'oxygène, l'azote, l'hydrogène, avaient échappé à toute tentative de liquéfaction. On avait déjà reconnu pour les gaz liquéfiables qu'en abaissant la température le gaz se condense sous une pression moins grande. Les expériences poursuivies sur ce sujet amenèrent à la découverte du point critique.

Il existe une température au-dessus de laquelle le gaz liquéfié et sa vapeur saturante se confondent, sans qu'il soit possible de les distinguer et sans que l'on puisse observer une surface libre de liquide. C'est la température critique. Si le gaz liquéfié est contenu dans un tube, fermé à la lampe, au-dessous de la température critique, on observe très bien sur une certaine longueur du tube un liquide mobile et une surface libre. Mais si l'on chauffe le tube au-dessus de la température critique, toute trace de liquide disparaît; on observe dans le tube quelques stries, qui disparaissent à leur tour à une température plus haute. L'expérience est particulièrement facile avec le gaz carbonique liquéfié, dont la température critique est de 31°.

Par conséquent, pour pouvoir observer un gaz quelconque à l'état liquéfié, il faut d'abord le refroidir au-dessous de sa température critique, puis le comprimer alors assez fortement. En opérant de proche en proche, on a pu liquéfier un grand nombre de gaz très résistants. Avec le gaz carbonique liquide, on a refroidi suffisamment l'éthylène pour pouvoir le liquéfier par compression. Avec l'éthylène liquide, on a refroidi l'oxygène au-dessous de sa température critique, avec l'oxygène, l'azote, etc.

Pour l'air, on a opéré autrement. Afin de refroidir suffisamment l'air à liquéfier, on a employé la détente de l'air déjà comprimé, que l'on fait circuler dans un tube entourant celui par lequel l'air arrive dans le récipient. On trouve aujourd'hui, dans le commerce des produits chimiques, de l'air liquide, contenu dans des tubes à doubles parois argentées entre lesquelles existe le vide et où on peut le conserver plusieurs jours.

§ 6. Mesure des quantités de chaleur. — Nous avons eu l'occasion de parler, à propos des changements d'état, de quantités de chaleur. Il ne faut pas confondre la quantité de chaleur avec la température. Cette dernière est une qualité de la chaleur, et non une quantité. Il faut chauffer le soufre à 118° pour le fondre, il faut, pour produire cette fusion, que la chaleur ait cette qualité d'être à 118°. La quantité de chaleur dépend de la masse de corps à chauffer, ou à faire passer d'un état à un autre. S'il faut une certaine quantité de chaleur pour fondre un certain poids de soufre, il en faut cinq fois plus pour fondre une masse de soufre cinq fois plus grande.

Tandis que les températures s'évaluent en degrés, les quantités de chaleur se mesurent en calories. La

17.

calorie est la quantité de chaleur nécessaire pour faire passer l'unité de masse de l'eau de 0° à 1°. On distingue la grande calorie, en prenant pour unité de masse le kilogramme, et la petite calorie, pour laquelle on prend comme unité de masse le gramme. Les physiciens utilisent en général la petite calorie.

La chaleur spécifique d'un corps est la quantité de chaleur nécessaire pour faire passer l'unité de masse d'un corps de 0° à 1°. Toutes les chaleurs spécifiques mesurées sont inférieures à 1, qui est la chaleur spécifique de l'eau. C'est donc l'eau qui exige le plus de chaleur pour se réchauffer. Cette propriété permet d'expliquer le rôle de l'eau, qui, sur le globe terrestre, sert de régulateur de température. Une couche d'eau entourant un récipient peut également servir d'écran protecteur.

La définition de la calorie permet de calculer rapidement la quantité de chaleur qui correspond à la variation de température d'une masse donnée d'eau. La connaissance de la chaleur spécifique d'un corps permet de calculer facilement la quantité de chaleur correspondant à la variation de température d'une masse donnée de ce corps.

La mesure d'une quantité de chaleur quelconque s'effectue au moyen d'un appareil appelé calorimètre. C'est un vase très mince, en métal, contenant de l'eau et protégé par diverses enveloppes contre les pertes ou les gains de chaleur extérieure par suite du rayonnement ou de la conductibilité. La température de l'eau [et]du]calorimètre étant prise d'abord avec un thermomètre et celle du corps dont on veut mesurer la chaleur étant prise également, on plonge ce dernier dans le calorimètre. Le mélange prend, au bout d'un certain temps, une température finale ; on calcule la chaleur gagnée par le corps le plus froid, la chaleur perdue par le corps le plus chaud et on les égale.

Cette méthode, connue sous le nom de méthode des mélanges, est employée en physique, et aussi dans toutes les mesures de quantités de chaleur, par exemple, pour les quantités de chaleur mises en jeu dans les phénomènes physiologiques.

TROISIÈME PARTIE

MOUVEMENT VIBRATOIRE

CHAPITRE PREMIER
ÉTUDE DU SON

§ 1ᵉʳ. Production et qualité du son. — Le mouvement vibratoire, auquel on attribue aujourd'hui la plupart des phénomènes physiques, est surtout mis en évidence d'une façon nette et peut être étudié dans la production et la transmission du son.

Le son qui frappe notre oreille est dû aux vibrations des corps élastiques. Lorsqu'on frappe, on frotte, ou l'on pince un pareil corps, il exécute de part et d'autre de sa position primitive de petites oscillations très rapides, appelées vibrations. Les vibrations d'un diapason, d'une cloche peuvent être mises en évidence avec un petit pendule que l'on approche du corps produisant un son : celles d'une corde seront rendues visibles en y plaçant de distance en distance des cavaliers de papier, qui tomberont à la production des vibrations.

Les sons se distinguent entre eux au moyen de trois qualités : l'intensité est la force du son, c'est elle qui dans le chant produit les nuances de forte et de piano ; elle dépend de l'amplitude de la vibration. On constate par exemple que le son rendu par une corde sera plus fort si on l'écarte davantage en la pinçant. Le son est d'ailleurs renforcé par le voisinage d'un corps sonore. La hauteur, qui est la qualité principale, permettant de distinguer en musique les sons aigus, ou graves, dépend de la rapidité de la vibration, du nombre de vibrations produites en une seconde. On peut le mettre en évidence avec une lame vibrante mise en mouvement par les dents d'une roue que l'on fait tourner : plus le mouvement est rapide, plus le son est aigu. Enfin, le timbre est une qualité qui permet, en musique, de différencier les divers instruments ; le timbre permet aussi de reconnaître les personnes à la voix. Cette qualité dépend de conditions plus complexes, elle dépend des sons accessoires, ou harmoniques, qui accompagnent toujours un son donné.

De ces trois qualités, la plus importante et la plus facile à mesurer est la hauteur. On la définit : le nombre de vibrations par seconde. Ainsi chaque note, de hauteur donnée, est définie par un nombre de vibrations. Le la normal du diapason correspond à 870 vibrations simples, ou 435 vibrations doubles, par seconde. La limite des sons perceptibles, variable d'ailleurs pour les différentes oreilles, paraît varier de 16 vibrations doubles, pour les sons graves, à 24.000 vibrations, pour les sons aigus, par seconde. Mais les sons utilisés en musique sont compris dans un intervalle beaucoup plus restreint. Ils vont, pour les instruments, de 30 à 4.000 vibrations, comprenant un intervalle de 7 octaves. La voix humaine peut varier dans une étendue d'environ 4 octaves, depuis la note la plus grave de la basse, qui correspond à 130 vibrations, jusqu'à la note la plus aiguë du soprano, qui en exécute 2.088.

§ 2. **Étude de la hauteur.**— Pour mesurer la hauteur d'un son, on peut ou bien la faire inscrire graphiquement par le corps qui le produit, au moyen d'un petit style porté par ce corps et qui frotte sur une feuille de papier enduite de noir de fumée ; ou bien, on peut employer la sirène, petit appareil qui produit tous les sons et que l'on met à l'unisson de celui dont on veut mesurer la hauteur.

La sirène de Cagniard-Latour se compose d'une caisse percée de trous, surmontée d'un plateau mobile également percé de trous, qui correspondent dans une certaine position à ceux de la caisse. En envoyant dans la caisse de l'air fortement comprimé, il sort par les trous, met en mouvement le plateau mobile, et alors ne sort plus que par saccades, chaque fois que les trous du plateau et de la caisse se correspondent, imprimant ainsi des vibrations à l'air environnant. Le nombre des vibrations à chaque tour du plateau est égal au nombre des trous. En déterminant, au moyen d'un compteur de tours et d'un compteur à secondes, le nombre des tours du plateau par secondes, on aura le nombre des vibrations à la seconde, c'est-à-dire la hauteur.

L'intervalle de deux notes est le rapport de leurs hauteurs, c'est-à-dire de leurs nombres de vibrations. Ainsi, l'octave aigu d'une note ayant un nombre de vibrations doubles, l'intervalle qui représente l'octave est 2.

C'est surtout sur la hauteur des notes et leurs intervalles qu'est basée la classification des sons en musique. Ainsi, les hauteurs des notes de la gamme sont représentées par les nombres :

do	ré	mi	fa	sol	la	si	do
1	$\dfrac{9}{8}$	$\dfrac{5}{4}$	$\dfrac{4}{3}$	$\dfrac{3}{2}$	$\dfrac{5}{3}$	$\dfrac{15}{8}$	2

Les intervalles se prennent en acoustique de la note la plus haute à la plus basse. Ainsi la tierce est l'intervalle mi-do, représenté par $\frac{5}{4}$; la quinte est l'intervalle sol-do, représenté par $\frac{3}{2}$. En prenant l'intervalle de chaque note à la précédente dans la gamme, on ne trouve, sur les 7 intervalles, que trois différents : $\frac{9}{8}$, $\frac{10}{9}$ et $\frac{16}{15}$. Ainsi les intervalles ré-do, sol-fa, si-la sont tous les trois égaux à $\frac{9}{8}$, qui représente en musique le ton majeur; les intervalles mi-ré et la-sol sont tous les deux égaux à $\frac{10}{9}$, ton mineur; enfin les intervalles fa-mi et do-si sont tous les deux égaux à $\frac{16}{15}$, demi-ton majeur.

L'impression produite sur l'oreille par les notes de la gamme étant due à la succession de ces intervalles, on peut commencer la gamme par une note quelconque, à la condition que les notes suivantes se succèdent avec les mêmes intervalles que dans la gamme primitive. Cela n'aurait pas lieu si l'on conservait les notes naturelles; il faut élever certaines d'un demi-ton, ou les diézer, abaisser au contraire certaines autres d'un demi-ton, ou les bémoliser. On dièze une note en multipliant par $\frac{25}{24}$ le nombre de vibrations; on la bémolise en le multipliant par $\frac{24}{25}$.

§ 3. Vibration des cordes. — Une corde sonore, tendue sur une caisse sonore en bois de sapin (sonomètre), vibre et rend un son quand on la frotte avec un archet ou qu'on la frappe d'une façon quelconque. La hauteur du son rendu par la corde dépend de sa longueur, de son diamètre, de sa tension et de sa nature. On vérifie par l'expérience les lois suivantes :

1° Le nombre des vibrations d'une corde est inversement proportionnel à la longueur de la corde ;

2° Le nombre des vibrations est inversement proportionnel au diamètre de la corde ;

3° Le nombre des vibrations est directement proportionnel à la racine carrée de la force avec laquelle la corde est tendue ;

4° Le nombre des vibrations est inversement proportionnel à la racine carrée de la densité de la corde.

Ces lois sont utilisées dans la construction des instruments de musique, tels que les pianos, les harpes. Elles servent de règle aux artistes dans les instruments à notes variables, tels que le violon, dans lequel une seule corde peut fournir plusieurs notes en la faisant vibrer sur différentes longueurs.

Une corde vibrante se sépare spontanément en deux ou plusieurs parties égales, comme si elle était nouée en son milieu, son tiers, son quart, etc. Ces points, qui restent immobiles, s'appellent des nœuds de vibration, les espaces intermédiaires des ventres. En se séparant ainsi en plusieurs parties la corde produit des sons harmoniques, qui sont la cause du timbre.

§ 4. Vibration des tuyaux. — L'air contenu dans un tuyau peut entrer en vibrations. Pour obtenir ce résultat, on insuffle dans le tuyau de l'air sous forte pression, et on l'y fait arriver en regard d'une ouverture appelée embouchure. Tantôt cette embouchure est simplement entaillée en biseau (embouchure de flûte), tantôt devant l'embouchure se trouve une languette qui vibre au passage du courant d'air (embouchure à anche). Les divers instruments à vent se différencient surtout par leurs embouchures.

La hauteur du son rendu par un tuyau dépendrait
de la nature du gaz. Mais, pratiquement, on ne fait
vibrer que de l'air. La hauteur du son dépend alors
des dimensions du tuyau. En comparant entre eux
des tuyaux de même diamètre, on vérifie une loi des
longueurs, analogue à celle des cordes : le nombre
des vibrations d'un tuyau est inversement proportionnel à sa longueur. Cette loi sert de base à la construction des instruments à vent.

Du côté opposé à l'embouchure, le tuyau peut être
ouvert, mais il peut être aussi fermé. Deux tuyaux de
mêmes dimensions, l'un ouvert et l'autre fermé, ne
donnent pas la même note : l'un, le tuyau fermé,
donne l'octave grave du tuyau ouvert de même longueur, c'est-à-dire la même note que le tuyau ouvert
de longueur double. Cette propriété est utilisée dans
les instruments à vent, où l'on réduit la longueur à
donner aux tuyaux graves en les fermant.

Les tuyaux donnent lieu, comme les cordes, à la
production de nœuds, ou plutôt de surfaces nodales.
Les sections du tuyau situées au milieu, au tiers,
au quart de la longueur, restent immobiles, tandis
que les espaces intermédiaires, ou ventres de vibration, vibrent largement. Cette division de la masse
d'air du tuyau donne encore naissance à des harmoniques, qui causent les variations du timbre.

CHAPITRE II

TRANSMISSION DES VIBRATIONS

§ 1er. **Ondes sonores. Vitesse et réflexion du
son.** — L'élasticité des corps qui produisent le son

et au travers desquels il se propage donne lieu à une transmission des vibrations de proche en proche, successivement à chaque point, qu'on appelle ondulation. C'est un phénomène tout à fait analogue aux ondulations qui se produisent à la surface de l'eau dans laquelle on fait tomber une pierre.

Les ondes sonores ne se produisent que dans les corps matériels, l'air, l'eau, les solides. Elles n'existent pas dans le vide, et le son ne se transmet pas dans le vide ; il se transmet d'autant plus mal que l'air est plus raréfié. De nombreuses expériences et des observations de voyages sur les hauts plateaux ont mis ce fait en évidence.

La propagation des ondes sonores dans l'air, et, d'une façon générale, dans les différents corps, se fait par un mouvement uniforme. Il est donc facile de déterminer cette vitesse. Il suffit de noter le temps que met le son à parcourir un espace connu. Dans l'air, l'expérience a été faite à plusieurs reprises par des commissions de savants : un coup de canon produit à une première station était vu et entendu à une seconde, et, comme la lumière se transmet instantanément, on pouvait mesurer le temps que mettait le son à parcourir la distance des deux stations. On trouve ainsi une vitesse de 332 m. par seconde à 0°. Elle varie un peu avec la température et dans le même sens qu'elle.

La vitesse du son dans l'eau a été déterminée sur le lac de Genève, au moyen de deux stations de bateaux. Les choses étaient installées de telle sorte que le son était produit dans l'eau au moment précis où un signal lumineux apparaissait sur le pont. On a trouvé ainsi une vitesse dans l'eau de 1435 m. par seconde. Enfin, en utilisant par exemple des tuyaux destinés à la conduite de l'eau, on a pu mesurer la vitesse du son dans la fonte : elle est environ dix fois et demie plus grande que dans l'air. Dans les autres solides, elle varie avec leur nature.

Lorsqu'une onde sonore rencontre un obstacle, elle revient sur elle-même, elle se réfléchit. S'il s'agit de sons parlés, cette réflexion donne lieu à un curieux phénomène, l'écho. L'obstacle peut répéter une ou plusieurs des syllabes émises. Pour que le phénomène se produise, il faut, en admettant qu'il s'écoule $\frac{1}{10}$ de seconde entre chacune des syllabes prononcées, que l'obstacle soit au moins à 17 m., l'écho répétera alors la dernière syllabe. Autant cette longueur de 17 m. sera comprise dans la distance, autant l'écho répétera de syllabes.

Quand la distance est inférieure à 17 m., dans les grandes salles, par exemple, les dernières syllabes sont simplement prolongées. Il y a alors résonnance.

§ **2. Interférence des vibrations.** — Lorsque deux mouvements vibratoires, tels que ceux du son, arrivent en un même point de l'espace, dans des positions telles qu'ils se superposent, deux cas peuvent se présenter : ou bien ils sont de même sens et s'ajoutent, ou bien ils sont de direction différente et se détruisent. Dans le premier cas, il y a renforcement du son ; dans le second, il y a ce que l'on appelle interférence.

C'est à un phénomène d'interférence qu'est due la production des nœuds et des ventres de vibration dans les cordes et les tuyaux sonores. Dans les cordes, par exemple, l'onde transmise le long de la corde se réfléchit à l'extrémité et donne lieu à une onde qui se transmet en sens inverse. L'onde directe et l'onde réfléchie se rencontrent aux différents points ; là où les deux vibrations transmises par l'onde sont égales et opposées, elles se détruisent et il y a production d'un nœud de vibration ; là où, au contraire, elles sont égales et de même sens, elles s'additionnent et donnent naissance à un ventre de vibration.

Les vibrations transmises par l'air peuvent également interférer. Si, en un point de l'espace, on fait arriver le son produit par un corps sonore en lui faisant suivre deux chemins différents, dont l'un peut s'allonger, on peut arriver à n'entendre en ce point aucun son, parce que les vibrations qui y arrivent sont au même instant en sens inverse l'une de l'autre.

§ **3. Inscription des vibrations.** — Il est possible de faire inscrire les vibrations qui produisent le son.

Nous avons déjà décrit le procédé pour inscrire les vibrations d'un diapason et indiqué l'emploi de cette méthode pour mesurer la hauteur d'un son. Il est également possible d'inscrire les vibrations transmises par l'air. Pour cela, on reçoit ces vibrations sur une membrane, qui ferme une petite caisse dont la paroi opposée porte un stylet; ou bien on reçoit les vibrations, dans un pavillon au fond duquel est une membrane vibrante munie d'un stylet. Si le stylet se déplace devant une feuille de papier noirci, on inscrira les vibrations sur le papier et on pourra les étudier.

Ce mode d'inscription présente encore une autre application. On peut utiliser le tracé des vibrations d'un diapason sur une feuille de papier pour mesurer des temps très courts, par exemple la durée des actes physiologiques. Pour cela, on emploie un diapason entretenu électriquement, qui, à chaque vibration, ferme et rompt un courant électrique, et dont on inscrit le mouvement sur une feuille de papier portée par un cylindre. Sur la même feuille, on inscrit les oscillations d'une pendule à seconde, puis les mouvements physiologiques à étudier, au moyen d'appareils transmetteurs appropriés. La durée du phénomène sera connue à une fraction de seconde près, le nombre des oscillations du diapason étant de plusieurs centaines par seconde.

On a cherché aussi à reproduire les vibrations inscrites. C'est ce qui a donné lieu au phonographe. L'appareil imaginé et perfectionné par Edison se compose d'un cylindre fait d'une composition à base de cire, et d'un pavillon devant lequel on parle et dont le fond est muni d'une membrane portant une pointe tranchante. Lorsqu'on parle devant le pavillon, les sons transmis par l'air du pavillon à la membrane la mettent en vibration et la pointe découpe sur le cylindre animé d'un mouvement uniforme un sillon assez profond. En relevant ensuite le pavillon, remplaçant la pointe tranchante par une pointe mousse, ramenant le pavillon à la première position, le rabattant et mettant le cylindre en marche, on entendra exactement la reproduction du son inscrit, à la condition que la vitesse du cylindre soit toujours la même.

Cet appareil peut rendre des services dans l'étude physiologique des sons. Un morceau de musique, un discours, une leçon, inscrits sur le phonographe, peuvent être conservés pendant longtemps et reproduits à volonté.

QUATRIÈME PARTIE

OPTIQUE

CHAPITRE PREMIER
PRODUCTION ET TRANSMISSION
DE LA LUMIÈRE

§ 1er. **Production de la lumière.** — Le soleil est
la source naturelle de la lumière, comme de la chaleur. Mais on a souvent besoin de le remplacer par
une source artificielle.

Les sources artificielles de lumière ne sont autre
chose que des solides incandescents. Tout corps solide,
chauffé à une température suffisante, devient lumineux. Ex. le fer, chauffé au feu de forge, le fil de platine traversé par un courant électrique. Une flamme
n'est éclairante que si elle contient un solide incandescent, en général du carbone. Elle laissera d'ailleurs
sur une assiette froide un dépôt de suie. Toutes ces
expériences nous prouvent que la lumière est une
transformation de la chaleur.

Les sources de lumière sont des corps lumineux,
mais les corps qui nous renvoient la lumière qu'ils
reçoivent, et qui deviennent ainsi visibles pour nous,
sont aussi des corps lumineux. Exemple : la lune.

La lumière se transmet sensiblement en ligne droite
et le chemin qu'elle suit s'appelle rayon lumineux.

Le tracé du rayon lumineux d'après le principe de la transmission en ligne droite explique le phénomène des images renversées dans la chambre noire. Dans un milieu partout identique à lui-même, ou isotrope, le chemin suivi par la lumière est rectiligne ; mais si elle rencontre un obstacle, ou bien si elle passe dans un nouveau milieu, la direction de la lumière change.

Au point de vue optique, on divise les corps en : corps transparents, comme le verre poli, l'eau sous une faible épaisseur, l'air, qui laissent passer la lumière et permettent de voir les objets au travers ; corps translucides, comme le verre dépoli, le papier paraffiné, la porcelaine sous une faible épaisseur, qui laissent bien passer un peu la lumière, mais sans que l'on puisse distinguer les objets ; enfin, corps opaques, comme les métaux épais, le bois, la pierre, qui ne laissent plus passer la lumière.

Des rayons lumineux qui rencontrent un corps opaque ne peuvent éclairer un certain espace au delà de ce corps. Il y a ainsi derrière le corps opaque une région dans l'ombre, limitée par la surface du cône des rayons lumineux tangents au corps opaque. La ligne de contact sur le corps opaque est la ligne d'ombre propre, l'intersection du cône des rayons tangents avec un plan est l'ombre portée sur ce plan. Si la source lumineuse est réduite à un point, la région d'ombre et la région de lumière sont séparées par une ligne nette. Mais si la source est une surface, la séparation de l'ombre et de la lumière est une portion dégradée de l'ombre à la lumière, qu'on appelle la pénombre. Ces résultats se retrouvent tous dans l'observation des éclipses de soleil et de lune.

§ 2. Réflexion. Images dans les miroirs. — Le rayon lumineux qui rencontre un corps opaque (rayon incident) revient dans une direction qui s'appelle le rayon réfléchi. C'est le phénomène de la réflexion.

La direction du rayon réfléchi est donnée par les lois suivantes, dites lois de la réflexion :

1° Le rayon réfléchi reste dans le plan d'incidence, défini par le rayon incident et la normale au plan d'incidence;

2° L'angle de réflexion, formé par le rayon réfléchi et la normale, est égal à l'angle d'incidence, défini par le rayon incident et la normale.

Ces lois peuvent se vérifier avec certains appareils spéciaux, tels que l'appareil de Silbermann. Elles se vérifient surtout par leurs conséquences. La principale est la formation des images. On appelle ainsi une reproduction de l'objet produite soit par la rencontre des rayons réfléchis, soit par la rencontre de leurs prolongements. Dans le premier cas, l'image est réelle, elle existe réellement dessinée dans l'espace par un ensemble de points lumineux; on peut la recevoir sur un écran : dans le second cas, au contraire, l'image est virtuelle, elle n'existe pas et son apparence est due à une illusion d'optique, l'œil voyant l'objet dans la direction du dernier rayon qui lui arrive.

La position, la dimension et la nature des images dépendent de la forme des surfaces réfléchissantes, que l'on appelle des miroirs.

Les miroirs plans donnent des images virtuelles, droites, égales à l'objet et symétriques de l'objet par rapport au miroir (fig. 23). La formation de ces images s'explique par ce fait qu'un faisceau de rayons incidents partis d'un point lumineux se réfléchissent en formant un nouveau faisceau qui a pour sommet le symétrique de la source par rapport au miroir. L'œil voit donc ce symétrique, qui est l'image virtuelle du point lumineux. Chaque point d'un objet donne ainsi une image, et l'image complète est symétrique de l'objet par rapport au miroir.

Deux miroirs plans parallèles donnent une infinité

d'images. Deux miroirs à angle droit en donnent trois.
Si les deux miroirs forment un angle obtus, ils donnent deux images ; s'ils forment un angle aigu, ils en
donnent un nombre variable avec l'angle.

La formation des images dans les miroirs courbes

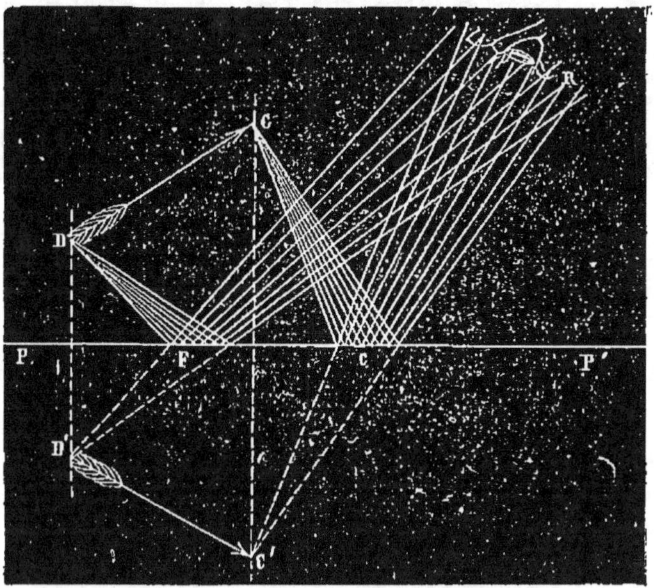

Fig. 23. — Formation de l'image d'un objet dans un
miroir plan.

varie beaucoup avec la forme de ces miroirs. Les plus
employés sont les miroirs sphériques, ou paraboliques ;
les miroirs coniques et cylindriques ne sont utilisés
que dans des circonstances et pour des applications
particulières. On peut grouper les miroirs courbes en
deux classes : les miroirs concaves, dont la surface
réfléchissante est creuse, et les miroirs convexes,
dont la surface réfléchissante est bombée. Les miroirs
concaves sont les seuls qui puissent donner des images réelles pour certaines positions de l'objet (fig. 24) ;

les miroirs convexes donnent toujours des images
virtuelles (fig. 25). Ces dernières sont toujours plus

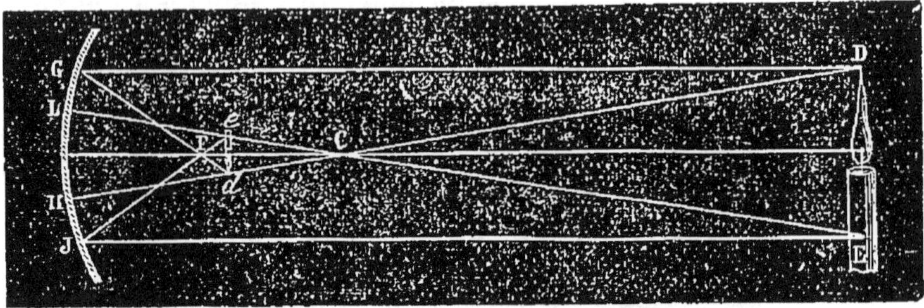

Fig. 24. — Image dans les miroirs concaves.

petites que l'objet, tandis que les images fournies par
les miroirs concaves sont plus grandes que l'objet
quand elles sont virtuelles (fig. 26) et, quand elles

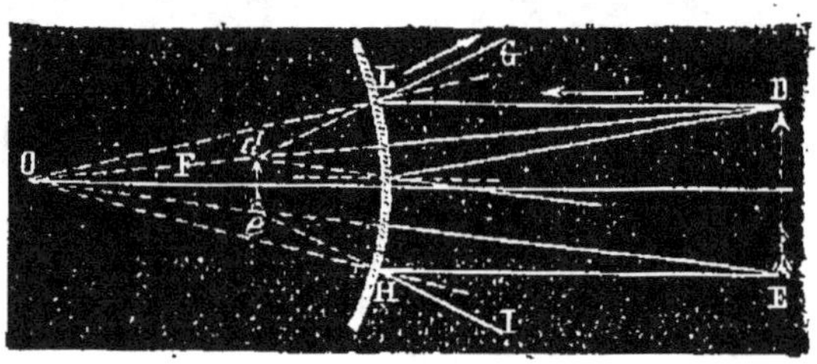

Fig. 25. — Images dans les miroirs convexes.

sont réelles, plus grandes ou plus petites que l'objet
suivant sa distance au miroir. Enfin, toutes les images virtuelles fournies par un miroir sont droites, les
images réelles renversées.

Tous ces résultats peuvent être expliqués en tenant
compte des lois de la réflexion et des propriétés géométriques des surfaces réfléchissantes. On démontre
que les miroirs concaves sont en général convergents
pour les rayons réfléchis, ce qui explique la formation

des images réelles. Il existe dans ces miroirs un point remarquable, appelé foyer principal du miroir, où viennent se concentrer les rayons réfléchis des rayons incidents parallèles à l'axe, par exemple les rayons solaires. Ce point, dans les miroirs sphériques, n'existe que pour les rayons très voisins de l'axe, tandis que, dans les miroirs paraboliques, il existe pour tous les

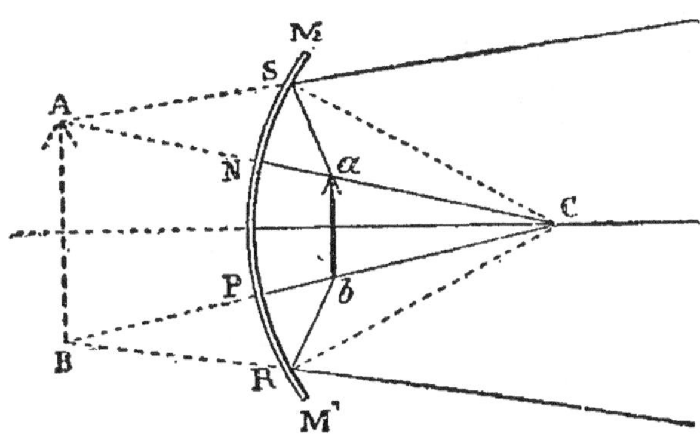

Fig. 26. — Images réelles.

rayons parallèles à l'axe, si éloignés qu'ils soient. Nous avons déjà utilisé cette propriété à propos de la chaleur rayonnante. On l'emploie dans les réflecteurs, pour obtenir un large faisceau réfléchi de rayons parallèles, qui donne une très grande portée à la lumière.

Dans les miroirs sphériques concaves, en utilisant les propriétés du foyer principal et du centre du miroir, tel que les rayons incidents qui passent par ce point reviennent sur eux-mêmes, on peut facilement tracer l'image d'un objet. On reconnaît ainsi que l'image est réelle, si l'objet est plus éloigné du miroir que le foyer principal, plus petite que l'objet s'il est plus éloigné que le centre, et au contraire plus grande que lui s'il est placé entre le centre et le foyer : elle est toujours renversée. L'image est virtuelle, droite et plus grande que l'objet si celui-ci est placé entre le foyer et le miroir.

Les miroirs convexes sont au contraire divergents, pour tous les rayons qu'ils réfléchissent, comme les miroirs plans, ce qui explique la formation des images toujours virtuelles. Dans les miroirs sphériques convexes, le foyer principal et le centre sont tous les deux virtuels; ce sont les prolongements des rayons réfléchis qui passent par ces points. En utilisant ces propriétés, on peut construire facilement les images et l'on constate, ainsi que 'le prouve l'expérience, qu'elles sont virtuelles, droites, et plus petites que l'objet pour toutes les positions de ce dernier.

Les dentistes emploient surtout les miroirs pour l'examen de la bouche. Les miroirs à bouche sont généralement concaves, les images virtuelles qu'ils fournissent, à cause de la proximité de l'objet examiné, étant toujours grossies. Cependant, quelques dentistes préconisent l'emploi des miroirs plans.

§ 3. Réfraction. Prismes et lentilles. — Quand un rayon lumineux passe d'un milieu dans un autre, de l'air dans l'eau ou dans le verre, il se brise, se réfracte. C'est le phénomène de la réfraction, qui est mis en évidence par un grand nombre d'observations et d'expériences, par exemple pour un bâton que l'on plonge dans l'eau et qui paraît brisé. Ainsi, il est facile de vérifier qu'un objet observé dans l'eau ne paraît pas à sa place véritable.

Le plan d'incidence, l'angle d'incidence et l'angle de réfraction étant définis d'une façon analogue à celle qui a été employée pour la réflexion, le phénomène est régi par les lois suivantes :

1° Le rayon réfracté reste dans le plan d'incidence;

2° Le rapport du sinus de l'angle d'incidence au sinus de l'angle de réfraction est constant. Ce rapport s'appelle l'indice de réfraction du second milieu par rapport au premier. Lorsque cet indice est plus grand que 1, on dit que le second milieu est plus réfringent que le premier.

Ces lois peuvent se vérifier avec l'appareil de Silbermann organisé spécialement à cet effet. Mais la vérification résulte surtout de l'exactitude de leurs conséquences.

Une première conséquence des lois de la réfraction est l'existence de la réflexion totale. Un rayon peut toujours passer d'un milieu moins réfringent dans un plus réfringent; mais l'inverse n'a pas lieu. Ainsi, des rayons qui se propagent dans l'eau peuvent ne pas en sortir lorsqu'ils se présentent sous un angle incident trop grand. C'est le phénomène de la réflexion totale, mis en évidence par les fontaines lumineuses.

Les phénomènes de réfraction se produisent au travers de milieux limités, soit par des faces planes, soit par des faces courbes. Les premiers s'appellent des prismes, les seconds des lentilles.

Un prisme ne donne pas d'image à proprement parler, excepté pour les points très voisins de son sommet. Il dévie le rayon lumineux et le ramène vers la base du prisme. Les prismes les plus employés sont : le prisme à réflexion totale, dont la section a la forme d'un triangle rectangle isocèle, et qui produit le même effet qu'un miroir incliné à 45°, et la lame de verre à faces parallèles, que l'on peut considérer comme un prisme d'angle zéro, et qui ne produit pas de déviation.

Les lentilles, terminées au moins en partie par des faces courbes, peuvent avoir des formes extrêmement variées. Mais on n'emploie guère que les lentilles sphériques, terminées en général par des faces sphériques, l'une des faces pouvant être plane. On dis-

tingue les lentilles convexes, à faces bombées, et
concaves, à faces creuses, chacune de ces formes
comprenant des lentilles plan convexe et plan concave. Mais la classification la plus pratique, au point
de vue de l'effet produit, est la distinction en lentilles
à bords minces et lentilles à bords épais. Les premières produisent le même effet que les miroirs concaves (fig. 27), elles donnent des images virtuelles,

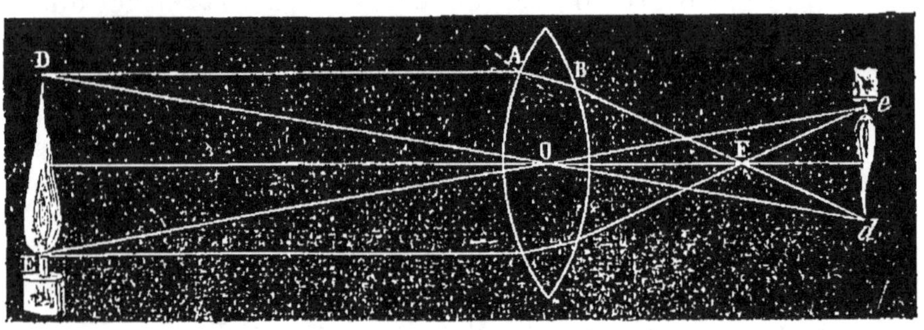

Fig. 27. — Formation des images réelles dans les lentilles
convergentes.

droites et plus grandes que l'objet, si celui-ci est
placé entre le foyer et la lentille, des images réelles
et renversées, s'il est placé plus loin, ces images étant
plus grandes si l'objet est entre le foyer et le point à
une distance double, ou, au contraire, plus petites si
l'objet est placé plus loin. Les secondes produisent
le même effet que les miroirs convexes (fig. 28), elles
donnent des images virtuelles, droites et plus petites
que l'objet.

Ces résultats s'expliquent en tenant compte des lois
de la réfraction et des propriétés géométriques des
surfaces réfringentes. On explique ainsi l'existence
dans les lentilles de points qui jouent le même rôle
que le foyer et le centre dans les miroirs. L'un est le
foyer principal de la lentille, qui se définit aussi le

point de rencontre des rayons réfléchis provenant de rayons incidents parallèles à l'axe : il est réel dans les lentilles à bords minces, qui sont convergentes, et virtuel dans les lentilles à bords épais, qui sont divergentes. Le second est le centre optique, point tel que tout rayon incident, dont la direction à l'intérieur de la lentille passe par ce point, ressort sans déviation : dans une lentille parfaitement symétrique,

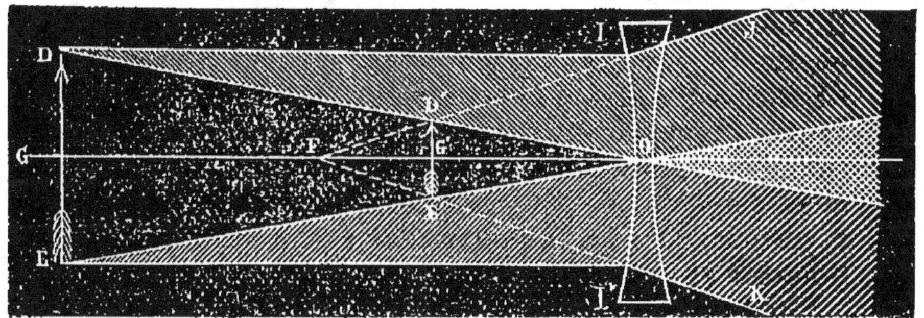

Fig. 28. — Formation des images virtuelles dans les lentilles divergentes.

il est placé au milieu de la lentille ; dans une lentille très mince, on peut le supposer également placé au milieu.

En utilisant ces deux points, on peut facilement construire l'image d'un objet quelconque. Les résultats de cette construction vérifient les effets indiqués pour chaque sorte de lentille. Cependant, les propriétés de ces points n'étant qu'approximatives et sensiblement exactes seulement pour les rayons voisins de l'axe, il est nécessaire de n'employer pour la formation des images que ces derniers rayons, ce qui se fait en diaphragmant la lentille ; on diminue comme on dit l'aberration de sphéricité. Mais il faut aussi tenir compte de ce que, comme nous le verrons plus tard, la lumière n'est généralement pas simple, mais formée de diverses couleurs inégalement réfrangibles ; il en résulte une aberration de réfrangibilité, que l'on corrige par l'achromatisme, ainsi que nous l'indiquerons plus loin.

§ **4. Instruments d'optique.** — Les propriétés des miroirs, et surtout des lentilles, sont utilisées dans les instruments d'optique.

Un instrument d'optique est un système de miroir et de lentilles destiné à donner une image d'un objet. Il donne en particulier des images agrandies des objets très petits, ou des images rapprochées des objets très éloignés. Ces images sont réelles, si l'on veut les recevoir sur un écran, comme dans les appareils photographiques et les appareils de projection ; elles sont, au contraire, virtuelles si l'on veut les regarder avec l'œil, comme dans le microscope, les lunettes et les télescopes.

L'œil est l'instrument d'optique le plus simple. Il comprend une lentille, le cristallin, placée entre deux milieux réfringents : l'humeur aqueuse et l'humeur vitrée. Le tout fonctionne comme une lentille unique, achromatique, dont le foyer est à une distance telle que tous les objets extérieurs donnent une image réelle, renversée, en général plus petite que l'objet. Cette image, formée au fond de l'œil, sur la rétine, impressionne le nerf optique. Pour que les images de tous les corps viennent se former au même point, il faut que la courbure du cristallin change, c'est le phénomène de l'accommodation.

L'œil normal, dit emmétrope, a une grande faculté d'accommodation, il peut voir des objets depuis 22 centimètres jusqu'à l'infini. Mais il n'est pas rare que l'œil soit anormal. On a distingué comme yeux anormaux, l'œil myope, qui ne peut voir que les objets assez rapprochés, et l'œil hypermétrope, qui ne peut voir que les objets assez éloignés. Dans le premier cas,

le système optique de l'œil est trop convergent; pour
que l'image d'un objet un peu éloigné se forme sur
la rétine, il faut mettre devant l'œil une lentille divergente, à bord épais. Dans le second cas, le système de
l'œil est trop divergent, et pour corriger cet effet il
faut mettre devant l'œil une lentille convergente, à
bords minces.

La presbytie est un défaut d'accommodation dû à
l'âge. Il se traduit, comme l'hypermétropie, par une
grande divergence des milieux de l'œil et se corrige de
la même façon au moyen d'une lentille convergente.

Mais ces appareils de correction des défauts de
l'œil, que l'on appelle des besicles, sont insuffisants
pour donner des images nettes d'objets très petits ou
très éloignés. Les instruments que l'on emploie alors
comprennent en général deux parties : un objectif,
qui donne de l'objet une image réelle, et un oculaire,
qui donne de cette image réelle une image virtuelle
et agrandie.

Certains instruments d'optique ne comprennent
qu'un objectif : tels sont l'objectif photographique et
l'appareil de projection. On peut, pour simplifier, les
considérer comme réduits à une lentille unique,
convergente, c'est-à-dire à bords minces. Si l'objet
est au delà du point situé à une distance double de
la distance focale, comme c'est le cas général dans
l'objectif photographique, l'image est réelle, renversée
et plus petite que l'objet. Si l'on veut, comme dans
l'appareil de projection ou d'agrandissement, que
l'image, toujours réelle et renversée, soit plus grande
que l'objet, il faut placer celui-ci entre le point situé
à une distance double du foyer et le foyer lui-même.
L'appareil comporte alors, en plus, un système con-
denseur de lumière, destiné à éclairer fortement l'objet, dont la lumière se répartit dans l'image sur une
surface beaucoup plus grande.

La loupe est un instrument d'optique formé uniquement d'un oculaire ; elle doit donner de l'objet une image virtuelle et agrandie. C'est donc une lentille convergente, à bords minces, placée de telle sorte que l'objet soit situé entre le foyer principal et la lentille.

Le type des instruments à objectif et oculaire est le microscope, destiné à l'examen des corps très petits et de leurs moindres détails. L'objectif à très court foyer donne de l'objet, placé un peu au delà du foyer, une image réelle et agrandie. L'oculaire fonctionne ensuite comme loupe et donne de cette image une image virtuelle et encore agrandie. Les deux parties sont vissées aux extrémités d'un tube et se déplacent ensemble ; l'objet est placé sur un support, ou porte-objet, et fortement éclairé par un système de miroirs, ou de lentilles. Le tout est porté par un support, dont le pied est très stable.

Dans la lunette astronomique et la lunette terrestre l'objectif et l'oculaire sont analogues à ceux du microscope. Mais dans la lunette de Galilée, qui est le type des jumelles marines, de campagne et de théâtre, l'oculaire est une lentille divergente. Enfin, dans les grands télescopes, qui servent à l'observation des astres et particulièrement des planètes, l'objectif est un miroir concave.

On construit aujourd'hui des appareils d'optique plus compliqués, dans lesquels on combine les prismes avec les lentilles et qui donnent de remarquables effets de relief. C'est le principe des stéréoscopes.

CHAPITRE II

DISPERSION DE LA LUMIÈRE

§ 1er. **Spectre solaire.** — Si l'on reçoit sur un prisme les rayons solaires entrant dans une chambre

obscure, on constate, en même temps qu'une déviation, une coloration de l'image obtenue. Cette coloration, appelée irisation, est formée de sept couleurs,
violet, indigo, bleu, vert, jaune, orangé, rouge, qui
sont celles de l'arc-en-ciel. Cette expérience porte le
nom de spectre solaire. Pour obtenir un spectre bien
net, il faut laisser entrer les rayons solaires par une
ouverture assez fine, les renvoyer sur une lentille dont
le foyer coïncide avec l'ouverture et enfin placer sur
leur trajet un prisme dont l'arête est perpendiculaire
aux rayons.

Newton, qui le premier a fait cette expérience, l'a
expliquée en admettant que la lumière blanche, ou
lumière du soleil, est formée d'un mélange de sept
lumières simples, celles du spectre justement, qui se
réfractent chacune au travers du prisme avec un
indice de réfraction différent. Il en résulte qu'en tra-
versant le prisme les diverses couleurs, différemment
réfractées, se séparent. C'est la décomposition, ou
dispersion, de la lumière. Chacune des sept couleurs
du spectre est d'ailleurs simple.

Pour vérifier cette hypothèse, Newton a recomposé
la lumière blanche par le mélange des sept couleurs
du spectre. Parmi les divers procédés qu'il a employés, le plus simple est celui du disque tournant,
basé sur la durée des impressions rétiniennes, qui
est d'environ 1/10 de seconde. Si l'on divise un disque en secteurs portant les sept couleurs dans l'ordre où elles se succèdent dans le spectre, et qu'on le
fasse tourner avec une vitesse suffisante pour que
les impressions des diverses couleurs sur la rétine
se succèdent en moins d'un dixième de seconde, le
disque paraîtra blanc.

Le phénomène de la dispersion de la lumière se
produit quand les rayons lumineux traversent une
lentille et donnent lieu à l'irisation des images. On cor-

rige cet inconvénient en achromatisant la lentille au moyen d'une autre lentille, accolée à la première et donnant une dispersion en sens inverse.

Les sources lumineuses autres que le soleil donnent aussi des spectres, mais qui présentent un aspect différent. Si la source est un solide incandescent, on aura un spectre continu, analogue au spectre solaire, et s'en rapprochant d'autant plus que la lumière se rapprochera davantage de la lumière blanche. Si la source lumineuse est une vapeur incandescente, une flamme contenant un corps vaporisé, le spectre est discontinu, formé de bandes colorées espacées entre elles et caractéristiques de la substance qui fournit la vapeur. Les physiciens ont même basé sur ce phénomène une méthode d'analyse extrêmement sensible, principalement applicable aux sels métalliques, qu'on appelle analyse spectrale.

Certains spectres présentent des bandes obscures. L'expérience prouve qu'elles sont dues à ce que la lumière a traversé des masses gazeuses froides qui ont absorbé les couleurs qu'elles émettraient. Ces spectres s'appellent des spectres d'absorption. Le spectre solaire suffisamment étalé présente cette apparence : on y voit des lignes noires, qui sont dues à l'absorption par les masses gazeuses de l'atmosphère terrestre et de l'atmosphère solaire de certaines des couleurs de la lumière blanche.

§ 2. **Couleur des corps.** — La composition de la lumière blanche permet d'expliquer la couleur des corps.

Les sources de lumière peuvent avoir une couleur propre, c'est celle de la lumière qu'elles émettent. Ainsi, la flamme de l'alcool salé est jaune, c'est la couleur de la vapeur de sodium ; l'alcool contenant un sel de lithium donne une lumière rouge. Mais les corps non lumineux par eux-mêmes et qui renvoient la lumière qu'ils reçoivent n'ont pas de couleur propre : ils ont celle de la lumière qu'ils renvoient.

Dans une chambre obscure éclairée par une lumière simple, monochromatique, de la lumière rouge par exemple, tous les objets paraîtront rouges ou noirs, suivant qu'ils réfléchiront, ou non, de la lumière. En éclairant par de la lumière simple, jaune par exemple, les objets paraîtront jaunes ou noirs. Mais, éclairés par la lumière blanche du jour, les corps apparaissent avec des nuances variées. C'est que la lumière qui frappe un corps est en partie absorbée, en partie réfléchie, et les proportions de lumière absorbées varient avec la couleur. Ainsi, un corps bleu réfléchit la lumière bleue et absorbe les autres lumières.

Il en résulte que la couleur d'un corps pourra varier suivant la façon dont il est éclairé. En effet, une feuille d'or collée entre deux verres paraît jaune par réflexion et verte par transparence.

Les couleurs du spectre solaire sont toutes simples. Mais, dans la pratique, on ne considère que trois couleurs simples : le rouge, le jaune et le bleu, dont le mélange donne le blanc. Les autres peuvent s'obtenir par des mélanges de ces trois couleurs simples : l'orangé, mélange de rouge et de jaune, le vert de jaune et de bleu, le violet de bleu et de rouge. Ce sont les couleurs composées.

Deux couleurs sont dites complémentaires lorsque leur mélange donne le blanc. Chaque couleur simple a pour complémentaire une couleur composée du mélange des deux autres couleurs simples : le rouge a pour complément le vert, le jaune le violet, et le bleu l'orangé.

§ 3. **Radiations diverses. Phosphorescence.** — Dans le spectre solaire, on trouve d'autres parties que la partie lumineuse. Il y a, dans la région en deçà du rouge, dans l'infra-rouge, une région chaude, et au delà du violet, dans l'ultra-violet, une région riche en rayons chimiques : la première se reconnaîtra avec une pile thermo-électrique linéaire, qui, promenée dans le spectre et son voisinage, montre dans le rouge, et la région voisine surtout, une forte chaleur ; la seconde région sera mise en évidence par une feuille de papier sensible, qui, placée à l'endroit où se forme le spectre et le débordant, est fortement impressionnée dans le violet et surtout l'ultra-violet.

Le spectre solaire contient donc de la lumière (maximum dans le jaune), de la chaleur (maximum dans l'infra rouge), de l'énergie chimique (maximum dans l'ultra-violet). Toutes les observations nous indiquent en effet que le soleil nous envoie de la lumière, de la chaleur, qu'il est capable de produire des actions chimiques, comme la combinaison de l'hydrogène et du chlore, la décomposition des sels d'argent. Le rayon solaire est formé de radiations lumineuses, calorifiques et chimiques, qui se transmettent ensemble, avec la même vitesse. Les radiations calorifiques constituent la chaleur rayonnée par le soleil et les lois de sa transmission ont été étudiées dans la chaleur rayonnante. Les radiations lumineuses sont celles qui donnent lieu au spectre lumineux visible et qui forment la couleur des corps. Les radiations chimiques fournissent quelques phénomènes intéressants.

Les plus importants sont la phosphorescence et la fluorescence.

La phosphorescence, que présentent le phosphore, et aussi quelques sulfure salcalino-terreux, est la propriété que possèdent certains corps d'émettre à froid des radiations lumineuses lorsqu'ils ont été frappés par certaines lumières. Si l'on envoie, dans une chambre obscure, les rayons violets et ultra-violets du spectre sur un écran enduit de phosphore, puis qu'on supprime la lumière, l'écran continuera à apparaître lumineux, avec des colorations en général bleues ou vertes, mais qui dépendent de la nature du corps phosphorescent et des radiations qu'il a reçues; celles qu'il émet sont toujours moins réfrangibles que celles qu'il a reçues.

La fluorescence est un phénomène tout à fait analogue, mais qui cesse avec l'excitation. La fluorescéine, les sels et verres d'uranium, le platino-cyanure de baryum, la solution de chlorophylle, de sulfate de quinine, sont fluorescentes et deviennent visibles dans l'obscurité quand elles sont éclairées par des rayons ultra-violets.

Les propriétés des substances fluorescentes sont utilisées dans un grand nombre d'expériences d'électricité, notamment en radioscopie.

§ **4. Principes de photographie.** — Les radiations chimiques du spectre solaire sont principalement utilisées en photographie.

Cette application est fondée sur la propriété que possèdent les sels d'argent d'être décomposés par la lumière. Elle rend les plus grands services dans un grand nombre de cas, principalement en médecine et dans l'art dentaire.

Sous sa forme actuelle, la photographie comprend deux opérations distinctes : la préparation d'un cliché, ou négatif, et le tirage d'épreuves positives.

Le cliché, ou négatif, ainsi nommé parce que les blancs de l'objet y sont représentés en noir et les noirs en blanc, s'obtient en exposant une plaque sensible, recouverte d'un sel d'argent, au fond d'une chambre noire, munie d'un objectif. La plaque impressionnée est traitée, à l'abri de la lumière, d'abord par un révélateur, qui, produisant la réduction

des sels d'argent insolés, fait apparaître l'image, puis
par un fixateur qui, dissolvant le sel d'argent non
impressionné, rend l'image inaltérable. En lavant ensuite la plaque à grande eau, pour la débarrasser de
tous les produits employés, et la faisant sécher, on a
le cliché, qui peut servir à reproduire un nombre
quelconque d'images.

Pour obtenir ces images, ou positifs, ainsi nommées
parce que la reproduction des blancs et des noirs y est
correctement rétablie, on impressionne un papier, en
utilisant le cliché comme objet et l'éclairant par transparence. Dans un châssis-presse, on place un papier
sensible et par-dessus le cliché ; puis on expose le
tout soit à la lumière solaire, soit à une lumière artificielle. Dans le premier cas, le papier est recouvert
d'une préparation peu sensible, le papier doit être suffisamment impressionné pour que l'image apparaisse
bien nettement : un virage et un fixage, auquel succède un lavage abondant, sont les opérations nécessaires. Si au contraire on emploie la lumière artificielle, qui a l'avantage de pouvoir être mieux réglée,
on prend un papier recouvert d'une préparation très
sensible et on opère comme pour le cliché : c'est ce
qu'on appelle les épreuves par développement.

On peut obtenir le relief, en prenant deux images
au moyen de deux objectifs présentant entre eux la
distance des deux yeux.

Les épreuves une fois tirées, on les examine avec
une sorte de lunette.

On sait également aujourd'hui faire des clichés en
couleur, présentant par transparence la couleur exacte
des objets.

CHAPITRE III

NOTIONS D'OPTIQUE PHYSIQUE

§ **1ᵉʳ. Interférences.** — Les phénomènes élémentaires de l'optique n'exigent aucune hypothèse sur la nature de la lumière. En admettant la notion de rayon lumineux et les lois de la réflexion et de la réfraction, on peut expliquer les propriétés des principaux instruments d'optique.

Mais l'étude plus approfondie des phénomènes lumineux, tels que les phénomènes d'irisation des lames minces et surtout les propriétés de la lumière qui passe au travers des corps cristallisés, ont conduit à rechercher quelle pouvait être la cause qui produit la lumière. Deux hypothèses ont été émises : l'une, la théorie de l'émission, aujourd'hui généralement abandonnée, l'autre, la théorie des ondulations, dans laquelle on admet que la lumière est due aux vibrations de l'éther, milieu impondérable répandu dans le vide et aussi dans les espaces intermoléculaires des corps.

L'une des propriétés caractéristiques du mouvement vibratoire et des ondulations, dues à la transmission de ce mouvement, est la production des interférences. Nous en avons déjà dit un mot à propos du son. Deux mouvements vibratoires qui se propagent dans le voisinage l'un de l'autre donnent, par leur superposition, une série de maxima et de minima, les maxima correspondant aux points où la superposition a lieu pour les mouvements dans le même sens, et les minima aux points où la superposition a lieu en sens contraire.

De nombreuses expériences montrent que les phénomènes lumineux donnent lieu à des phénomènes
d'interférence. Les expériences des deux miroirs et
du biprisme de Fresnel, celle des anneaux colorés de
Newton, montrent la production de franges d'interférence, alternativement sombres et brillantes dans la
lumière monochromatique, diversement nuancées
dans la lumière blanche. Les irisations que l'on
observe dans les lames minces, par exemple dans les
bulles de savon, sont dues aux interférences.

Les franges d'interférence sont dues à la rencontre
de vibrations lumineuses qui se superposent en s'a-
joutant pour les franges lumineuses et en se détruisant pour les franges obscures. Les premières se pro-
duiront en des points tels que la différence de leur
distance à la source soit d'un nombre pair de demi-
longueur d'onde; les secondes en des points dont la
différence des distances à la source soit d'un nombre
impair de demi-longueurs d'onde. On peut, en utilisant
ce résultat, mesurer la longueur d'onde de la lumière :
elle est plus grande pour le rouge que pour le violet.

§2. Polarisation et application. — Dans certaines
circonstances, un rayon lumineux est doué de propriétés particulières : une réflexion peut l'éteindre.
On dit alors que ce rayon est polarisé.

La polarisation peut se produire dans diverses circonstances : 1° s'il est réfléchi sous un angle de
54° 35'; 2° s'il est réfracté à travers le verre, à travers
une pile de glace, par exemple ; 3° s'il a traversé une
lame cristalline, par exemple les rayons produits
dans la double réfraction au travers du spath d'Islande sont tous deux polarisés.

La polarisation s'explique par ce fait que les vibrations lumineuses, qui, dans la lumière naturelle, ont
lieu dans toutes les directions, se trouvent orientées
après réflexion, réfraction, ou passage à travers une

lame cristalline. Alors, une nouvelle réflexion sous un angle convenable peut éteindre ces vibrations. Il en est de même d'une réfraction ou d'un passage à travers une lame cristalline.

On appelle plan de polarisation le plan dans lequel les vibrations sont orientées. C'est, par exemple, le plan d'incidence dans le cas de la réflexion sous l'angle de 54°35′ ; c'est au contraire un plan perpendiculaire au plan d'imminence dans le cas de la réfraction. Si le rayon est polarisé par son passage au travers d'un cristal, le plan de polarisation est celui que l'on appelle le plan de la section principale du cristal pour le rayon ordinaire, celui qui suit les lois ordinaires de la réfraction.

La direction du plan de polarisation d'un rayon polarisé peut être dévié, tourné d'un certain angle, si le rayon polarisé traverse certaines substances, des lames cristallines, des solutions sucrées, des liquides organiques. On dit alors que ces substances agissent sur la lumière et l'on appelle ce phénomène la polarisation rotatoire : les substances actives font tourner le plan de polarisation. L'angle dont le plan a tourné dépend : de la nature de la substance active, de son épaisseur, de la concentration de la solution active.

Ces phénomènes de polarisation ont reçu une application très importante dans la recherche du sucre. Une solution de glucose est une substance active, et l'angle dont tourne le plan de polarisation d'un rayon polarisé, qui traverse une épaisseur déterminée de cette solution, dépend de la quantité de sucre contenue. Pour effectuer une mesure, on emploie l'appareil appelé saccharimètre (fig. 29). Il se compose d'un prisme de spath, nommé polariseur, qui polarise la lumière, et d'un second prisme, l'analyseur, avec lequel on recherche dans quel plan est polarisé le rayon. Entre les deux, se trouve placé un tube, qui reçoit la solution à essayer (fig. 30). On place d'abord l'analyseur de façon à éteindre le rayon envoyé par le polariseur, quand il n'y a rien dans le tube ; puis

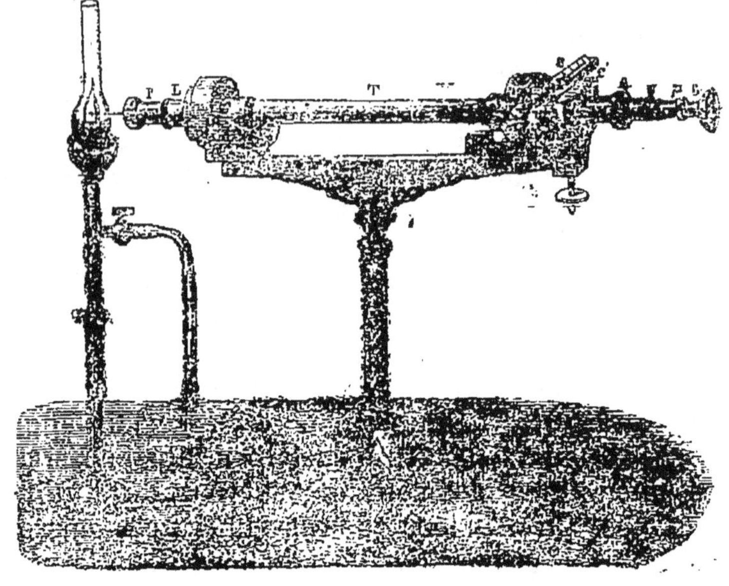

Fig. 29. — Saccharimètre de Soleil.

on introduit la solution, et il faut tourner l'analyseur, pour éteindre de nouveau le rayon, d'un angle qui

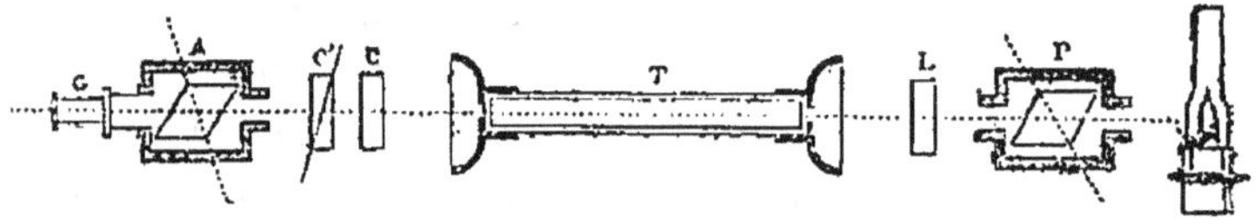

Fig. 30. — Coupe du Saccharimètre de Soleil.

est justement celui dont a tourné le plan de polarisation.

Dans les saccharimètres actuels, on remplace l'extinction par la production d'une teinte spéciale, dite teinte sensible.

CINQUIÈME PARTIE
ÉLECTRICITÉ ET MAGNÉTISME

CHAPITRE PREMIER
ÉLECTRICITÉ STATIQUE

§ 1ᵉʳ. Production de l'électricité statique. — La chaleur se manifeste de diverses façons : par la sensation, par la dilatation, par le changement d'état du corps chauffé. Les manifestations de l'électricité sont également très variées : attraction des corps légers, étincelle, courant électrique, aimantation, induction.

On donne le nom d'électricité statique à l'électricité qui reste sur les corps où elle a été produite. Son étude a pour point de départ le frottement. Certains corps, comme l'ambre jaune, le verre, la résine, frottés avec une peau de chat, ou un morceau de drap, prennent et gardent pendant quelque temps la propriété d'attirer les corps légers. Les métaux peuvent également prendre cette propriété, si on les tient non pas directement à la main, mais par l'intermédiaire d'un manche en verre. Sur les premiers corps, l'électricité développée reste au point frotté, tandis que sur les seconds les propriétés électriques se manifestent en tous les points. On le constate avec le pendule électrique.

L'électricité apparaît ainsi comme une sorte de fluide qui se répandrait sur certains corps, les métaux, appelés alors bons conducteurs, et qui resterait localisée, au contraire, au point où elle est développée sur les mauvais conducteurs, comme le verre, la résine. Les mauvais conducteurs peuvent servir d'isolants pour supporter les bons conducteurs et les empêcher de perdre leur électricité. Le sol, le corps humains sont bons conducteurs.

Les corps peuvent aussi s'électriser par contact. Ainsi, quand la balle de moelle de sureau du pendule électrique touche un corps électrisé, elle s'électrise à son tour, et elle est alors repoussée, ce qui montre que l'électricité se repousse elle-même.

Mais on a été conduit à dire qu'il y avait deux sortes d'électricité, car la balle de sureau attirée par le verre est repoussée par la résine. En amenant au contact deux corps électrisés différemment, et contenant les mêmes quantités d'électricité, ils se neutralisent. La somme des deux électricités contraires est nulle, on les considère comme de signe contraire et on les appelle, l'une l'électricité positive et l'autre l'électricité négative.

Les phénomènes d'attraction et de répulsion électriques sont régis par la loi de l'attraction universelle

$$f = \mathrm{K}\, \frac{mm'}{d^2}.$$

On prend pour unité de quantité d'électricité, ou de masse électrique, celle qui, agissant sur une masse égale, à l'unité de distance, la repousse avec une force d'une unité, ou d'une dyne. La formule devient alors :

$$f = \frac{mm'}{d^2}$$

Dans la pratique, on prend pour unité de quantité

d'électricité le coulomb, qui vaut 3.10⁹ unités précédentes. Deux sphères chargées chacune d'un coulomb et placées à une distance de 1 kilomètre se repoussent avec une force d'environ 900 kilogrammes.

Sur un corps conducteur isolé, l'électricité se porte
à la surface. Sur une sphère, la quantité d'électricité
est la même en chaque point ; sur un ellipsoïde, la
quantité d'électricité est plus grande sur les parties
saillantes. Si le conducteur est terminé par une pointe,
l'électricité s'accumule en quantité sur la pointe et
s'écoule : c'est le pouvoir des pointes.

§ **2. Influence**. — On peut encore employer pour
électriser un corps, une troisième méthode, l'influence, ou électrisation à distance. Elle repose sur
le principe suivant, qui résulte de l'expérience : Tout
corps placé dans le voisinage d'un corps électrisé se
trouve électrisé lui-même.

L'influence est surtout importante sur les corps
conducteurs. Si, d'un cylindre conducteur isolé, on
approche un corps électrisé, le cylindre manifeste
lui-même les propriétés électriques ; ainsi des pendules électriques, supportés par des tiges métalliques
sur le cylindre, s'écartent. Si le corps influençant
est électrisé positivement, l'extrémité du cylindre la
plus voisine s'électrise négativement, la plus éloignée
positivement, et entre les deux se trouve une zone
neutre. L'influence cesse, et le cylindre perd son
électricité, si l'on éloigne le corps influençant. Mais
si, pendant l'influence, on relie le cylindre au sol, en
le touchant, par exemple, avec le doigt, puis qu'on
enlève simultanément le doigt et le corps influençant,
le cylindre reste électrisé de signe contraire à celui
du corps influençant.

Tous ces résultats peuvent être mis en évidence au
moyen de l'électroscope à feuilles d'or (fig. 31). Les
feuilles de l'électroscope s'écartent lorsque l'appareil

est chargé d'électricité. L'électroscope peut alors servir à reconnaître le signe de l'électricité d'un corps,

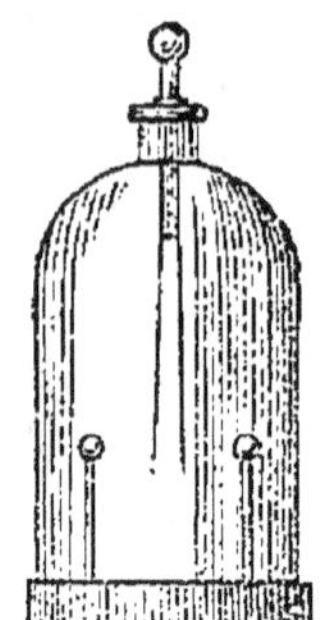

suivant qu'en approchant ce corps les feuilles se rapprochent, ou s'écartent.

Un autre appareil, l'électrophore (fig. 32), également basé sur l'électrisation par influence, permet d'obtenir, sur un plateau à manche de verre, une petite quantité d'électricité, avec laquelle on peut produire une étincelle.

Fig. 31. — Electroscope.

Le corps influencé peut aussi être chargé d'une électricité de même signe que celle du corps influençant. Il suffit, par exemple, de terminer l'électroscope en pointe, au lieu de le terminer en boule. Alors, l'approche du corps influençant suffit pour

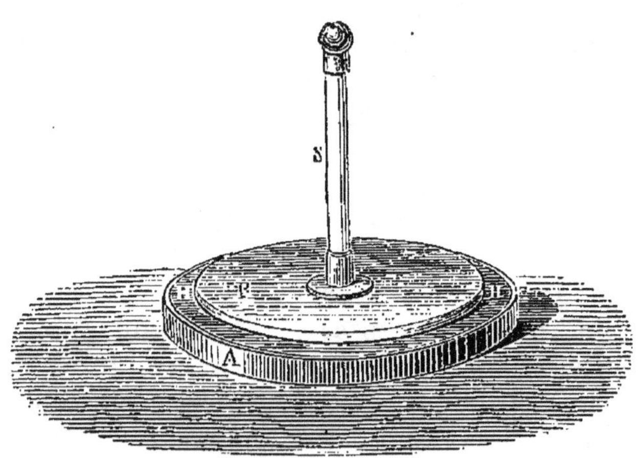

Fig. 32. — Electrophore.

charger l'appareil, l'électricité de signe contraire à celle du corps approché s'écoulant par la pointe, d'après une propriété indiquée plus haut.

3. Potentiel. Capacité. Condensation. — Il résulte de ce qui précède que l'état électrique d'un corps dépend à la fois de sa charge et de l'influence des corps voisins. On considère, pour définir l'état électrique d'un corps, une grandeur, que l'on appelle le potentiel, et que l'on peut définir expérimentalement de la façon suivante.

Si l'on relie un conducteur électrisé à un électroscope à feuilles d'or, au moyen d'un fil long, pour éviter l'influence directe du corps sur l'appareil, et fin, pour éviter la diminution de la charge électrique du corps, on voit les feuilles d'or diverger et leur écart est constant, quel que soit le point touché sur le conducteur. Les indications de l'électromètre caractérisent donc un certain état électrique du corps, le potentiel électrique, jusqu'à un certain point assimilable à la température dans l'étude de la chaleur.

On peut transformer l'électroscope en électromètre ; pour cela, on installe derrière les feuilles d'or une graduation permettant de mesurer leurs écarts. En prenant pour unité arbitraire de potentiel un écart donné, on mesurera ainsi le potentiel d'un corps quelconque.

Le potentiel du sol est O, l'appareil relié au sol ne donnant aucun écart.

On vérifie avec l'électromètre que le potentiel d'un corps varie avec sa charge électrique. Ainsi, en touchant un corps conducteur avec une petite sphère chargée d'électricité, que l'on recharge avec la même source après chaque contact, on constate que l'écart des feuilles d'or augmente chaque fois de la même quantité. C'est que le potentiel est proportionnel à la charge.

Si l'on amène des charges électriques égales sur des conducteurs isolés de dimensions, ou plutôt de surfaces, différentes, on constate que ces charges égales donnent des potentiels différents. C'est que les conducteurs ont des capacités différentes. La capacité d'une sphère isolée et qui n'est soumise à aucune influence est proportionnelle à son rayon. Le potentiel que prend le conducteur pour une charge donnée est en raison inverse de sa capacité. Si donc on désigne par M la masse électrique d'un corps, par V son potentiel et par C sa capacité, on aura :

$$V = K \frac{M}{C}$$

ou :

$$M = K' CV$$

K et K' étant des coefficients de proportionnalité.

On peut choisir les unités de manière à ce que K et K' soient égaux à 1 et que la formule simplifiée soit :

$$M = CV$$

Nous avons déjà défini l'unité pratique de masse électrique, le coulomb. Des considérations théoriques, dans lesquelles on considère le potentiel comme un des facteurs du travail électrique, correspondant à la hauteur de chute, ont conduit à prendre comme unité de potentiel le volt, chute de potentiel d'un coulomb produisant une unité de travail pratique, un joule. Enfin, l'unité de capacité est le farad, capacité d'un corps qu'une charge d'un colomb porte à un potentiel de 1 vol. Mais cette unité de capacité, employée dans les calculs, étant beaucoup trop grande, dans la pratique on emploie le microfarad, qui est la millionième partie. C'est encore une unité assez grande, puisque la terre a une capacité de 708 microfarads.

Le potentiel d'un corps, chargé d'une quantité d'électricité donnée et ayant une capacité déterminée, varie sous l'action des corps conducteurs voisins, C'est là une action d'influence.

Pour une charge donnée, par l'approche d'un corps conducteur, le potentiel du corps diminue : c'est donc que la capacité augmente, et, pour amener le corps au même potentiel, il faudra lui donner une charge plus grande. Cette augmentation de la capacité sera d'autant plus grande que le corps influençant sera plus rapproché ; elle augmentera si celui-ci est en communication avec le sol.

C'est là le principe des condensateurs électro-statiques, dont le principal est la bouteille de Leyde. C'est une bouteille contenant des feuilles d'or, qui forment l'armature intérieure et enveloppée d'une feuille d'étain, qui forme l'armature extérieure : une tige de cuivre, qui traverse le bouchon, permet de relier l'armature intérieure à une source d'électricité quelconque. L'armature intérieure représente le corps à charger, l'armature extérieure est le corps influençant ; les deux corps conducteurs sont aussi rapprochés que possible l'un de l'autre, n'étant séparés que par l'épaisseur du verre. Pour charger la bouteille, on approche le crochet de la tige extérieure d'une machine électrique et l'on met l'armature extérieure en relation avec le sol, en tenant simplement la bouteille à la main. Les armatures se chargent alors d'électricités contraires, dont les charges dépendent de la capacité du condensateur.

La capacité d'un condensateur dépendant de la surface de ses armatures, on pourrait obtenir des bouteilles de Leyde très puissantes, c'est-à-dire capables de contenir de fortes charges, en augmentant beaucoup leurs dimensions. Mais les électricités contraires développées sur les deux armatures ont une tendance à traverser le verre et pourraient même le percer ; aussi, pour avoir des condensateurs à grande capacité, on prend plusieurs bouteilles de Leyde de grande dimension, ou jarres, dont on réunit les armatures de même nom.

§ **4. Machines statiques. Etincelle.** — Les principes d'électricité statique qui précèdent trouvent leur application dans les machines électrostatiques. Ces appareils, dont l'invention remonte au xviiie siècle, ont présenté des formes très diverses et subi de nombreuses modifications. Elles ne sont plus employées aujourd'hui que dans les cabinets de physique et pour certaines applications médicales, que l'on appelle la franklinisation, Franklin étant l'un des savants qui ont le plus développé cette partie de l'électricité.

Ne pouvant décrire ici toutes les formes de machines statiques, nous nous contenterons de parler de la machine de Wimshurst, qui est la plus employée aujourd'hui.

Elle se compose essentiellement de deux plateaux de verre, ou d'ébonite, identiques et tournant en sens contraire. Leur face externe est divisée en secteurs par des bandes d'étain sur lesquelles frottent de petits balais portés par deux conducteurs diamétraux, un sur chaque plateau, dont les directions sont en croix l'une sur l'autre. Aux extrémités d'un diamètre horizontal, sont disposés des arcs métalliques, munis de pointes, ou peignes, qui enserrent les plateaux, sans les toucher; ces arcs communiquent avec des tiges de cuivre, munies de boules à leurs extrémités, que l'on peut amener au contact, ou écarter, à volonté. Enfin, à chacune de ces tiges est suspendue par son armature intérieure une bouteille de Leyde, les deux armatures extérieures de ces bouteilles étant mises en communication.

Pour mettre la machine en action, on rapproche au contact les boules des deux tiges mobiles et l'on fait tourner le plateau. Le faible frottement des balais suffit pour électriser les bandes d'étain, qui, allant à la rencontre les unes des autres, ont une tendance à s'électriser de signe contraire. Les plateaux ainsi électrisés agissent par influence sur les peignes qui, terminés en pointe, s'électrisent chacun de même signe que le plateau voisin, et les deux électricités ainsi développées vont former un circuit fermé dans les tiges en contact. Au début, les charges sont très faibles et la machine ne peut fonctionner que si les boules sont en contact. Mais les charges vont en augmentant progressivement ; bientôt, on peut écarter les boules, d'abord faiblement, puis, de plus en plus, et l'on voit entre elles jaillir une étincelle.

L'étincelle est le principal effet de l'électricité statique. Lorsqu'on rapproche deux corps chargés d'électricité de signes contraires, il jaillit entre eux une étincelle ; lorsqu'on approche un conducteur d'un corps électrisé, il se produit entre eux une étincelle ; en reliant par un arc métallique l'armature intérieure d'une bouteille de Leyde à l'armature extérieure, on obtient une étincelle. Les étincelles fortes se voient au jour, les étincelles faibles dans l'obscurité, enfin, dans ce dernier cas, on voit souvent entre les corps électrisés une vague lueur, que l'on appelle l'étincelle obscure, ou l'effluve.

L'étincelle électrique produit des effets mécaniques, physiques, chimiques et physiologiques. Mécaniquement, l'étincelle peut percer le carton, briser le verre et d'autres substances. Physiquement, elle produit la volatilisation des métaux très divisés, en fils ou en feuilles minces. Chimiquement, l'étincelle électrique produit des combinaisons, comme celle de l'oyxgène et de l'hydrogène, l'effluve des transformations, comme celle de l'oxygène en ozone. Enfin, physiologiquement l'étincelle produit une excitation nerveuse, qui la fait employer dans certaines maladies des nerfs et des muscles ; on emploie aussi l'effluve dégagé par des conducteurs munis de pointes, d'où l'électricité s'écoule sous forme de vent et de bain électriques.

CHAPITRE II

COURANT ÉLECTRIQUE

§ 1ᵉʳ. **La pile et le courant continu.** — L'étincelle peut être considérée comme un courant instantané jaillissant entre deux corps électrisés de signes contraires. Mais on peut obtenir aussi, avec la pile, un courant ininterrompu, au moins pendant un certain temps.

La pile électrique, inventée par Volta, tire son nom de sa forme primitive, sous laquelle elle était constituée d'un empilement de disques métalliques, alternativement de zinc et de cuivre, chaque paire de disques étant séparée de la paire suivante par des rondelles de drap imbibées d'eau acidulée.Mais, pour des raisons diverses, Volta lui-même modifia l'appareil, tout en lui conservant son nom, et lui donna sa forme actuelle : un vase contenant de l'eau acidulée, dans laquelle plongent une lame de zinc et une lame de cuivre non en contact. Tel est un des éléments de la pile de Volta. L'eau acidulée constitue le liquide actif, le zinc et le cuivre sont les deux pôles de la pile. Ils sont portés à des potentiels différents : le pôle de plus haut potentiel s'appelle pôle positif, c'est ici le cuivre, et le pôle de potentiel le plus bas est le négatif, c'est ici le zinc.

Si l'on réunit les deux pôles de la pile par un fil conducteur, de cuivre par exemple, ce fil est traversé

par un courant électrique. En même temps, le zinc
est attaqué par l'eau acidulée, il se dissout en produisant du sulfate de zinc, et de l'hydrogène est mis
en liberté et se dégage sur le pôle positif, le cuivre.
C'est dont l'action chimique de l'acide sur le zinc
qui alimente le courant électrique, c'est l'acide et le
zinc qui sont consumés par la production du courant.
En même temps, le cuivre s'entourant d'hydrogène,
beaucoup moins conducteur, le courant s'affaiblit, la

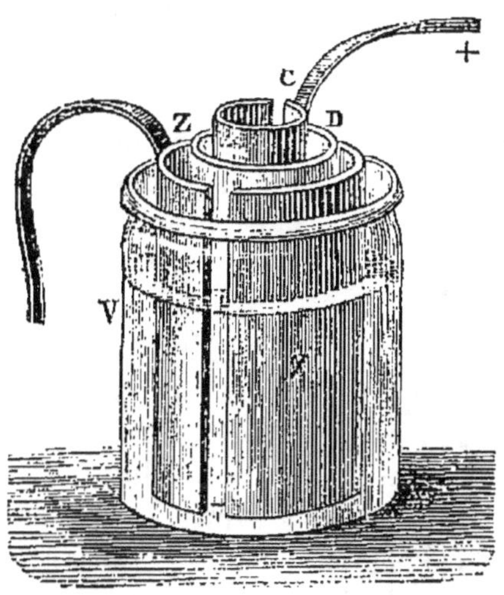

Fig. 33. — Pile de Daniell.

pile se polarise. Pour éviter cet inconvénient, on a
imaginé des piles à deux liquides, ou à dépolarisant,
dans lesquelles le pôle positif est entouré d'une substance qui empêche le dépôt d'hydrogène. Le plus
souvent ce dépolarisant est contenu dans un vase poreux, qui entoure le pôle positif sans empêcher le passage du courant, ni le transport d'hydrogène. Dans la
pile Daniel (fig. 33), le dépolarisant est du sulfate de cuivre, dans la pile Bunsen c'est de l'acide nitrique, dans

la pile Leclanché du bioxyde de manganèse solide.
La pile Grenet (fig. 34), qui est aujourd'hui l'une des
plus employées dans les cabinets de physique, utilise
comme dépolarisant un mélange de bichromate de
potassium et d'acide sulfurique qui est mélangé simplement avec l'eau acidu-
lée : elle se polarise assez
rapidement et ne peut
servir que pendant un
temps court.

Un seul élément ne
donne en général qu'un
faible courant. Pour en
voir un plus énergique,
on constitue en général
une pile de plusieurs éléments réunis, par exem-
ple les uns aux autres par
les pôles de nom contrai-
re. Les pôles libres à chacune des extrémités for-
ment les pôles de la pile.

Le courant électrique
qui circule dans le fil
conducteur reliant les
deux pôles de la pile s'appelle courant continu.

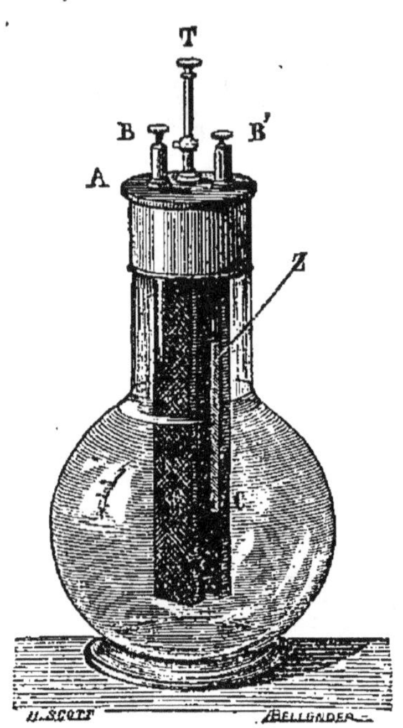

Fig. 34. — Pile de Grenet.

Il est caractérisé par la force électro-motrice E de
la pile, ou différence de potentiel entre les deux
pôles en circuit ouvert, par la résistance R du circuit, comprenant la résistance du fil conducteur et la
résistance intérieure de la pile, enfin par l'intensité I
du courant, ou quantité d'électricité qui passe dans
l'unité de temps.

Il y a entre ces trois grandeurs une relation que
nous indiquerons plus loin.

Le courant se manifeste par des effets physiques, chimiques et mécaniques que nous allons étudier.

§ 2. Electrolyse et galvanoplastie. — Les premiers phénomènes observés avec le courant de la pile ont été des phénomènes de décomposition. Si l'on coupe le fil conducteur traversé par le courant et que l'on plonge les deux extrémités dans de l'eau acidulée, par exemple, on observe une décomposition chimique de l'eau en ses deux éléments, oxygène et hydrogène. Ce phénomène porte le nom d'électrolyse. Le liquide décomposé s'appelle électrolyte, chacune des extrémités du fil amenant le courant dans le liquide s'appelle électrode et prend le nom du pôle de la pile auquel elle est reliée.

Tous les liquides ne donnent pas lieu à ce phénomène. Certains liquides ne laissent pas passer le courant et par conséquent ne peuvent être décomposés. On dit qu'ils ne sont pas électrolytes. C'est ce qui a lieu pour l'eau pure, l'alcool.

Pour observer d'une façon nette les lois de l'électrolyse, il faut prendre un corps pur, par exemple un chlorure métallique, anhydre et fondu. On peut alors vérifier les lois suivantes dues à Faraday :

1° En chaque point du circuit, la quantité d'électrolyte décomposée est la même. Ce qui veut dire qu'en chaque point du courant la quantité d'électricité qui passe dans le même temps est la même;

2° Sur chaque électrode, la quantité d'élément déposée correspond à un même nombre de valences. Ce qui veut dire que si l'on décompose par un même courant des chlorures de sodium, de calcium et d'or, les quantités de métal déposées dans le même temps sont comme les nombres $Na = 23$, $\dfrac{Ca}{2} = \dfrac{40}{2}$, $\dfrac{Au}{3} = \dfrac{196}{3}$.

On peut, en utilisant la loi de Faraday, donner une définition de l'unité de quantité d'électricité et de l'unité d'intensité de courant. Dans la pratique, on prend comme unité de quantité d'électricité le coulomb, dont nous avons déjà parlé, et qui est égal ici à la quantité d'électricité qui mettrait en liberté 0 gr. 001.118 d'argent. L'unité pratique d'intensité est l'ampère, ou intensité d'un courant qui produit le passage d'un coulomb par seconde. C'est donc l'intensité d'un courant qui déposerait 0 gr. 001118 d'argent par seconde.

Si l'on a affaire à des mélanges, comme des solutions d'acides, d'alcali, ou de sels, les phénomènes se compliquent de réactions secondaires. Ainsi, lorsqu'on décompose du chlorure de sodium dissous, il se dégage du chlore à l'électrode positive, du sodium se dépose à l'électrode négative, mais ce métal décomposant l'eau, ce que l'on obtient, c'est de la soude et de l'hydrogène. En règle générale, dans l'électrolyse d'un sel, le métal se porte à l'électrode négative, le radical acide à l'électrode positive. Si cette dernière n'est pas attaquable, il se dégage de l'oxygène. Mais, si elle peut être attaquée, si elle est formée du métal déposé à l'autre électrode, elle se dissout, la solution conserve la même composition, et tout se passe comme si le métal se transportait de l'électrode positive à l'électrode négative.

Les principales applications de l'électrolyse ont été d'abord la décomposition de l'eau, appliquée aujourd'hui industriellement, puis la découverte du potassium et du sodium. Mais la plus importante de toutes est la galvanoplastie et l'art de produire des dépôts métalliques.

Dans la galvanoplastie, on cherche à reproduire en cuivre un objet quelconque. Pour cela, on en fait un moule en gutta, que l'on rend conducteur en l'enduisant de plombagine, et que l'on place dans une solution de sulfate de cuivre, en le faisant communiquer avec le pôle négatif d'une source électrique ; en face, communiquant avec le pôle positif de la même pile, on place une lame de cuivre, qui fonctionnera comme électrode positive, ou anode, soluble.

Les dépôts métalliques se produisent avec des dispositifs semblables. Le moule est remplacé par l'objet à recouvrir, conducteur et bien décapé. L'électrolyte à décomposer varie avec le métal : pour le cuivre, c'est une solution de sulfate de cuivre, pour le nickel une solution de sulfate de nickel ammoniacal, pour l'argent une solution de cyanure d'argent dans le cyanure de potasssium, et pour l'or une solution de cyanure d'or dans le cyanure de potassium. L'électrolyse a généralement lieu à froid; pour la dorure seule il peut être nécessaire de chauffer légèrement.

Cette opération a été utilisée pour recouvrir d'or des appareils dentaires.

§ 3. Production de chaleur. — Tout conducteur traversé par le courant électrique s'échauffe et l'on peut, en plongeant le fil dans l'eau d'un calorimètre, mesurer la quantité de chaleur produite par le passage du courant. On constate alors que cette quantité de chaleur varie, d'une part avec l'intensité du courant, d'autre part avec la résistance du conducteur, c'est-à-dire avec sa nature, sa section et sa longueur. On peut énoncer à ce sujet une loi importante, due à Joule et qui porte son nom : la quantité de chaleur dégagée dans un temps donné est proportionnelle au carré I^2 de l'intensité du courant et à la résistance R du conducteur. Dans un temps t, cette quantité sera :

$$Q = KRI^2t.$$

Les applications très importantes de cet effet du

courant sont : l'éclairage par incandescence, l'arc voltaïque et le four électrique.

L'éclairage par incandescence est basé sur ce que, avec un fil de résistance suffisante, le courant peut élever la température jusqu'à le porter à l'incandescence. La plupart des lampes en usage aujourd'hui sont formées d'un filament de charbon, placé dans le vide et porté à la température du rouge blanc par le passage du courant.

On peut également utiliser l'élévation de température du conducteur pour obtenir de la chaleur. Le fil conducteur qui s'échauffe est alors noyé dans une résistance considérable et en relation avec la surface à chauffer. On a construit ainsi des bouilloires, des chauffeuses, et même des radiateurs électriques. Le grand avantage est la rapidité avec laquelle la température est atteinte.

L'incandescence d'un fil par le courant électrique est également utilisée dans le galvanocautère (fig. 35).

L'arc voltaïque est l'étincelle continue qui jaillit entre deux crayons de charbon assez rapprochés et communiquant avec les pôles d'une puissante source d'électricité. Cet arc paraît dû à l'incandescence de la vapeur, ou de parcelles du charbon, que le courant transporte du crayon positif sur le crayon négatif : le premier en effet se creuse et s'use, tandis que le second s'épointe et s'use beaucoup plus rapidement. L'arc électrique est extrê-

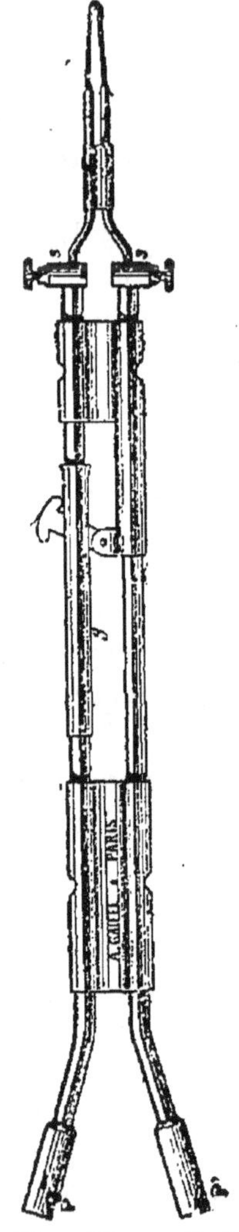

Fig. 35. — Galvanocautère.

mement éclairant, les deux charbons étant portés à l'incandescence blanche; cet éclairage ne peut convenir que pour les grands espaces et il doit être diffusé.

L'arc est également très chaud et le charbon y est volatilisé. C'est pour cette raison que le charbon s'use, en même temps aussi parce qu'une partie brûle à l'air, et qu'il est nécessaire, dans les appareils d'éclairage à arc, de maintenir les charbons à distance invariable au moyen de régulateur.

Le four électrique est un appareil dans lequel on utilise la haute température de l'arc voltaïque. Il se compose d'un bloc de pierre calcaire, au milieu duquel est creusée une cavité, où l'on place un creuset de charbon en y faisant arriver deux électrodes de charbon horizontales, ou légèrement inclinées, qui amènent le courant. La température peut y atteindre 3500°. Dans ces conditions, Moissan a pu volatiliser tous les métaux, et même la silice et la chaux, qui sont les corps les plus réfractaires, et aussi réduire les oxydes les plus résistants comme ceux de chrome et de manganèse. Pour certains usages, et en particulier pour les usages dentaires, on fait usage de four à résistances, dont on peut graduer la température.

§ 4. Réversibilité des causes et des effets du courant électrique : accumulateur, pile thermoélectrique. — Il y a reversibilité entre les causes et les effets du courant électrique : ainsi, le courant électrique produit des effets physiques et chimiques, l'élévation de température, la décomposition de l'eau ; réciproquement, ces phénomènes pourront produire un courant électrique.

Le phénomène de la polarisation, dont nous avons déjà parlé, a été ainsi nommé, parce qu'il donne lieu à un courant en sens inverse à celui de la pile. Si, après avoir décomposé l'eau dans un voltamètre, on réunit par un fil conducteur les deux lames de platine, on constate que le fil est traversé par un nouveau courant, allant en sens inverse du précédent. C'est le principe de l'accumulateur.

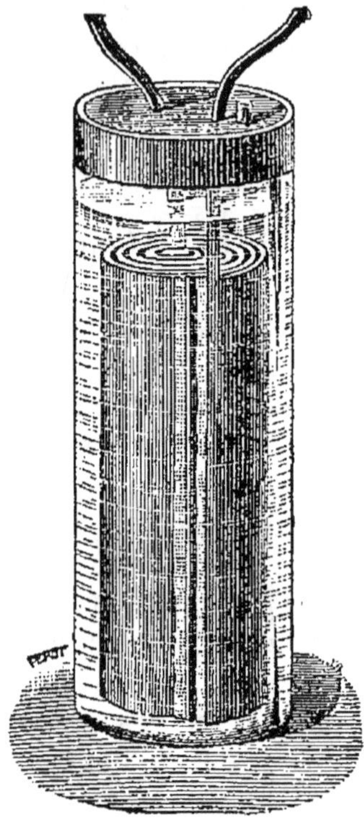

Fig. 36. — Pile secondaire.

Planté ayant montré par de nombreuses expériences que le phénomène réussit particulièrement bien avec le plomb, un accumulateur est formé de deux lames de plomb parallèles et très rapprochées, qui plongent dans l'eau acidulée (fig. 36). Pour faire fonctionner l'accumulateur, il faut d'abord le charger avec une source d'électricité, une pile, par exemple, ce qui lui a fait donner le nom de pile secondaire. On fait passer le courant dans l'accumulateur, en se servant des lames de plomb comme électrodes. L'électrode positive s'oxyde, l'électrode négative absorbe de l'hydrogène, et, quand l'appareil est chargé, ce gaz se dégage abondamment. Pour se servir de l'accumulateur, on réunit les deux lames de plomb, qui changent alors de polarité. Le principal avantage de cet appareil est d'avoir un fonctionnement régulier et de constituer une source d'électricité transportable ; ses inconvénients sont d'être lourd, à cause de l'emploi du plomb, et d'exiger une recharge fréquente, qui est toujours longue et demande une grande attention.

La pile thermo-électrique est basée sur le phénomène suivant : Si l'on prend un circuit hétérogène, formé par exemple de deux métaux différents soudés ensemble, et si l'on chauffe une des soudures, le circuit sera traversé par un courant électrique. Ce courant est très faible avec un seul élément, par exemple cuivre-bismuth. Pour avoir une intensité utilisable, il faut former une pile d'un grand nombre d'éléments, en soudant à la suite les uns des autres des barreaux des deux métaux toujours dans le même ordre, chauffer toutes les soudures de même parité, par exemple toutes les soudures impaires, et maintenir froides les autres. Pour occuper moins de place, on peut replier plusieurs fois sur lui-même le barreau ainsi formé et donner à la pile la forme d'un cube, comme dans la pile de Melloni, employée pour l'étude de la chaleur rayonnante, ou bien replier le barreau en un cylindre creux, comme dans la pile de Clamond.

Les piles thermo-électriques présentent l'avantage de ne pas avoir de résistance intérieure, d'être très propres et de ne pas dégager de gaz. Elles ont l'inconvénient de ne donner qu'un courant très faible. Avec les sources d'électricité puissantes, dont on dispose aujourd'hui, les piles thermo-électriques ne sont plus employées pour produire le courant. On les utilise à la mesure des températures élevées, le courant produit ayant une intensité sensiblement proportionnelle à la différence de température des deux soudures.

CHAPITRE III
ÉLECTRO-MAGNÉTISME

§ 1er. Magnétisme. Champ magnétique. — Le magnétisme est la propriété que possède l'aimant d'attirer le fer.

L'aimant naturel est un minerai de fer, qu'on appelle la magnétite, et qui a la composition d'un oxyde de fer de formule Fe^3O^4. On peut fabriquer des aimants artificiels, en prenant des barreaux, ou des aiguilles, d'acier auxquels on communique la propriété magnétique en les frottant avec d'autres aimants, ou mieux, comme nous le verrons plus loin, au moyen du courant électrique circulant dans un fil qui entoure le barreau. Le fer doux, ou fer pur, ne peut servir à fabriquer des aimants artificiels, parce qu'il ne conserve pas la propriété magnétique : il la perd aussitôt que la force magnétisante cesse d'agir.

Un aimant artificiel possède en général deux pôles, ou centres d'attraction, placés vers les extrémités. On les appelle pôle nord et pôle sud, parce qu'un barreau aimanté librement suspendu s'oriente sous l'action de la Terre, en se plaçant à peu près dans la direction Nord-Sud : il fait avec la direction Nord-Sud géographique un angle, que l'on appelle la déclinaison. L'usage de la boussole est basé sur cette propriété.

Les pôles des deux aimants réagissent l'un sur l'autre d'après la formule suivante : deux pôles de même nom se repoussent, et deux pôles de nom contraire s'attirent. Aussi le pôle nord de l'aiguille aimantée s'appelle pôle austral. Les attractions et répulsions magnétiques se font suivant la loi générale de l'attraction universelle, déjà indiquée pour l'électricité :

$$f = K \frac{mm''}{d^2}$$

Un aimant, ou plus généralement un ou plusieurs centres d'attraction magnétique, réagit sur les masses métalliques voisines dans une étendue qu'on appelle le champ magnétique. En chaque point du champ d'un aimant, une molécule de fer, par exemple, est soumise à l'action des deux pôles, qui ont une résultante unique, dont la direction est la direction du champ en ce point. Toute ligne tangente aux différentes forces du champ est une ligne de force. L'intensité de la force agissant en chaque point sur l'unité de masse magnétique est l'intensité du champ.

On peut représenter matériellement le champ

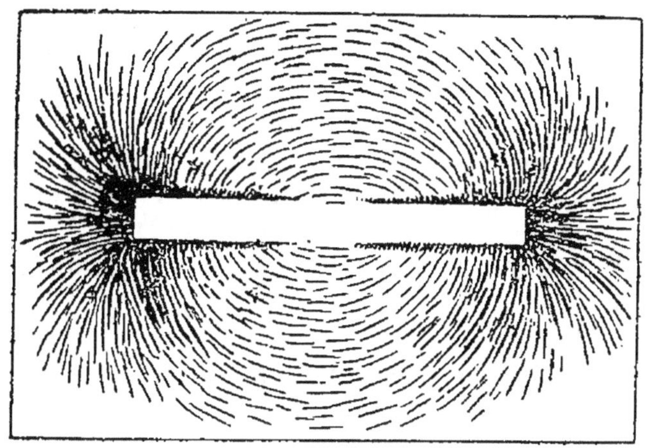

Fig. 37. — Champ magnétique.

magnétique d'un ou de plusieurs aimants, en plaçant ces aimants sous une lame de verre recouverte d'une feuille de papier blanc et en saupoudrant la feuille de papier de limaille de fer. Si l'on imprime à la lame de verre de petites secousses, on voit les grains de limaille se disposer suivant des lignes, qui représentent les lignes de force du champ (fig. 37).

§ **2. Action du courant sur l'aimant. Champ magnétique du courant.** — Le courant électrique agit sur l'aiguille aimantée.

D'après l'expérience d'Œrstedt, complétée par les

20.

expériences d'Ampère, le courant électrique, passant dans le voisinage de l'aiguille aimantée, tend à la mettre perpendiculairement à la direction du courant, le pôle austral se plaçant à la gauche du courant. La droite et la gauche du courant sont définies par celles d'un observateur couché le long du fil conducteur, les pieds du côté du pôle positif, la tête du côté du pôle négatif et regardant l'aiguille.

Si la terre n'exerçait aucune action sur l'aiguille aimantée, celle-ci se mettrait toujours en croix avec le courant, perpendiculairement à sa direction. L'aiguille est donc soumise à deux forces : l'action du courant, qui tend à la mettre en croix avec lui, et l'action de la terre, qui tend à la maintenir dans sa première position. Cette dernière force est constante : donc, plus la force du courant sera grande, et plus l'aiguille se rapprochera de la perpendiculaire au courant.

Tel est le principe de l'appareil appelé galvanomètre (fig. 38), avec lequel on peut se rendre compte de l'intensité du courant, et même de divers autres éléments. L'appareil se compose d'une aiguille aimantée, mobile sur un pivot au centre d'un cadre de bois, d'ivoire, ou d'une substance isolante quelconque, sur lequel est enroulé un fil conducteur isolé, faisant plusieurs tours. Quand le courant passe dans le fil, l'aiguille est déviée, et une autre aiguille, placée à l'extérieur et mobile sur un cadran, permet de lire la grandeur de la déviation. Avec des courants, dont les intensités sont données par des voltamètres, on constate que, pour des déviations ne dépassant pas 30°, la déviation est proportionnelle à l'intensité.

Il résulte des expériences d'OErstedt et d'Ampère que le courant électrique, qui agit sur l'aiguille aimantée, doit produire un champ magnétique,

Ce résultat peut être vérifié par l'expérience. Si
l'on fait passer le fil conducteur du courant normalement à une feuille de carton blanc et qu'on sau-
poudre cette feuille de limaille de fer, on verra se
produire des cercles qui ont pour centre le pied de
fil conducteur. Si l'on donne au circuit la forme

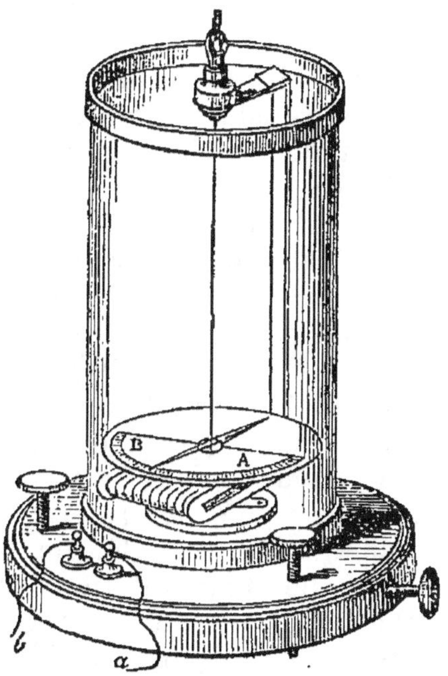

Fig. 38. — Galvanomètre.

d'un cercle perpendiculaire au carton, les lignes de
force seront des cercles de diamètres d'autant plus
grands qu'on s'éloigne davantage du courant ; la ligne
de force également distante des deux points où le
courant coupe le carton sera une droite.

Un courant électrique présente donc avec un aimant
de nombreuses analogies, et les expériences d'Ampère ont montré qu'un fil conducteur, enroulé en

hélice sur une bobine et dont les extrémités sont ensuite ramenées vers un même point, se comporte absolument comme un aimant. Cet appareil, qu'on appelle un solénoïde, est dirigé par la terre, il a un pôle nord et un pôle sud. Deux pôles de solénoïdes réagissent l'un sur l'autre, comme des pôles d'aimant; un aimant réagit sur un solénoïde et un solénoïde sur un aimant.

D'où la théorie actuelle de l'aimantation, dans laquelle un aimant est considéré comme un solénoïde, formé par les courants particulaires qui circuleraient dans les molécules de l'aimant.

§ 3. Aimantation par le courant. Electroaimant. — La conséquence naturelle de la théorie précédente, c'est que le courant électrique, particulièrement sous la forme de solénoïde, doit pouvoir aimanter un barreau ou une aiguille d'acier.

On obtient en effet l'aimantation d'une aiguille d'acier en la plaçant dans un tube de verre sur lequel on enroule un fil conducteur, et en faisant passer le courant dans ce fil. Le pôle austral de l'aiguille se trouve à la gauche du courant, définie par la règle d'Ampère. Ce procédé d'aimantation est beaucoup plus rapide et beaucoup plus énergique que le procédé d'aimantation par frottement. Il permet d'ailleurs, en graduant l'intensité du courant, de varier la force d'aimantation intermittente que présentent les électro-aimants.

Le fer doux ne conserve pas son aimantation et la perd, dès que la cause d'aimantation disparaît. Si donc on place un barreau de fer doux dans l'axe d'une bobine, sur laquelle est enroulé un fil conducteur, lorsqu'on fera passer dans le fil un courant électrique, le fer doux s'aimantera, et lorsque le courant ne passera plus, le fer doux ne sera plus aimanté. Cet appareil est un électro-aimant. On donne aux électro-aimants, comme d'ailleurs aux aimants eux-mêmes, des formes diverses, en barres rectilignes,ou en fer à cheval. Dans ce dernier cas, on place la bobine seulement sur les parties rectilignes du barreau de fer doux, et l'on enroule le fil en sens inverse sur les deux bobines.

L'électro-aimant est employé dans un grand nombre d'applications : sonneries d'appartement,télégraphe électrique, que nous n'avons pas à décrire ici. On l'utilise aussi dans les machines dynamo-électriques, dont nous parlerons plus loin.

§ 4. Notions de mesures électriques. — Il importe de savoir mesurer et indiquer exactement les éléments d'un courant, certains effets ne pouvant être obtenus qu'avec des courants bien déterminés.

Une première remarque sur les propriétés du courant, c'est que le courant a un sens, car l'aiguille aimantée est déviée dans un sens bien déterminé, et dans le voltamètre les éléments résultant de la décomposition sont transportés aussi dans un sens qui dépend du sens des pôles de la pile. Nous admettrons que le courant va, à l'extérieur de la pile, du pôle positif au pôle négatif, et à l'intérieur, du négatif au positif.

Les éléments du courant sont : la force électromotrice E de la pile, ou différence de potentiel, en volts, des deux pôles de la pile supposée ouverte ; la résistance R du circuit, évaluée en ohms, et comprenant la résistance intérieure de la pile; enfin, l'intensité I du courant, évaluée en ampères. Le volt et l'ampère ont été déjà définis pratiquement ; quant à l'ohm, c'est la résistance d'une colonne de mercure à 0° de 1 mm.² de section et 106 cent.3 de longueur.

Entre ces trois quantités, nous avons la relation, donnée par la loi de Ohm :

$$I = \frac{E}{R}$$

qui définit l'une quelconque des grandeurs, connaissant les trois autres.

Pour mesurer la force électro-motrice, on emploie souvent la méthode d'opposition. On a construit des éléments de piles, dites piles-étalons, dont la force électro-motrice est de 1 volt. On les met dans le circuit contenant la pile, en les opposant à cette pile, c'est-à-dire en les plaçant de telle sorte que leur courant soit de sens inverse à celui du courant primitif. Lorsque le courant est nul, c'est que les forces électro-motrices des deux piles opposées sont égales.

Dans la pratique, on emploie souvent pour cette mesure des sortes de galvanomètres, appelées voltmètres, formés de deux bobines à fil fin, entre lesquelles peut osciller un petit barreau aimanté, portant une aiguille indicatrice mobile sur un cadran extérieur. Il suffit de faire communiquer des points quelconques du circuit avec les bornes de l'appareil pour avoir la différence du potentiel entre ces points. On constate ainsi que le potentiel va constamment en diminuant du pôle positif au pôle négatif. On constate aussi que si l'on désigne par e et par r la différence de potentiel et la résistance entre les deux points considérés, on a, I désignant l'intensité du courant :

$$e = Ir$$

Ainsi, E′ désignant la différence de potentiel entre les deux pôles de la pile quand le circuit est fermé et R′ la résistance du fil extérieur, on a :

$$E' = IR'$$

La force électro-motrice de la pile, ou différence de potentiel en circuit ouvert, est d'ailleurs, d'après la

loi de Ohm, R étant la résistance intérieure de la
pile :

$$E = I (R + R')$$

Donc :

$$\frac{E'}{E} = \frac{R'}{R' + R}$$

Ceci montre que la différence de potentiel en circuit
formé est plus petite que la forme électro-motrice
de la pile.

Pour mesurer la résistance, on intercale dans le
cicuit des résistances données, et l'on mesure la
nouvelle intensité. La loi de Ohm donne les relations
suivantes :

$$E = Ix \qquad E = I' (r + x)$$
$$Ix = I' (r + x)$$

dans lesquelles E représente la force électro-motrice
de la source, I la première intensité, I' la nouvelle
intensité, x la résistance inconnue et r la résistance
introduite. Si l'on s'arrange de manière que la nouvelle intensité soit la moitié de la première, on aura :

$$2x = r + x$$
$$x = r.$$

Pour cette mesure, on emploie souvent le dispositif du pont de Wheatstone, dans lequel le courant
est sur une partie de son parcours dérivé en deux
fils. Si l'on réunit par un fil conducteur deux points
de la dérivation, on peut trouver une position telle
que dans le nouveau fil le courant soit nul. Il existe
alors entre les quatre résistances de la dérivation
une relation, qui permet de mesurer l'une d'entre
elles connaissant les trois autres.

Pour introduire des résistances dans un circuit,
on emploie des boîtes de résistance.

Enfin, pour mesurer l'intensité du courant, on peut
se servir du voltamètre. Mais, dans la pratique, on

emploie des galvanomètres à fil gros, que l'on intercale dans le circuit, et qui sont gradués en ampères. Ces appareils, appelés ampéremètres, font connaître l'intensité par une simple lecture (fig. 39).

L'énergie dépensée est égale, en joules, au produit

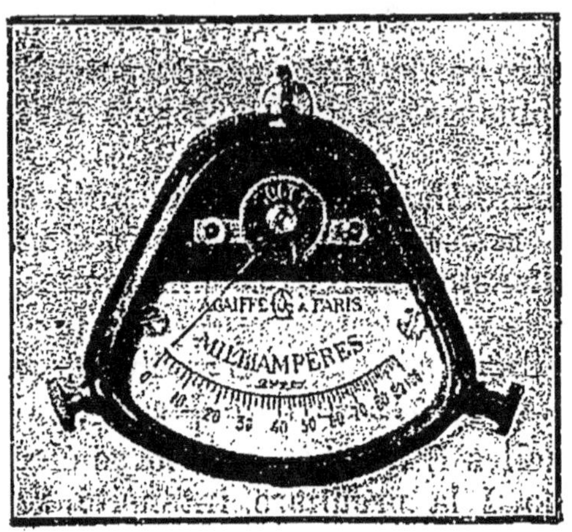

Fig. 39. — Milliampéremètre.

de la force électro-motrice par l'intensité E × I. La puissance est, en watts, le quotient de l'énergie par le temps pendant lequel elle est produite. L'énergie peut aussi se mesurer en multipliant la puissance par le temps pendant lequel elle est utilisée. Ainsi, l'énergie se mesure souvent en wattheures.

CHAPITRE IV

INDUCTION

§ 1er. Production et lois des courants induits. — Les courants induits, ou courants d'induction, découverts par Faraday, se produisent toutes les fois que l'on déplace un circuit conducteur fermé dans le voisinage d'un courant, ou d'un aimant. La Terre peut également produire des courants induits.

Le lien qui unit les actions de la Terre, des aimants et des courants est le magnétisme. On peut donc considérer comme la cause qui produit ces courants la variation du champ magnétique dans le voisinage du circuit, ou bien encore la variation du flux magnétique qui traverse le circuit.

On peut montrer expérimentalement la production

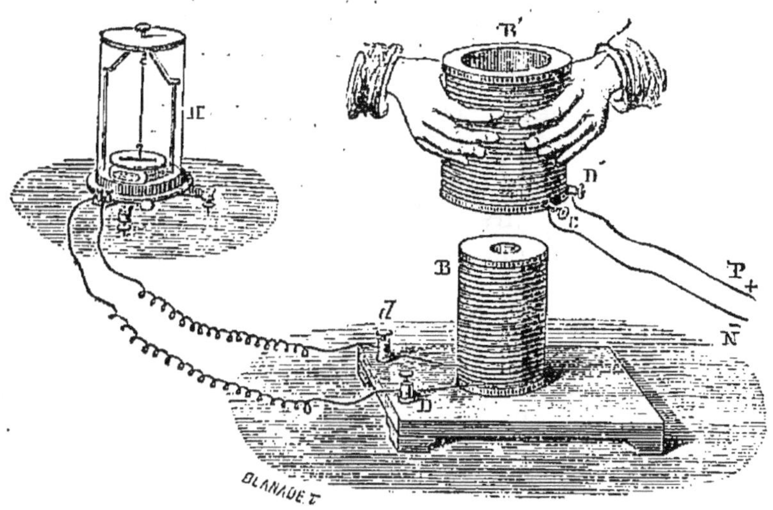

Fig. 40. — Courants induits voltaïques.

de ces courants en prenant une bobine, sur laquelle est enroulé un fil conducteur qui traverse un galvanomètre (fig. 38). Si l'on introduit dans cette bobine soit une autre bobine, sur laquelle est enroulé un fil traversé par un courant, soit un barreau aimanté, le galvanomètre accuse la production d'un courant. De même, un cadre sur lequel est enroulé un fil conducteur, communiquant avec un galvanomètre, est traversé par un courant, si l'on fait tourner le cadre.

Dans toutes ces expériences, le courant induit est instantané : il dure pendant le mouvement et cesse aussitôt après. De plus, le courant produit par l'approche est de sens contraire à celui du courant produit par l'éloignement. Enfin, le courant induit d'approche est de sens inverse à celui du courant qui produit l'induction, et le courant induit d'éloignement est de même sens.

Le circuit traversé par le courant induit s'appelle l'induit, le corps qui produit l'induction s'appelle l'inducteur. L'inducteur peut être un courant, un aimant, ou la Terre.

§ 2. Machines d'induction. — Le déplacement continu relatif de l'inducteur par rapport à l'induit, ou inversement, étant nécessaire pour la production des courants induits, on comprend qu'il soit possible d'imaginer des machines produisant ces sortes de courants.

Les machines d'induction sont nombreuses. Le type le plus répandu est le type de Gramme. Cette machine comprend un inducteur, qui peut être un aimant puissant, ou un électro-aimant en fer à cheval. Entre les pôles de cet aimant, tourne un anneau de fer doux sur lequel est enroulé un fil conducteur bien isolé ; les spires de ce fil sont divisées en section et chaque section communique avec la suivante par l'intermédiaire d'une grosse borne conductrice, ou touche, toutes les touches étant appliquées à une certaine distance l'une de l'autre sur un cylindre isolant concentrique à l'anneau. Une même section a ses deux extrémités sur deux touches successives et le circuit du fil est fermé. Sur les touches, dont l'ensemble constitue le collecteur, viennent s'appuyer deux balais, légèrement déplacés de la verticale, qui communiquent avec deux bornes et envoient dans le fil conducteur extérieur le courant de la machine.

Dans les machines de petites dimensions, destinées à fournir du courant pour les cabinets de physique, ou de médecine, on prend comme inducteur

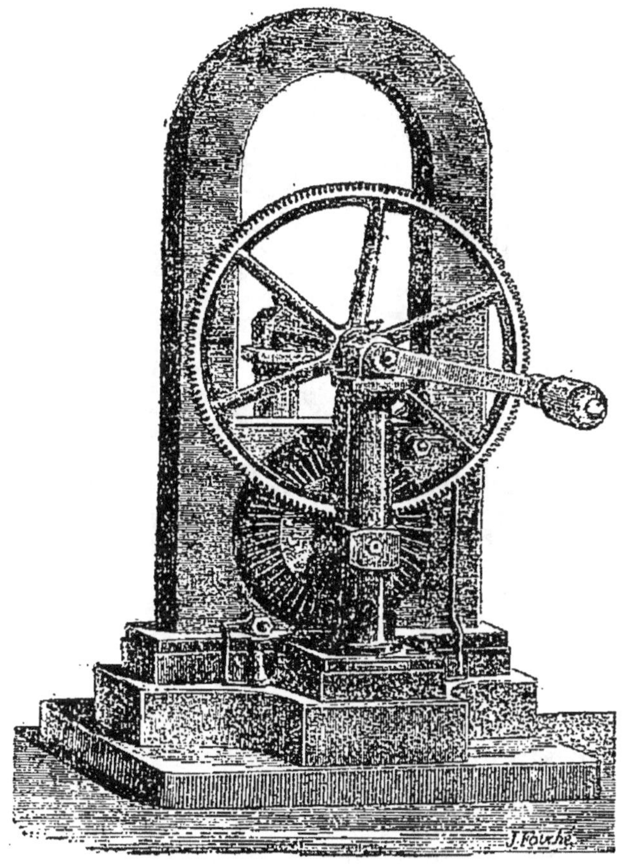

Fig. 41. — Machine magnéto-électrique.

un aimant : la machine porte alors le nom de machine magnéto-électrique (fig. 41).

Dans les machines industrielles, on prend comme
inducteur un électro-aimant : c'est alors une machine

dynamo-électrique, ou simplement une dynamo
(fig. 42). Le fer doux des électro-aimants contient une
quantité suffisante de magnétisme rémanent et, quand
on fait tourner la machine, il se produit d'abord une
faible induction, qui va en augmentant, le même

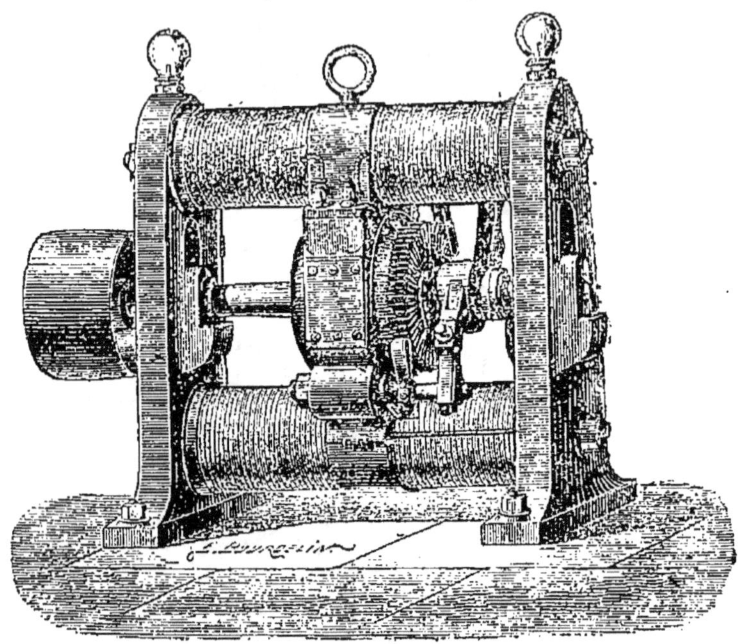

Fig. 42. — Machine dynamo-électrique.

courant circulant dans les deux enroulements, l'inducteur et l'induit. On peut d'ailleurs faire passer
dans l'inducteur soit la totalité, soit une partie seulement, ce qui donne les enroulements en séries ou
en dérivation.

Dans l'industrie, ces machines sont très employées
pour produire dans les usines centrales de grandes
quantités d'électricité, qui sont ensuite distribuées
par des câbles conducteurs. La machine porte alors
le nom de machine génératrice.

Mais les machines d'induction sont réversibles : elles donnent de l'électricité quand on les fait tourner et, si l'on fait passer un courant électrique dans la partie mobile, elles se mettent à tourner. C'est le principe des moteurs électriques, ou des machines réceptrices. Dans une machine génératrice, l'induit est à fil fin, dans une réceptrice, ou un moteur, il est à gros fil.

§ 3. Courants alternatifs. — Nous avons vu que le courant induit change de sens dans l'approche et l'éloignement. Quand on fait tourner l'induit d'une machine devant l'inducteur, le courant change donc de sens deux fois par tour dans chacune des spires du fil. Le collecteur constitue un artifice permettant de redresser le courant, et les machines qui viennent d'être décrites sont à courant continu.

Mais aujourd'hui on emploie beaucoup aussi les machines à courant alternatif. Il y a une machine Gramme de ce type. L'induit, qui est fixe, est formé d'un noyau cylindrique en fil de fer doux, recouvert de fil conducteur dont les spires sont parallèles aux génératrices du cylindre . ces spires sont partagées en huit sections, enroulées alternativement en sens contraire. L'inducteur, mobile à l'intérieur du cylindre formé par l'induit, est constitué par huit électro-aimants à pôles alternés. Ici, il n'y a pas de collecteur et les extrémités de l'enroulement induit sont reliées à des bornes où l'on prend le courant alternatif : la suppression du collecteur présente plusieurs avantages, dont le principal est la suppression des étincelles aux balais, qui amènent toujours une usure de la machine. De plus, le même courant ne peut circuler dans les deux enroulements, puisqu'il est alternatif dans l'induit et qu'il doit être continu dans l'inducteur.

L'intensité d'un courant alternatif varie à chaque

instant, en passant périodiquement par les mêmes valeurs en sens inverse. Il en résulte que pour les grandes fréquences, c'est-à-dire quand le mouvement de la machine est assez rapide, son action sur le galvanomètre est nulle et que dans un voltamètre il ne produit aucune décomposition.

Il est possible cependant de mesurer l'intensité d'un courant alternatif. Les effets physiques du courant, et en particulier l'échauffement du conducteur, sont tout à fait indépendants des variations de sens. Ainsi, les machines à courant alternatif peuvent être employées pour la lumière électrique. On appelle intensité efficace d'un courant alternatif l'intensité d'un courant continu qui, dans un circuit de même résistance, donnerait la même quantité de chaleur. La loi de Ohm permettra aussi de définir la force électro-motrice efficace.

Les courants alternatifs ont la forme sinusoïdale, c'est-à-dire que si l'on représente graphiquement les variations de l'intensité, qui sont périodiques, elles sont figurées par une sinusoïde. L'intensité part de zéro, passe par un maximum, redevient nulle, varie en sens inverse jusqu'à un minimum, croît ensuite jusqu'à zéro, et ainsi de suite.

Les courants alternatifs sont employés en médecine. Leur effet physiologique est beaucoup plus prononcé que celui des courants continus et ils sont beaucoup plus dangereux.

§ 5. Bobine de Rhumkorff. Applications. — La bobine de Rhumkorff est un appareil d'induction par le courant, dans lequel l'induit et l'inducteur sont tous deux immobiles; pour avoir alors des effets d'induction on lance et on interrompt alternativement le courant inducteur (fig. 43).

La bobine se compose de deux enroulements superposés sur la même bobine et séparés l'un de l'autre par une cloison isolante. Le fil primaire, ou fil inducteur, d'assez gros diamètre, et convenablement isolé, est enroulé le premier, ses deux extrémités aboutissent à deux bornes extérieures, qui permettent de faire passer le courant dans la bobine. Par-dessus, on enroule le fil induit, de section très faible et de très grande longueur, isolé avec soin. Il communique avec deux bornes extérieures, qui en général se dressent vers le haut de la bobine. Suivant l'axe de la bobine, sont placées des tiges de fer doux, qui aug-

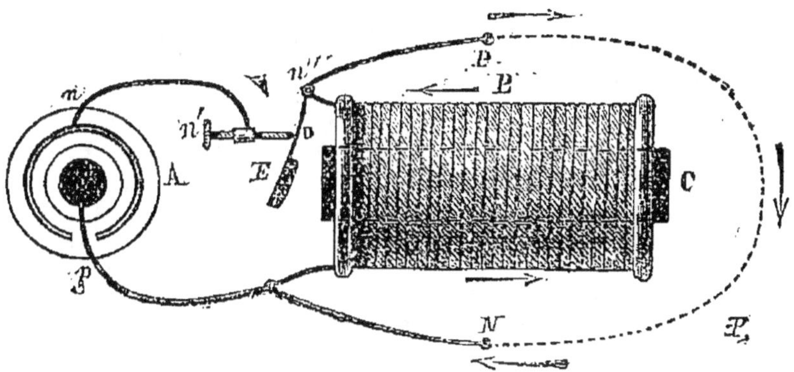

Fig. 43. — Bobine de Rhumkorff.

mentent l'action inductrice du courant primaire et qui sortent un peu sur l'une des faces de la bobine.

Pour obtenir des passages et interruptions de courant, on emploie un interrupteur placé sur le circuit du courant inducteur. Dans les petites bobines, c'est un interrupteur à marteau, pour lequel on utilise le faisceau de fils de fer doux placé suivant l'axe de la bobine. Mais dans les grandes bobines et pour les effets puissants, on emploie des interrupteurs indépendants, et même des interrupteurs mécaniques.

La bobine de Rhumkorff est utilisée dans un grand nombre d'applications de toutes sortes.

Si l'on réunit par un fil conducteur les deux bornes du fil induit, ce conducteur est parcouru par des courants alternatifs. Si l'on coupe ce fil conducteur et que l'on écarte ses deux extrémités, il jaillit entre elles des étincelles très bruyantes pouvant atteindre, suivant les dimensions des bobines, 30, 40, 50 centimètres et plus. Pour un faible écart des deux extrémités du fil, les étincelles se produisent dans les deux sens, mais si on les écarte progressivement, on arrive à ne laisser passer que l'étincelle directe, celle qui correspond à la rupture du courant inducteur.

Les effets de l'étincelle d'induction sont curieux et intéressants :

Jusqu'à 4 ou 5 centimètres, l'étincelle est rectiligne; au-delà elle forme une courbe irrégulière, avec ramification; à plus grande distance, elle a une forme en zig-zag. Lorsque l'écart des extrémités du conducteur devient trop grand pour que l'étincelle jaillisse, un flux d'électricité s'écoule du conducteur fortement chargé, sous forme d'aigrettes. Enfin, on donne le nom d'effluve à l'écoulement continu d'électricité entre deux conducteurs rapprochés et recouverts d'une même lame isolante : cet effluve a de nombreuses applications chimiques.

Si l'étincelle jaillit dans un récipient contenant un gaz raréfié, les effets changent. D'abord, la distance explosive devient plus grande que dans l'air ordinaire, à potentiel égal. On a d'abord, dans l'œuf électrique, des gerbes de lignes fines et faiblement lumineuses entre les pôles. Pour une pression de quelques centimètres, il y a une aigrette positive et une gaîne lumineuse négative. Si la pression devient de quelques millimètres seulement, il n'y a plus d'aigrette : on voit autour du pôle positif une lueur continue, autour du pôle négatif une auréole violacée, de couleur variable avec la nature du gaz.

Dans les tubes de Geissler, où la pression devient seulement de quelques dixièmes de millimètre, on obtient une lumière discontinue, stratifiée. Les strates sont alternativement brillantes et obscures dans les parties larges, lumineuses dans les parties étroites et prennent des couleurs variées suivant la nature des gaz, des liquides, du verre.

Enfin, dans les ampoules de Crookes, où la pression est inférieure à $\dfrac{1}{1.000}$ de millimètre, il n'y a plus de lacunes, mais une belle phosphorescence verte sur le verre opposé à la cathode (fig. 44). A l'intérieur de l'ampoule, il y a les rayons cathodiques, émanant de

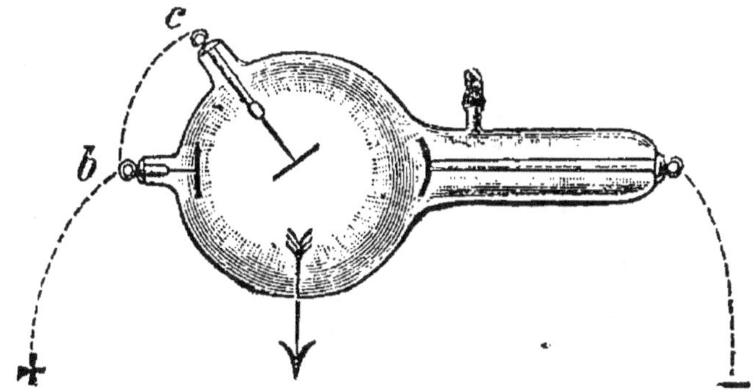

Fig. 44. — Ampoule de Crookes.

la cathode et dont la direction rectiligne est indépendante de la position de l'anode, comme le montre l'ombre qu'ils projettent d'une croix en aluminium placée dans l'ampoule : ils sont déviés par un aimant et la plage lumineuse se déplace. Ils ne traversent pas le verre. Mais, du point frappé par les rayons cathodiques (paroi de l'ampoule, ou petit miroir de platine placé à l'anticathode), partent les rayons de Rœntgen, qui traversent le verre, le bois, la peau et qui permettent de faire les belles expériences de radioscopie et de radiographie (fig. 45). Ces rayons ont été aussi employés comme moyen thérapeutique dans certains maladies, lupus, cancer, mais les résultats ne sont pas encore bien concordants.

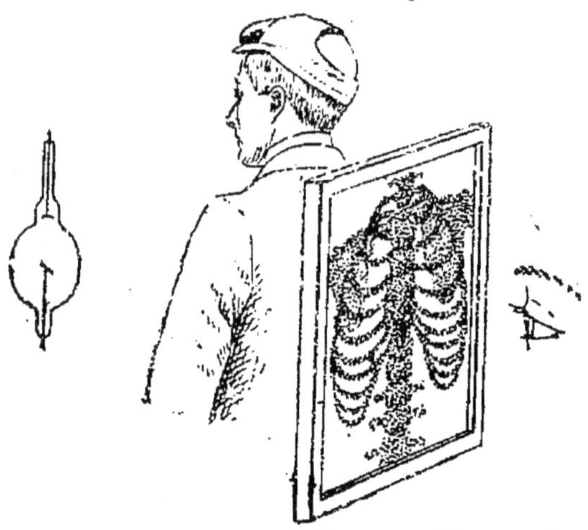

Fig. 45. — Schéma d'une radioscopie.

Si l'on excite le primaire d'une bobine de Rhumkorff par les décharges oscillantes d'un condensateur on peut obtenir des courants alternatifs d'une très grande fréquence. En faisant par exemple communiquer les armatures extérieures d'une bouteille de Leyde avec le fil primaire d'une bobine de Rhumkorff bien isolée, plongée dans du pétrole, et produisant entre les deux armatures intérieures des étincelles rapides au moyen d'une autre bobine, on peut obtenir dans le fil secondaire de la première bobine des courants alternatifs d'une force électro-motrice pouvant atteindre 100.000 volts et d'une fréquence de l'ordre des billions. Dans le voisinage de ce circuit, une lampe électrique s'illumine, sans même être reliée au fil conducteur. Le plus curieux est que l'on peut toucher à ce conducteur et faire passer ce courant au travers du corps sans danger et sans éprouver aucune commotion. On leur a cependant trouvé des emplois thérapeutiques.

TABLE DES MATIÈRES

—

II. — MÉTALLOIDES

III. — MÉTAUX

IV. — CHIMIE ORGANIQUE

LIVRE II

MÉCANIQUE APPLIQUÉE

LIVRE III

MÉTALLURGIE APPLIQUÉE

LIVRE IV

PHYSIQUE APPLIQUÉE

Poitiers. — Imp. BLAIS et ROY

I

ANATOMIE DE LA BOUCHE
ET DES DENTS

PAR

DIEULAFÉ et HERPIN

1909, 1 vol. gr. in-8 de 184 pages, avec 149 figures.
Broché, 6 fr. Cartonné, 7 fr. 50

ANATOMIE DE LA CAVITÉ BUCCALE. — ANATOMIE DES DENTS : *Développement des dents : Processus fondamentaux dans la formation des dents. Chronologie de formation des follicules. Calcification de la dent. Chronologie de l'éruption des dents. Topographie des follicules. Mécanisme de l'éruption des dents.* — STRUCTURE DE LA DENT ADULTE : Émail. Ivoire. Cément. Pulpe. Ligament alvéolo-dentaire. — MORPHOLOGIE DES DENTS : Dentition temporaire. Dentition permanente. Cavité pulpaire. Alvéoles dentaires. Articulation alvéolo-dentaire. Vaisseaux et nerfs dentaires. Direction d'implantation des dents. Relations interdentaires sur chaque arcade. Articulations interdentaires d'une arcade à l'autre. *Topographie du système dentaire. Phylogénie du système dentaire.*

II

Physiologie, Bactériologie,
Malformations et anomalies de la Bouche
et des dents
Accidents de la Dentition

PAR

GUIBAUD, NOGUÉ, BESSON, DIEULAFÉ et HERPIN, BAUDET, FARGIN-FAYOLLE

1910, 1 vol. gr. in-8 de 322 pages, avec 217 figures noires et coloriées.
Broché, 10 fr. Cartonné, 11 fr. 50

Les Drs GUIBAUD et NOGUÉ exposent ce que le stomatologiste doit savoir sur la *physiologie de la bouche et des dents,* en éclairant leur texte par des figures très compréhensives. La *bactériologie* est aujourd'hui indispensable au stomatologiste, alors qu'il y a seulement quelques années cette étude était à peine ébauchée dans les ouvrages d'art dentaire. Les microbes jouent un rôle important dans les affections de la bouche et des dents, en particulier dans les stomatites, la carie dentaire. M. BESSON traite cette question. De nombreuses figures complètent ses descriptions.

Les *anomalies et malformations de la bouche et des dents* constituent un article fort documenté et d'un intérêt de premier ordre bien illustré. MM. DIEULAFÉ et HERPIN en sont les auteurs. M. BAUDET, chirurgien des hôpitaux de Paris, en a exposé le *traitement chirurgical.*

Enfin les *accidents de la dentition* sont décrits dans tous leurs détails par MM. DIEULAFÉ, HERPIN et FARGIN-FAYOLLE.

ATLAS-MANUEL
DE PROTHÈSE DENTAIRE
ET BUCCALE
Par le Dr PREISWERK

Édition française par le Dr CHOMPRET

Dentiste des hôpitaux de Paris

1907, 1 vol. in-16 de 450 pages, avec 21 planches comprenant 50 figures coloriées et 362 figures dans le texte, dont 100 coloriées.

Relié maroquin souple, tête dorée.. **18 fr.**

Encouragé par le succès de son *Atlas-manuel des maladies des Dents*,
M. Preiswerk a consacré un autre Atlas-Manuel à la technique dentaire.

Voici un aperçu des matières traitées :

Dents a pivot : Préparation des racines pour la pose des dents à pivot quand
la pulpe est en bon état ; quand la pulpe est enflammée ; quand la pulpe est
détruite en partie ou en totalité tandis que le périodonte reste sain. Préparation
des racines en cas de périondontite. Préparation des racines profondément
cariées. Préparation de la base de la racine. Agrandissement du canal de la
racine. Traitement des racines perforées. Forme et fixation des pivots.

Différents systèmes de dents a pivot : 1º Couronnes à pivots séparés. A)
Couronnes plates. Couronne plate avec pivot et plaque radiculaire. Couronne
plate fixée avec de l'étain, de la porcelaine ou du caoutchouc. Systèmes Gilbert,
Smith, Richmond, Büttner, Sachs, Low. B) Couronnes spéciales. Systèmes
Davis, Bouwill, Mountford, How. 2º Couronnes à pivots fixes. Systèmes Logan,
Robius, Brown, Richmond.

Couronnes en or : Technique des couronnes en or. Couronnes en or à face
triturante coulée, à face triturante en amalgame, à face triturante en émail.
Couronnes en or avec facette en émail. Couronnes en or et en platine indépen-
dantes avec facettes de porcelaine fondues. Couronnes en or sans soudure. Réparation des couronnes et des pivots.

Bridges : Bridges fixes. Scellement. Technique générale. Parties de bridges
entièrement coulées en or. Ajustage du bridge, pose.

Différents bridges fixes petits et grands : Bridges suspendus fixes. Bridges à
selles fixes.

Bridges fixes spéciaux : Systèmes Dalma, Low, Melotte. Bourrage du caoutchouc. Méthode de moulage de Wurdealing et Humm. Vulcanisation. Réparation
du dentier brut vulcanisé. Pose du dentier achevé. Réparation des pièces en
caoutchouc.

Préparation des dentiers en or : Le modèle. Préparation des estampes
en zinc et des contre-estampes en plomb ou en étain. Estampage des plaques en
or. Préparation des estampes en alliages fusibles et en composition de Spence.
Articulation des plaques en or Ajustage des crochets à la plaque en or et pose
des dents. Association de l'or et du caoutchouc. Affinage des pièces en or. Pose
des pièces en or. Réparation des pièces en or. Construction des appareils en aluminium. Dentiers émaillés. Dentiers chéoplastiques. Obturateurs du palais après
intervention chirurgicale pour les cas qui n'ont pas été opérés. Pièces pour le
maxillaire. Appareil pour corriger la rétraction du voile du palais.

Orthopédie : Règles pour la construction des appareils de redressement.
Orthothérapie des anomalies les plus fréquentes des dents et du maxillaire. Ver-
sion des dents. Position d'une dent en dedans ou en dehors de l'arcade dentaire.
Rétention et demi-rétention d'une dent. Diastéma. Prognathisme. Progénie. Opis-
tognathie et opistogénie.